U0253141

现代医院管理指导丛书

现代医院

数字化转型

王占祥　主编

清华大学出版社

北　京

图书在版编目（CIP）数据

现代医院数字化转型 / 王占祥主编 . —北京 : 清华大学出版社，2024.7
（现代医院管理指导丛书）
ISBN 978-7-302-65863-4

Ⅰ . ①现… Ⅱ . ①王… Ⅲ . ①医院—管理—数字化 Ⅳ . ① R197.32-39

中国国家版本馆CIP数据核字（2024）第063845号

责任编辑：孙　宇
封面设计：钟　达
责任校对：李建庄
责任印制：宋　林

出版发行：清华大学出版社
　　　　网　　　址：https://www.tup.com.cn, https://www.wqxuetang.com
　　　　地　　　址：北京清华大学学研大厦 A 座　　　邮　　编：100084
　　　　社 总 机：010-83470000　　　　　　　　　邮　　购：010-62786544
　　　　投稿与读者服务：010-62776969, c-service@tup.tsinghua.edu.cn
　　　　质量反馈：010-62772015, zhiliang@tup.tsinghua.edu.cn
印 装 者：三河市龙大印装有限公司
经　　销：全国新华书店
开　　本：185mm×260mm　　　印　　张：20.75　　字　　数：381 千字
版　　次：2024 年 7 月第 1 版　　　　　　　　　　印　　次：2024 年 7 月第 1 次印刷
定　　价：238.00 元

产品编号：098559-01

编 委 会

主　　编　王占祥　厦门大学附属第一医院
副主编　李亚军　西北妇女儿童医院
　　　　任献青　河南中医药大学第一附属医院
　　　　候建红　云南省第三人民医院
　　　　秦彦国　吉林大学第二医院
　　　　闫自强　西安市红会医院
　　　　洪　涛　南昌大学附属第一医院
编　　委　（按姓氏拼音排序）
　　　　柏志安　上海瑞金医院
　　　　陈　杰　浙江省人民医院
　　　　陈　劲　云南省第三人民医院
　　　　陈　民　山东大学第二医院
　　　　陈玉俊　中国科学技术大学附属第一医院
　　　　傅春瑜　上海市第一人民医院
　　　　弓　凯　厦门大学附属第一医院
　　　　辜玉刚　四川省人民医院
　　　　郭　华　西安市中心医院
　　　　韩斌斌　河南省肿瘤医院

洪　涛　　南昌大学附属第一医院

候建红　　云南省第三人民医院

胡志坚　　福建医科大学附属协和医院

李亚军　　西北妇女儿童医院

李郁鸿　　郑州大学第一附属医院

林志刚　　福建医科大学附属第一医院

柳维生　　苏州市立医院

马富春　　陕西省人民医院

乔　凯　　浙江邵逸夫医院

秦彦国　　吉林大学第二医院

任献青　　河南中医药大学第一附属医院

王学理　　复旦大学附属中山医院

王占祥　　厦门大学附属第一医院

王忠民　　江苏省人民医院

夏　新　　上海同济大学附属东方医院

邢文华　　内蒙古医科大学第二附属医院

许朝晖　　上海同济大学附属东方医院

闫自强　　西安市红会医院

严晓明　　广东省人民医院

叶　青　　福建省立医院

余俊蓉　　中山大学附属第一医院

张琼瑶　　福建省立医院

赵　敏　　厦门大学附属第一医院

郑　涛　　上海仁济医院

丛书总序

医院管理的现代化是医疗卫生服务体系现代化的基础和保证，是公立医院高质量发展的关键引擎和内在需要。70多年来，我国医疗体制和服务体系的发展史，亦是现代医院管理制度的进步史和变革史。

新中国成立后，针对一穷二白的医疗卫生状况，我国初步建成城市省、地、县三级公立医院网络和农村县、乡、村三级医疗卫生服务网络，使医疗服务覆盖到中国从城市到乡村的每一个角落。改革开放以来，我国持续发力医疗卫生服务体系建设，医院管理的制度规范不断完善。1989年卫生部颁布《医院分级管理办法》，开启了具有中国特色的医院管理体制的重要尝试。1994年，国务院颁布《医疗机构管理条例》，在法规层面确立医疗机构评审制度。此外，《医疗事故处理办法》《药品管理法》《传染病防治法》《医疗技术临床应用管理办法》等一系列法律法规的颁布实施，标志着医疗服务全要素纳入法制管理。党的十八大以来，更是将现代医院管理提升至新的历史高度。2016年，习近平总书记在全国卫生与健康大会首次提出要着力推进包括"现代医院管理制度"在内的五项基本医疗卫生制度建设。党的十九大提出了"实施健康中国战略"的重大部署，再次将"健全现代医院管理制度"作为其中的重要内容。现代医院管理制度已成为我国基本医疗卫生制度的五个重要支柱之一。

近年来，以加强管理规范化、精细化、科学化，推动医院高质量发展为主线，各级政府积极开展相关制度探索，着力探索医疗服务供给侧结构性改革有效路径，加快推动公立医院治理体系和治理能力现代化改革；各试点医院初步构建起以患者需求为导向、以高质量发展为引领、保障可持续的医院运行新机制；相关研究团队也在实践基础上进一步总结凝练创新，提出一系列中国特色现代医院管理制度建设的理论和方法。

以此为背景，在清华大学出版社的周密组织下，来自国内多家医院和科研院校的专家团队紧密合作，经过两年多的实地考察和反复讨论修改，《现代医院管理指导丛书》得以付梓。本套丛书共 6 册，分别是《现代医保支付方式改革与医院管理实践》《现代医院高质量管理与医院评审》《现代医院运营与绩效管理》《现代医院学科建设与人才培养》《现代医院文化管理》《现代医院信息化建设与管理》。在内容上，涵盖现代医院管理的管理工具和方法、国内外最新研究进展以及标杆医院的实践案例，融合了系统性、科学性、前沿性和实用性的要求，同时，在形式上采取图文互动、案例与理论相结合的方式，提升丛书的可读性和可参考性。

期待本套丛书能为推动医院管理现代化、推动公立医院高质量发展和健康中国建设提供有益帮助，也能为医院管理领域的理论研究者、政策制定者、实践探索者提供良好的借鉴。

张宗久
2023 年 12 月于北京清华园

前　言

随着"云、大、物、移、智"等新型信息技术的不断进步，数字化转型作为我国"一四五"规划和 2035 年远景目标纲要中的重要战略部署，驱动了整个社会生产方式、生活方式和治理方式的全面变革。医疗卫生作为保障人民群众健康福祉的重大民生领域，近年来也呈现出了与信息科学技术协同发展的趋势。而作为实施健康中国战略的主战场，现代医院的建设管理目前正经历着从规模扩张向提质增效，从粗放管理向精细化管理，从注重物质要素向更加注重人才技术要素的模式转变。为此，在国家卫生健康委、中医药管理局联合印发的《公立医院高质量发展促进行动（2021-2025 年）》中，明确提出了现阶段要将信息化作为医院基本建设的优先领域，建设电子病历（智慧医疗）、智慧服务、智慧管理"三位一体"的智慧医院信息系统。这要求医院的建设者和管理者们在工作中要融合新基建思想，重视新型信息技术的行业引领作用，重视信息系统与医疗业务场景的广泛深度融合，重视由信息科学技术支撑的科技创新与成果转化。在信息技术发展从信息传播和知识沉淀，向模拟预测和知识自动化应用转变的大趋势下，全面推动现代医院的数字化、网络化和智能化建设，以信息的互通互联促进医疗业务的全面整合与协同优化，以数据要素的资源化流通促进知识发现与积累分享，以智能算法的开发与实践促进理性决策能力的边际化部署，做到业务数据化、数据业务化，进而达到用数据说话、用数据决策、用数据管理、用数据创新的业务治理高度，探索在新技术、新应用和新平台赋能下的医疗行业新模式、新业态，全面优化和再造医疗服务流程，全面深化和提升医疗服务的质量与内涵，形成医疗行业特有的"新质生产力"，是现代医院建设管理者的时代使命。以信息化为主要建设内容的医院数字化转型，已经成为了保障现代医院高质量可持续发展的核心战略举措。

现代医院的数字化转型并不仅仅意味着不断建设和购买信息系统，它意味着以信息建设为抓手，重建组织的核心业务，重新定义组织活动、流程和岗位胜任能力等生产要素，进而形成一种生产效率更高、质量更好的医疗业务模式。这是一个持续的、渐进的、滚动式迭代的过程，并需要广大产、学、研、政等各界同仁的广泛参与。为了深入探讨医疗行业的特性与挑战，探索数字化转型的可行路径，共同攻克医院数字化转型事业上的制约屏障，为医疗行业的决策者和实践者提供更为详尽且深入的数字化转型指南，我们组织国内的权威专家学者，编写了这本《现代医院数字化转型》。

本书全面剖析了我国智慧医疗的发展现状，深入探讨了医院数字化转型的各个方面，以及如何运用它们提高医疗服务的质量和效率。例如，本书详细介绍了电子健康记录及其重要性。电子健康记录作为医疗机构之间信息共享的基础，有助于确保患者信息的准确性和完整性。通过实现电子健康记录的全面普及，医疗服务提供者可以更好地协同工作，为患者提供更为个性化和连续的诊疗方案；此外，本书详细介绍了患者门户在提升医疗服务质量方面发挥的功能和作用。患者不仅可以通过患者门户查询自己的健康信息，了解诊断结果和治疗方案，还可以与医生进行在线沟通，预约就诊，从而节省时间，提高就诊效率；再者，本书详细介绍了远程医疗的发展现状和未来趋势。远程医疗是智慧医疗的重要组成部分。通过远程医疗技术，医疗可以打破时域和空域的限制。患者可以在家接受医生的诊断和治疗。让信息多跑腿，让群众少跑路。这大大增加了优质医疗资源的可及性，实现了医疗资源的优化配置。尤其对于偏远地区的老年、残疾患者和孕产妇来说，远程医疗部分缓解了看病难的问题；在大数据和人工智能方面，本书详尽阐述了如何运用数据科学技术挖掘医疗数据中的有价值信息，为临床决策提供依据，帮助医疗机构识别疾病趋势、优化诊疗方案……

在本书的编写过程中，我们力求做到结构层次清晰，逻辑严密。为了达到这一目标，我们对每一章节的编排都进行了精心设计，力求让读者在阅读过程中能够顺畅地跟随作者的思路，轻松理解行业现状。在内容方面，我们注重理论与实践的结合，全面讨论了技术、管理和文化等各方面的问题，并提供了可参考的解决策略。我们希望通过这本书，为读者提供一套既有深度又有广度的知识体系，让读者获得现代医院数字化转型的全局视角，以及实施该战略目标的实用策略和工具。

本书的完成得益于多位医疗信息技术领域专家、医院管理专家与医护工作者的无私贡献。在此，我向所有参与本书编写、提供案例和专业指导的专家学者们表示衷心的感谢！同时，也要感谢清华大学出版社和编辑团队对本书的精心策划与付出！现代医院的数字化转型过程，是一个持续的升级优化过程。本身的编写受到事业发展阶段的限制，局限和谬误在所难免。在此，我代表整个编写团队，敬请广大读者不吝赐教指正！我们将积极聆听各方反馈，及时纠正和更新我们的知识体系。期望在后续的工作中，我们能做出更好的成绩，回馈广大读者以及所有为健康医疗事业奋斗的同仁们！让我们敢于破旧立新，不断探索前行，拥抱数字化浪潮，用技术赋能未来，护佑人民健康，共筑健康中国！

王占祥

2024 年 3 月

目　录

第一章　我国数字化医疗发展的政策背景 …………………………………… 1

　第一节　国家对医疗大数据的政策导向 …………………………………… 1

　　一、夯实健康医疗大数据应用基础 ……………………………………… 1

　　二、全面深化健康医疗大数据应用 ……………………………………… 2

　　三、规范和推动"互联网+健康医疗"服务 …………………………… 4

　　四、加强健康医疗大数据保障体系建设 ………………………………… 5

　第二节　国家医疗信息化的政策导向 ……………………………………… 7

　　一、提升便捷化智能化人性化服务水平 ………………………………… 7

　　二、破除多码并存互不通用信息壁垒 …………………………………… 8

　　三、完善"互联网+"医疗在线支付工作 …………………………………… 9

　第三节　国家对医疗数字化转型的政策支持 …………………………… 11

　　一、引言：从"数字化转型"看"医疗数字化转型" …………………… 11

　　二、改革：医疗数字化转型的发展道路 ……………………………… 12

　　三、实践：政策支持下的医疗数字化转型典型应用 ………………… 14

　　四、收获：政策支持下的医疗数字化转型突出成果 ………………… 17

　第四节　信息化助力公立医院高质量发展 …………………………… 18

　　一、推进电子病历、智慧服务、智慧管理"三位一体"的
　　　　智慧医院建设 ……………………………………………………… 18

　　二、加强医院信息标准化建设 ………………………………………… 20

　　三、大力发展远程医疗和互联网诊疗 ………………………………… 23

　　四、推动智能医疗设备和智能辅助诊疗系统的研发与应用 ……… 25

　　五、探索公立医院处方信息与药品零售消费信息互联互通 ……… 25

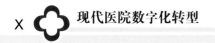

第二章　国内外医疗信息化发展历程……………………………28

　　第一节　国外医疗信息化发展概况……………………………28

　　　　一、国外医疗信息化发展历程……………………………28

　　　　二、国外医疗信息化发展的总体情况……………………29

　　第二节　美国医疗信息化发展现状……………………………31

　　　　一、美国医疗信息化发展情况……………………………31

　　　　二、美国医疗信息化面临的问题和挑战…………………34

　　第三节　欧盟医疗信息化发展现状……………………………36

　　　　一、欧盟医疗信息化发展情况……………………………36

　　　　二、欧盟医疗信息化面临的问题和挑战…………………39

　　第四节　亚太地区医疗信息化发展现状………………………39

　　　　一、亚太地区医疗信息化发展情况………………………39

　　　　二、亚太地区医疗信息化面临的问题和挑战……………43

　　第五节　中国医疗信息化发展现状……………………………44

　　　　一、国内医疗信息化发展历程……………………………44

　　　　二、国内医疗信息化发展的总体情况……………………45

　　第六节　国内医疗信息化痛点及难点…………………………47

　　　　一、医疗信息化建设标准有待进一步完善………………47

　　　　二、全民医保信息化平台有待持续推进…………………48

　　　　三、医疗信息化智能化水平有待进一步提高……………48

　　　　四、医疗信息化资金投入不足……………………………49

　　　　五、医疗信息化人才瓶颈问题凸显………………………49

　　　　六、医疗信息化安全需引起足够重视……………………50

　　第七节　国内外医疗信息化发展经验…………………………50

　　　　一、国内医疗信息化的发展经验…………………………50

　　　　二、国外医疗信息化的发展经验…………………………54

第三章　新体系、新趋势下的互联网医疗及模式创新………57

　　第一节　智慧服务建设标准体系………………………………57

　　　　一、医院智慧服务分级评估标准体系（试行）…………57

　　第二节　以患者为中心的医疗模式信息化转型………………70

　　　　一、改善患者的就医环境，全方面提升医院的工作效率………71

　　　　二、强化医院各项经费的管理，保障医院的综合经济效益……71

三、完善管理模式，有效控制医院成本…………………………… 72

四、增强医院自身的内部竞争力，提升医护人员的综合能力……… 72

五、完善各项数据指标，保证医院工作决策的准确性…………… 72

第三节　诊前服务建设………………………………………………… 73

一、概述………………………………………………………… 73

二、预约诊疗…………………………………………………… 73

三、急救衔接…………………………………………………… 76

四、转诊服务…………………………………………………… 79

第四节　诊中服务建设………………………………………………… 80

一、消息推送…………………………………………………… 81

二、一步到位——标志与导航………………………………… 82

三、软硬兼修——患者便利保障服务………………………… 85

第五节　诊后服务建设………………………………………………… 87

一、概述………………………………………………………… 87

二、互联网医疗诊后服务领域国内外研究现状……………… 87

三、互联网医疗诊后服务功能体系及实际案例……………… 89

四、互联网诊后服务平台总结………………………………… 92

第六节　互联网医疗患者隐私及信息安全风险管理………………… 93

一、互联网医疗蓬勃发展，伴生信息安全和隐私挑战……… 94

二、互联网医疗中患者隐私及信息安全泄露的途径和风险… 94

三、我国互联网医疗信息安全管理面临的困境……………… 96

四、健康医疗信息安全管理的优秀经验……………………… 98

五、健康医疗信息安全与患者隐私管理的应对对策………… 99

第七节　线上支付医保结算转型转………………………………… 99

一、线上支付医保结算转型的背景和意义…………………… 100

二、线上支付医保结算转型的模式、设计和优势…………… 101

三、线上支付医保结算转型的管理…………………………… 102

四、线上支付医保结算转型的安全性问题…………………… 102

五、线上支付医保结算转型面临的挑战……………………… 103

六、线上支付医保结算转型未来展望………………………… 104

第八节　互联网医疗互操作及易用性探讨………………………… 105

一、互联网医疗的互操作性…………………………………… 105

二、互联网医疗的易用性……………………………………… 107

三、小结 ……………………………………………………………… 109
　第九节　小结 …………………………………………………………… 109

第四章　智慧医疗的发展及应用 ……………………………………… 110
　第一节　初识智慧医疗 ………………………………………………… 110
　　一、智慧医疗内涵 …………………………………………………… 110
　　二、智慧医疗产业图谱 ……………………………………………… 112
　　三、智慧医疗发展历程 ……………………………………………… 113
　　四、智慧医疗的特征 ………………………………………………… 115
　　五、智慧医疗的变革趋势 …………………………………………… 116
　第二节　智慧医疗的数字化转型的必然性 …………………………… 117
　　一、全球智慧医疗的市场需求 ……………………………………… 117
　　二、以患者为中心改善患者就诊体验的信息化转型 ……………… 118
　　三、以健康为中心的患者全流程健康管理的信息化转型 ………… 122
　　四、经济发展中智慧医疗的基础 …………………………………… 124
　第三节　智慧医疗应用价值 …………………………………………… 126
　　一、面向患者的应用价值 …………………………………………… 127
　　二、面向医务工作者的应用价值 …………………………………… 130
　　三、面向医院管理者的应用价值 …………………………………… 132
　　四、面向区域医疗联盟的应用价值 ………………………………… 133
　第四节　智慧医疗主要应用模式 ……………………………………… 135
　　一、医疗服务信息化 ………………………………………………… 135
　　二、数字健康管理 …………………………………………………… 138
　　三、智能医疗支付 …………………………………………………… 139
　　四、远程医疗教育 …………………………………………………… 140
　第五节　小结 …………………………………………………………… 140

第五章　智慧医疗驱动下的医院信息化建设 ………………………… 142
　第一节　医院信息化建设的主要模式 ………………………………… 142
　　一、医院信息化建设模式分类介绍 ………………………………… 142
　　二、医院信息化建设模式的特点 …………………………………… 143
　　三、医院信息化建设的困难及展望 ………………………………… 144
　第二节　智慧医疗驱动医院信息化转型 ……………………………… 145
　　一、医院信息化建设基本原则 ……………………………………… 145

二、医院信息化建设方法与流程管理 ················ 147

三、医院信息化建设内容 ························ 147

四、医院信息化建设未来发展趋势 ················ 216

第三节 智慧医院建设评价标准 ······················ 226

一、电子病历系统应用水平分级评价标准历程 ·········· 226

二、电子病历系统应用水平分级评价标准现状 ·········· 227

三、电子病历系统应用水平分级评价2018新标准简介 ······ 228

四、电子病历系统应用水平分级评价评审过程 ·········· 233

五、电子病历系统应用水平分级评价展望 ············ 237

第四节 医院信息化建设典型案例介绍 ·················· 237

一、二维码认证 ···························· 242

二、生物认证引擎 ·························· 242

三、零接口服务 ···························· 243

四、数字证书互认 ·························· 243

第六章 面向医院运行的智慧管理建设 ················ 244

第一节 行政事务管理 ·························· 244

一、概述 ······························ 244

二、公立医院运营管理 ························ 245

三、智慧化运营管理系统和数据中心建设 ············ 246

四、智慧化信息化行政事务管理现状 ·············· 248

五、灵活的医院智慧管理建设，全面支撑医院能力建设 ····· 250

第二节 医院行政业务的精细化管理 ·················· 252

一、概述 ······························ 252

二、精细化管理是医院做强之本 ················ 253

三、关于精细化管理的理解 ···················· 254

四、目前医院行政管理中存在的问题 ·············· 256

五、医院行政管理精细化管理目的 ················ 257

六、推进医院行政管理工作精细化的措施 ············ 258

第三节 行政审批与预算管理 ······················ 262

一、医院行政审批和预算管理的概念、概述 ············ 262

二、目前医院行政审批和预算管理的现状与存在问题 ······ 263

三、信息化时代医院行政审批和预算管理的要求和实施方案 ··· 265

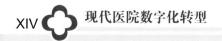
第四节　医疗事务管理…………………………………………………267

一、概述………………………………………………………………267

二、进展与现状………………………………………………………268

三、医疗服务管理的基本原理和主要工具…………………………268

四、信息化在医疗服务管理中的应用………………………………270

五、总结………………………………………………………………271

第五节　人力资源的信息化管理………………………………………271

一、医院人力资源管理信息化的概述及必要性……………………271

二、研究现状与管理系统……………………………………………272

三、医院人力资源管理智慧化创新…………………………………274

四、医院人力资源管理信息化建设的优势…………………………275

五、医院人力资源管理信息化建设平台设计与措施………………277

第六节　科研项目管理…………………………………………………279

一、我国医院现代化科研管理的现状及问题………………………279

二、三级甲等医院内科研经费信息化管理的设想…………………280

三、科研经费信息化管理系统的建立………………………………281

四、科研经费信息化管理系统的预期效益分析……………………282

第七节　科研临床教学管理……………………………………………283

一、概述………………………………………………………………283

二、医院临床教学现状及问题………………………………………284

三、医院临床教学一体化管理………………………………………286

四、医院临床教学智慧管理平台建设………………………………289

五、医院临床教学信息化管理系统的预期效益分析………………291

第七章　新兴技术在智慧医疗的应用……………………………293

第一节　人工智能、云计算、雾计算和边缘计算在医疗中的
应用及案例………………………………………………………293

一、在药物研发中的应用……………………………………………294

二、在诊断治疗中的应用……………………………………………294

三、在智能健康管理中的应用………………………………………296

四、在医院管理中的应用……………………………………………296

第二节　IoT在医疗中的应用及案例…………………………………296

一、在智慧临床中的应用……………………………………………297

二、在智慧服务中的应用……………………………………………298

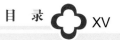

三、在智慧管理中的应用 ·· 299

四、在远程健康中的应用 ·· 300

第三节　区块链、5G、数字孪生在医疗信息化的应用 ·········· 302

一、在公共预警中的应用 ·· 302

二、在药品管理和溯源中的应用 ·································· 303

三、在医疗体系构建中的应用 ······································ 303

四、在远程医疗中的应用 ·· 303

五、在诊断诊疗中的应用 ·· 304

第四节　元宇宙在医疗信息化的讨论 ································ 305

一、在医疗教学中的应用 ·· 305

二、在临床医疗中的应用 ·· 306

三、在新冠疫情处理中的应用 ······································ 307

四、元宇宙在医疗应用中的思考 ·································· 308

参考文献 ·· 309

第一章 我国数字化医疗发展的政策背景

第一节 国家对医疗大数据的政策导向

一、夯实健康医疗大数据应用基础

全球范围内，运用大数据推动经济发展、完善社会治理、提升政府服务和监管能力正成为趋势，有关发达国家相继制定实施大数据战略性文件，大力推动大数据发展和应用。2015年国务院印发了《国务院关于印发促进大数据发展行动纲要的通知》（国发〔2015〕50号）（以下简称《行动纲要》），《行动纲要》是我国发布的首个大数据国家行动计划，旨在全面推进我国大数据发展和应用，加快建设数据强国。该计划从国家大数据发展战略全局的高度，提出了我国大数据发展的顶层设计，是指导我国未来大数据发展的纲领性文件。《行动纲要》指出在公共服务大数据工程中要构建医疗健康服务大数据。

健康医疗大数据涵盖人的全生命周期，既包括个人健康，又涉及医药服务、疾病防控、健康保障和食品安全、养生保健等多方面数据的汇聚和聚合，是国家重要的基础性战略资源。健康医疗大数据应用发展将带来健康医疗模式的深刻变化，有利于激发深化医药卫生体制改革的动力和活力，提升健康医疗服务效率和质量。为顺应新兴信息技术发展趋势，规范和推动健康医疗大数据融合共享、开放应用，国务院办公厅印发了《国务院办公厅关于促进和规范健康医疗大数据应用发展的指导意见》（国办发〔2016〕47号），进一步强调夯实健康医疗大数据应用基础。①加快建设统一权威、互联互通的人口健康信息平台。实施全民健康保障信息化工程，按照安全为先、保护隐私的原则，充分依托国家电子政务外网和统一数据共享交换平台，拓展完善现有设施资源，全面建成互通共享的国家、省、市、县四级人口健康信息平台，强化公共卫生、计划生育、医疗服务、医疗保障、药品供应、综合管理等应用信息系统数据采集、集成共享和业务协同。创新管理模式，推动生育登记网上办理。消除数据壁垒，畅通部门、区域、行业之间的数据共享通道，探索社会化健康医疗数据信息互通机制，推动实现健康医疗数据在平台集聚、业务事项在平台办理、政府决策依托平台支撑。②推动健康医疗大数据资源共享开放。鼓励各类医疗卫生机构推进健康医疗大数据采集、存储，加强应用支撑和运维技术保障，打通数据资源共享通道。加快建设和完善以居民电子健康档案、电子病历、电子处方等为核心的基础数据库。建立卫生计生、中医药与教育、科技、工业和信息化、公安、民政、人力资源和社会保障、环保、农业、商务、安全监管、检验检疫、食品药品监管、体育、统计、旅游、气象、保险监管、残联等跨部门密切配合、统一归口的健康医疗数据共享机制。探索推进可穿戴设备、智能健康电子产品、健康医疗移动应用等产生的数据资源规范接入人口健康信息平台。建立全国健康医疗数据资源目录体系，制定分类、分级、分域健康医疗大数据开放应用政策规范，稳步推动健康医疗大数据开放。

二、全面深化健康医疗大数据应用

"十三五"时期，以习近平同志为核心的党中央把保障人民健康放在优先发展的战略位置，作出实施健康中国战略的决策部署。党中央、国务院召开全国卫生与健康大会，印发《"健康中国2030"规划纲要》。为全面推进健康中国建设，根据《中华人民共和国国民经济和社会发展第十四个五年规划和2035年远景目标纲要》《"健康中国2030"规划纲要》，国务院发布了《国务院办公厅关于印发"十四五"国民健康规划的通知》（国办发〔2022〕11号）（以下简称《规划》）。《规划》确定了七项工作任务，其中第七项是强化国民健康支撑与保障，加快卫生健康科技创新。《规划》要求进一步促进全民健康信息联通应用。依托实体医疗机构建设互联网医院，为签约服务重点人群和重点随访患者提供远程监测和远程治疗，推动构建覆盖诊前、诊中、诊后的线上线下一体化医疗服务模式。支持医疗联合体运用互联网技术便捷开展预约诊疗、双向转诊、远程医疗等服务。优化"互联网+"签约服务，全面对接居民电子健康档案、电子病历，逐步接入更广泛的健康数据，为签约居民在线提供健康咨询、预约转诊、慢性病随访、健康管理、延伸处方等服务。推动"互联网+慢性病（糖尿病、高血压）管理"，实现慢性病在线复诊、处方流转、医保结算和药品配送。推广应用人工智能、大数据、5G、区块链、物联网等新兴信息技术，实现智能医疗服务、个人健康实时监测与评估、疾病预警、慢病筛查等。指导医疗机构合理保留传统服务方式，着力解决老年人等群体运用智能技术困难的问题。

　　利用健康医疗大数据，不仅有利于改进健康医疗服务模式，而且对经济社会发展有着重要的促进作用。为加快研制推广智能化健康医疗设备，推动医药、金融、物流、养老、保险、教育、健身等产能释放，加快健康产业升级，国务院办公厅印发《国务院办公厅关于促进和规范健康医疗大数据应用发展的指导意见》（国办发〔2016〕47号），进一步强调全面深化健康医疗大数据应用。①推进健康医疗行业治理大数据应用。加强深化医药卫生体制改革评估监测，加强居民健康状况等重要数据精准统计和预测评价，有力支撑健康中国建设规划和决策。综合运用健康医疗大数据资源和信息技术手段，健全医院评价体系，推动深化公立医院改革，完善现代医院管理制度，优化医疗卫生资源布局。加强医疗机构监管，健全对医疗、药品、耗材等收入构成及变化趋势的监测机制，协同医疗服务价格、医保支付、药品招标采购、药品使用等业务信息，助推医疗、医保、医药联动改革。②推进健康医疗临床和科研大数据应用。依托现有资源建设一批心脑血管、肿瘤、老年病和儿科等临床医学数据示范中心，集成基因组学、蛋白质组学等国家医学大数据资源，构建临床决策支持系统。推进基因芯片与测序技术在遗传性疾病诊断、癌症早期诊断和疾病预防检测方面的应用，加强人口基因信息安全管理，推动精准医疗技术发展。围绕重大疾病临床用药研制、药物产业化共性关键技术等需求，建立药物副作用预测、创新药物研发数据融合共享机制。充分利用优势资源，优化生物医学大数据布局，依托国家临床医学研究中心和协同研究网络，系统加强临床和科研数据资源整合共享，提升医学科研及应用效能，推动智慧医疗发展。③推进公共卫生大数据应用。加强公共卫生业务信息系统建设，完善国家免疫规划、网络直报、网络化急救、职业病防控、口岸公共卫生风险预警决策等信息系统以及移动应急业务平台应用功能，推进医疗机构、公共卫生机构和口岸检验检疫机构的信息共享和业务协同，全面提升公共卫生监测评估和决策管理能力。整合社会网络公共信息资源，完善疾病敏感信息预警机制，及时掌握和动态分析全人群疾病发生趋势及全球传染病新冠疫情信息等国际公共卫生风险，提高突发公共卫生事件预警与应急响应能力。整合环境卫生、饮用水、健康危害因素、口岸医学媒介生物和核生化等多方监测数据，有效评价影响健康的社会因素。开展重点传染病、职业病、口岸输入性传染病和医学媒介生物监测，整合传染病、职业病多源监测数据，建立实验室病原检测结果快速识别网络体系，有效预防控制重大疾病。推动疾病危险因素监测评估和妇幼保健、老年保健、国际旅行卫生健康保健等智能应用，普及健康生活方式。④培育健康医疗大数据应用新业态。加强健康医疗海量数据存储清洗、分析挖掘、安全隐私保护等关键技术攻关。积极鼓励社会力量创新发展健康医疗业务，促进健康医疗业务与大数据技术深度融合，加快构建健康医疗大数据产业链，不断推进健康医疗与养生、养老、家政等服务业协同发展。发展居家健康信息服务，规范网上药店和医药物流第三方配送等服务，推动中医药养生、健康养老、健康管理、健康咨询、健康文化、体育健身、健康医疗旅游、健康环境、健康饮食等产业发展。⑤研发推广数字化健康医疗智能设备。支持研发健康医疗相关的人工智能技术、生物三维（3D）打印技术、医用机器人、大型医疗设备、健康和康复辅助器械、可穿戴设备以及相关微型传感器件。加快研发成果转化，提高数字医疗设备、物联网设备、智能健康产品、中医功能状态检测与养生保健仪器设备的生产制造水平，促进健康医疗智能装备产业升级。

三、规范和推动"互联网+健康医疗"服务

近年来，"互联网＋医疗健康"服务新模式新业态不断涌现、蓬勃发展，健康医疗大数据加快推广应用，为方便群众看病就医、提升医疗服务质量效率、增强经济发展新动能发挥了重要作用。《国务院办公厅关于促进"互联网＋医疗健康"发展的意见》（国办发〔2018〕26号）等文件印发以来，各地迅速行动、创新落实，推动"互联网＋医疗健康"发展取得了明显成效，形成了部门协同、上下联动的良好态势。特别是在新冠疫情防控期间，各地创新线上服务模式，为支撑新冠疫情精准防控、避免聚集交叉感染、促进人员有序流动和复工复产等发挥了重要作用。为总结推广实践中涌现出的典型做法，进一步聚焦人民群众看病就医的急难愁盼问题，持续推动"互联网＋医疗健康"便民惠民服务向纵深发展，国家卫生健康委、国家医保局、国家中医药局联合发布《关于深入推进"互联网＋医疗健康""五个一"服务行动的通知》（国卫规划发〔2020〕22号），包括推进"一体化"共享服务、"一码通"融合服务、"一站式"结算服务、"一网办"政务服务、"一盘棋"抗疫服务等5个方面、14项重点举措，具体为：①推进"一体化"共享服务，提升便捷化智能化人性化服务水平。②推进"一码通"融合服务，破除多码并存互不通用信息壁垒。③推进"一站式"结算服务，完善"互联网＋"医疗在线支付工作。④推进"一网办"政务服务，化解办事难、办事慢、办事繁的问题。

2016年6月，国务院办公厅发布《国务院办公厅关于促进和规范健康医疗大数据应用发展的指导意见》（国办发〔2016〕47号），进一步规范和推动"互联

网＋健康医疗"服务。①发展智慧健康医疗便民惠民服务，发挥优质医疗资源的引领作用，鼓励社会力量参与，整合线上、线下资源，大力推进互联网健康咨询、网上预约分诊、移动支付和检查检验结果查询、随访跟踪等应用，优化形成规范、共享、互信的诊疗流程。②全面建立远程医疗应用体系。实施健康中国云服务计划，建设健康医疗服务集成平台，提供远程会诊、远程影像、远程病理、远程心电诊断服务，健全检查检验结果互认共享机制。推进大医院与基层医疗卫生机构、全科医师与专科医师的数据资源共享和业务协同，健全基于互联网、大数据技术的分级诊疗信息系统，延伸放大医疗卫生机构服务能力，有针对性地促进"重心下移、资源下沉"。③要求继续推动健康医疗教育培训应用。支持建立以国家健康医疗开放大学为基础、中国健康医疗教育慕课联盟为支撑的健康医疗教育培训云平台，鼓励开发慕课健康医疗培训教材，探索新型互联网教学模式和方法，组织优质师资推进网络医学教育资源开放共享和在线互动、远程培训、远程手术示教、学习成效评估等应用，便捷医务人员终身教育，提升基层医疗卫生服务能力。

四、加强健康医疗大数据保障体系建设

近年来，"云大物移智"等新兴技术与健康医疗加速融合，健康医疗大数据蓬勃发展，带来健康医疗模式的深刻变化。党中央、国务院高度重视健康医疗大数据的创新发展。习近平总书记指出，要运用大数据促进保障和改善民生，推进"互联网＋医疗"等，让百姓少跑腿、数据多跑路，不断提升公共服务均等化、普惠化、便捷化水平。为贯彻落实习近平总书记"网络强国"战略思想，加强对健康医疗大数据的服务管理，充分发挥健康医疗大数据作为国家重要基础性战略资源的作用，根据《中华人民共和国网络安全法》等法律法规和《国务院关于印发深化标准化工作改革方案的通知》《国务院办公厅关于促进和规范健康医疗大数据应用发展的指导意见》《国务院办公厅关于促进"互联网＋医疗健康"发展的意见》等文件精神，国家卫生健康委员会印发了《关于印发国家健康医疗大数据标准、安全和服务管理办法（试行）的通知》（国卫规划发〔2018〕23号）（以下简称《试行办法》），指出健康医疗大数据的应用发展，标准是前提，安全是保障，服务是目的。《试行办法》明确健康医疗大数据的定义、内涵和外延，以及制定办法的目的依据、适用范围、遵循原则和总体思路等，明确各级卫生健康行政部门的边界和权责，各级各类医疗卫生机构及相应应用单位的责权利，并对三个方面进行了规范。①标准管理，明确开展健康医疗大数据标准管理工作的原则，以及各级卫生健康行政部门的工作职责。提倡多方参与标准管理工作，完善健康医

疗大数据标准管理平台，并对标准管理流程、激励约束机制、应用效果评估、开发与应用等作出规定。②安全管理，明确健康医疗大数据安全管理的范畴，建立健全相关安全管理制度、操作规程和技术规范，落实"一把手"负责制，建立健康医疗大数据安全管理的人才培养机制，明确了分级分类分域的存储要求，对网络安全等级保护、关键信息基础设施安全、数据安全保障措施、数据流转全程留痕、数据安全监测和预警、数据泄露事故可查询可追溯等重点环节提出明确的要求。③服务管理，明确相关方职责以及实施健康医疗大数据管理服务的原则和遵循，实行"统一分级授权、分类应用管理、权责一致"的管理制度，明确了责任单位在健康医疗大数据产生、收集、存储、使用、传输、共享、交换和销毁等环节中的职能定位，强化对健康医疗大数据的共享和交换。同时，在管理监督方面，强调了卫生健康行政部门日常监督管理职责，要求各级各类医疗卫生机构接入相应区域全民健康信息平台，并向卫生健康行政部门开放监管端口。定期开展健康医疗大数据应用的安全监测评估，并提出建立健康医疗大数据安全管理工作责任追究制度。

健康医疗大数据应用发展将带来健康医疗模式的深刻变化。为顺应新兴信息技术发展趋势，规范和推动健康医疗大数据融合共享、开放应用，国务院办公厅发布了《国务院办公厅关于促进和规范健康医疗大数据应用发展的指导意见》（国办发〔2016〕47号）（以下简称《意见》），提出要加强健康医疗大数据保障体系建设。①加强法规和标准体系建设，建立健全疾病诊断编码、临床医学术语、药品应用编码、信息数据接口和传输协议等相关标准，促进健康医疗大数据产品、服务流程标准化。②推进网络可信体系建设，强化数字身份管理，建设医学数字身份，建立留痕可溯，多方协作的管理新模式。③加强健康医疗数据安全保障，加快安全体系建设，建立管理责任制度，开展大数据平台及服务商的测评，健全审查制度。④加强健康医疗信息化复合型人才队伍建设，实施国家健康医疗信息化人才发展计划，推进人才共育，促进人才队伍建设。随着5G、人工智能、物联网等新技术的快速普及应用，全社会数据总量爆发式增长，数据存储、计算、传输和应用的需求大幅提升，数据中心已成为支撑各行业"上云用数赋智"的重要新型基础设施，国家发展改革委、中央网信办、工业和信息化部、国家能源局联合印发了《全国一体化大数据中心协同创新体系算力枢纽实施方案》（发改高技〔2021〕709号）（以下简称《方案》），该《方案》一方面要求促进数据有序流通，建设数据共享、数据开放、政企数据融合应用等数据流通共性设施平台，构建数据可信流通环境，探索数据资源分级分类并研究制定相关规范标准；另一方面要求深化数据智能应用，开展一体化城市数据大脑建设，选择公共卫生等突发应急场景，探索不通应激状态下的数据利用规则和协同机制。

第二节　国家医疗信息化的政策导向

一、提升便捷化智能化人性化服务水平

随着我国经济的飞速发展，科学技术水平的不断提升，目前信息技术已经广泛地应用于生活中的各个领域。近年来，信息技术在医学领域的实际应用一直以来都占据着至关重要的地位，医学领域对于信息便捷化智能化人性化服务水平的要求也变得越来越高。国家卫生健康委、国家医保局、国家中医药局联合印发《关于深入推进"互联网＋医疗健康""五个一"服务行动的通知》（国卫规划发〔2020〕22号），进一步强调要求推进"一体化"共享服务，提升便捷化智能化人性化服务水平。推进"一体化"共享服务，提升便捷化智能化人性化服务水平。①坚持线上线下一体融合。医疗机构要在持续改善线下医疗服务行动的同时，充分运用互联网、大数据等信息技术拓展服务空间和内容，积极为患者提供在线便捷高效服务，以及随访管理和远程指导，逐步实现患者居家康复。互联网医院要与线下依托的实体医疗机构之间实现数据共享和业务协同，提供线上线下无缝衔接的连续服务。鼓励各地运用智能物联终端设备，开展慢性病患者和高危人群的特征指标数据的监测跟踪和管理，结合家庭医师签约服务，将健康管理下沉到社区服务站点。推进互联网诊疗服务，充分发挥互联网医院在基层医疗服务中的作用，引导重心下移、资源下沉，有序促进分级诊疗。针对老年人、儿童、残障人士等群体存在的"数字鸿沟"障碍，各地要切合实际坚持两条腿走路，合理保留传统服务方式，既要实现线上服务便捷化，又要注重线下服务人性化。在推行非急诊预约诊疗的基础上，医疗机构要简化网上服务流程，完善电话、网络、现场等多种预约挂号方式，畅通家人、亲友、家庭医师等代为预约挂号的渠道，同时提供一定比例的现场号源，保留挂号、缴费、打印检查检验结果等人工服务窗口，配备导医、志愿者、社会工作者等人员提供就医指导服务，切实解决老年人等群体运用智能技术的实际困难。②优化智慧医疗服务流程。各地要坚持以患者为中心，积极落实国家卫生健康委、国家中医药局《关于深入开展"互联网＋医疗健康"便民惠民活动的通知》（国卫规划发〔2018〕22号）要求，持续推动便民惠民10项服务30条措施落地见效。按照《关于进一步完善预约诊疗制度加强智慧医院建

设的通知》（国卫办医函〔2020〕405号），二级以上医院要加快推进内部信息系统集成整合和业务协同，优化就医流程，提高服务效率。逐步实现在线健康咨询、复诊、审方、用药指导、心理与健康状况评估、接种预约以及电子处方流转、药品配送、跟踪随访、家庭心电监测、社区预约转诊等内容。医联体、医共体等要强化医疗健康服务一体化，以信息通支撑服务通，引导患者有序便捷就医。③推动区域信息共享互认。各地要坚持问题导向和需求导向，强化省统筹区域全民健康信息平台和医院信息平台功能指引、数据标准的推广应用，推进各级医疗机构及省级中医馆健康信息平台规范接入省统筹平台，不断提升与国家平台数据联通质量。在符合医疗质量控制和患者知情同意的前提下，推动医疗机构间电子病历、检查检验结果、医学影像资料等医疗健康信息调阅共享，逐步实现覆盖省域内的信息互认。各地要加快实现电子健康档案与电子病历、公共卫生服务信息的对接联动，在保障数据安全和个人隐私的基础上，推进电子健康档案在线查询和规范使用，明确开放内容，统一开放路径，逐步实现居民本人或授权便捷调阅个人电子健康档案，更好地记录和管理居民全生命周期的健康信息。国家将适时启动相关试点，积极推动在京津冀、长三角、成渝等有条件的区域，率先开展区域一体化信息联通、互认共享服务。

二、破除多码并存互不通用信息壁垒

随着经济的发展和交通设施的完善，不同地区人群的交流越来越频繁，社会和经济领域的地区差异也逐步缩小，但是由于经济发展水平的差异，客观上造成的医疗资源配置的落差依然存在，"一院一卡""一病一码""一药一码"等多码并存互不通用的现象也依然存在，而这也已经成为区域一体化发展的主要突出问题。国家卫生健康委、国家医保局、国家中医药局联合印发《关于深入推进"互联网＋医疗健康""五个一"服务行动的通知》（国卫规划发〔2020〕22号），进一步强调要求推进"一码通"融合服务，破除多码并存互不通用信息壁垒。①强化行业内"一码通用"。各地要按照国家制定发布的统一技术标准规范，加快推进居民电子健康码规范应用，重点解决医疗健康服务"一院一卡、互不通用"问题。鼓励各地以普及应用居民电子健康码为抓手，推进实名制就医，探索以身份证号码为主索引，其他证件号码为补充，加强居民卫生健康身份标识与使用管理。推动居民电子健康码替代医疗卫生机构就诊卡，拓展在诊疗服务、公共卫生服务、慢病管理、在线信息查询、健康教育、血液管理等领域的使用，逐步实现卫生健康行业内一码通用。对老年人、儿童等群体，要合理保留线下人工服务，切实解决智能技术障碍。②推进跨部门"多码融合"。各地要坚持以人为本，加强相关医疗机构业务信息系统改造对接，加强部门间协同配合，推动居民电子健康码与金融支付码、市民卡等"多码融合"应用，在不同部门"卡""码"可切换的基础上，加强信息互通、业务通办，方便群众使用。鼓励各地探索利用统一的"互联网＋医疗健康"服务入口，推进居民电子健康档案与电子病历的有效融合应用，为居民提供全生命周期的健康管理服务。同时，通过"多码融合"的追溯管理，在"三医联动"中逐步实现医疗就诊记录、费用清单、电子处方、电子病历、医疗费用结算记录等有效监管。③实现健康码"一码通行"。各地要依托全国一体化政务服务平台，落实健康码信息互认机制和规则，明确跨地区流动人员健康码信息在各地区可信可用，切实方便人员出行和跨省流动，实现防疫健康码统一政策、统一标准、全国互认、一码通行。在低风险地区，除特殊场所和特殊人员外，一般不应查验健康码。对于老年人等不使用、不会操作智能手机的群体，可采取识读身份证、出示纸质证明、亲友代办或一人绑定多人防疫健康码等替代措施。加强防疫健康码数据规范使用，强化数据安全管理，切实保护个人隐私。二级以上医疗机构应当在入口处增设无健康码绿色通道，配备人员帮助查询防疫健康码、协助手工填写完成流行病学史调查，缩短等候时间，为老年人等群体提供更加细致适宜的服务。推进医疗卫生系统"一卡通行"、跨部门"多码融合"的目标是将很多部门的卡集成到一张卡上去，或者集成到一个识别体系上，最终实现"一码溯源"，最大程度解决百姓看病就医报销的"九龙治水"问题。

三、完善"互联网＋"医疗在线支付工作

近年来，在国家政策及技术发展的共同推动之下，我国"互联网＋健康医疗"应用已呈现百花齐放之势，以在线"支付"为切入的"互联网＋"技术的发展已趋于完善。国家医疗保障局印发《关于完善"互联网＋"医疗服务价格和医保支付政策的指导意见》（医保发〔2019〕47号）《关于积极推进"互联网＋"医疗服务医保支付工作的意见》（医保发〔2020〕45号）等文件，大力支持"互联网＋"医疗服务模式创新。按照"深化'放管服'、分类管理、鼓励创新、线上线下协调发展"的原则，明确"互联网＋"医疗服务的立项管理、定价范围、价格机制等价格政策。明确对定点医疗机构提供的"互联网＋"医疗服务，与医保支付范围内的线下医疗服务内容相同，且执行相应公立医疗机构收费价格的，经相应备案程序后纳入医保支付范围并按规定支付。为坚决贯彻落实党中央、机构关于加强新冠疫情防控工作的决策部署，方便广大参保人员就医购药，减少人

群聚集和交叉感染风险，按照《国务院办公厅关于促进"互联网＋医疗健康"发展的意见》（国办发〔2018〕26号）等文件精神国家医疗保障局与国家卫生健康委联合印发《关于推进新冠肺炎疫情防控期间开展"互联网＋"医保服务的指导意见》（国医保电〔2020〕10号）支持新冠疫情期间互联网医院开展慢性病复诊，符合要求的互联网医疗机构为参保人提供的常见病、慢性病线上复诊服务，各地可依规纳入医保基金支付范围。指出鼓励定点医药机构提供"不见面"购药服务，积极打通互联网医疗的医保支付通道的重要举措，不断提升信息化水平，减少群众就医时的交叉感染风险，享受在线医保结算的便捷服务。国家卫生健康委、国家医保局、国家中医药局联合印发《关于深入推进"互联网＋医疗健康""五个一"服务行动的通知》（国卫规划发〔2020〕22号），进一步强调要求推进"一站式"结算服务，完善"互联网＋"医疗在线支付工作。①推行"一站式"及时结算。医疗卫生机构要通过自助机具、线上服务、移动终端等多种途径，优化线上线下支付流程，改善结算模式，解决支付堵点问题。在保障信息安全的前提下，加强与医保、商保、银联、第三方支付机构合作，为患者提供多种在线支付方式。加快有关信息系统对接和数据联通共享，拓展在线支付功能，推进"一站式"及时结算，为参保人员提供更加便利的服务。②落实"互联网＋"支付政策。落实国家医保局《关于积极推进"互联网＋"医疗服务医保支付工作的指导意见》（医保发〔2020〕45号）要求，坚持线上线下一致，对线上、线下医疗服务实行公平的医保政策，保持待遇水平均衡。参保人在本统筹地区"互联网＋"医疗服务定点医疗机构复诊并开具处方发生的诊察费和药品费，可以按照统筹地区医保规定支付。各地可从门诊慢特病开始，逐步扩大医保对常见病、慢性病"互联网＋"医疗服务支付的范围。支持"互联网＋"医疗复诊处方流转，探索定点医疗机构外购处方信息与定点零售药店互联互通。结合门诊费用直接结算试点，探索"互联网＋"医疗服务异地就医直接结算。落实"长期处方"的医保报销政策，对符合规定的"互联网＋"医疗服务在线处方药费等实现在线医保结算。"互联网＋"背景下，医疗在线支付的信息化建设能够减少医院医疗费用结算的人工参与，实现线上全流程结算与支付，为患者提供便捷就医渠道，大大减少就诊时间，提升医疗服务质量，有助于构建和谐的医患关系。同时解决了医院其他货币资金管理的难题，提高了资源利用效率，对医疗健康产业产生了积极的影响。

第三节　国家对医疗数字化转型的政策支持

一、引言：从"数字化转型"看"医疗数字化转型"

自第一台超级计算机的发明、国际互联网的使用，服务器的不断发展，全球逐步迈进了以数字技术为基础的数字化时代。数字化转型过程可以说是时间的产物亦可以说是各方相互作用的成果。在其发展的过程中，一方面离不开数字技术的不断迭代进步，另一方面世界各国不断地融合促进，也在过程中推动了各行业数字化转型的进程。

从宏观着眼，全球数字化进程主要分为三个阶段：第一阶段，数字技术的创新发展（1998—2002 年）。在这一阶段，随着互联网的不断发展，信息系统、电子软件、电子商务等由数字技术衍生而来的一系列创新应用成为热点，首先对经济模式产生了巨大的影响，数字经济应运而生。也正因为新应用的不断普及，电脑的保有量也不断上升，人类社会开始进入了这个以数字技术为基础的新阶段。第二阶段，基于数字技术的产业发展（2003—2014 年）。在这一阶段，网络技术不断发展，市场逐步扩张，为基于无线技术的移动互联网快速发展奠定了基础，数字技术与经济发展的融合程度不断加深。进而促进了数字技术与产业化、工业化发展相互融合，为世界经济的发展带来前所未有的动能。数字技术发挥其优势，在各产业流程优化、业务串联等方面发挥了强有力的支撑作用，全球各产业由此也发展出了更多商业模式与运行机制，有力地提高了产业效能，增强核心竞争力。第三阶段，产业与数字化的融合发展（2015 年至今）。在这一阶段，正式开启以数字技术为基础的第四次工业革命元年，引发传统产业与新一代信息技术深度融合的发展趋势。新一代的数字技术创新活跃快速扩散，加速与经济社会各个领域深度融合，有力地支撑了现代化经济体系的构建和经济社会的高质量发展。由此发展起来的数字经济是继农业经济、工业经济之后的主要经济形态，它正在驱动生产方式、生活方式、社会治理方式等发生深刻的变化，对世界的经济、政治、科技格局也将会产生深远的影响。

正如全球数字化转型过程所示，政策推动着技术发展的同时也是技术迫使政策适应技术快速发展的过程，两者相互促进，互为动力，最终影响着社会的生产方式、人们的生活方式等各个方面。医疗数字化转型道路也遵从整体发展阶段，政策与技术、需求互为促进，逐步形成从技术发展到业务覆盖直至服务升级的转变过程。对医疗数字化转型进行总结与研究，不光是对数字化转型中一大重要领域的探索，对其发展过程的梳理与反思更有利于为后续的发展方向及未来设计做出指引与规划，使医疗数字化领域蓬勃发展，服务民生。

医疗数字化转型依托于医疗信息化的逐步完善，为了更高的需求与更好的互联从而进一步发展数字化医疗。自 20 世纪 90 年代起，随着技术的进步，信息化在各行各业的推行实践，医疗信息化紧跟脚步，在 20 世纪 90 年代中后期发展较为迅猛。其中以医院信息系统（hospital information system，HIS）为代表，后续又发展了实验室信息管理系统（laboratory information management system，LIS）、影像存储与传输系统（picture archiving and communication system，PACS）等，医院业务向信息化、智能化快速推进，到 90 年代末就已基本完成了医院的信息化基础建设，在业务信息系统、日常管理系统等方面颇有成就，为日后的数字化转型奠定了坚实的基础。

医疗数字化转型是在科技高速发展、生活服务便捷的当下，大众对医疗行业提出的新要求。科技改变了人们的生活方式，同时也改变了各方互联的方式。近年来，国家政策顺应科技升级与生活方式的转变，将医疗的数字化转型更多地聚焦于更高质量的服务、更便捷的操作以及更加灵活的互联。本节将从传统医疗到数字化医疗的发展出发，从发展沿革纵观技术发展给医疗行业带来的转变；同时，结合实际的医疗应用场景，剖析医疗行业近些年来的数字化转型新举措，从中切实体会数字化转型给大众生活带来的影响，最后将在总结现有成果的基础上展望未来的医疗数字化发展，为之后持续性的发展作以指引。医疗的数字化转型正处于最初始、最有活力的阶段，本文以这种结构加以梳理总结，研究展望，希望能与行业内各位同僚共勉，同时为初入的行业新生提供参考。

二、改革：医疗数字化转型的发展道路

医疗行业的信息化发展紧跟国家关于数字化发展的战略部署，在"十二五"期间打好了坚实的基础，各级医院基本完成了本院各业务流程的信息化改造，在院内率先实现互联，方便患者就医。在此基础上，"十三五"期间，国家高度重视信息化发展，从理论、实践、制度等各层面都做出了较大创新，整体推进了建设网络强国、数字中国、智慧社会，取得了历史性的成就。站在区域协调发展，优化资源配置的大局观角度，积极推进区域医疗信息化发展，合理分配医疗资源，在减轻医院诊疗压力的同时，提高患者的就医满意度。"十四五"时期，信息化

进入加快数字化发展、建设数字中国的新阶段。医疗行业作为社会民生的重要组成部分，医疗数字化转型毋庸置疑将成为这一新阶段数字化建设的重要内容。

党的十九大后社会的主要矛盾发生转变，人们生活水平逐步提高，对生活质量要求不断升级，国家进一步提出了"健康中国"建设理念，是新的阶段对医疗领域提出了更高要求。在这一理念的指导下，医疗信息化、数字化体系建设将向更加完备、更加立体的方向快速迈进。《"十四五"国家信息化规划》中明确提到提供普惠数字医疗。主要包括几方面内容：加强人工智能、大数据等信息技术在智能医疗设备和药物研发中的应用；深化拓展医疗信息化应用范围，尽早普及应用居民电子健康码，实现异地转诊、就医、住院等医疗全流程在线办理；加快医保电子凭证的推广应用；积极用信息化手段优化医疗服务流程；创新互联网医院、远程医疗、健康管理等服务；提升基层医疗机构和妇幼保健机构在疾病预防、慢病管理中的数字化智能化水平；推动中医药服务与互联网深度融合。一方面，"十四五"期间政策着手与更大区域内的信息互联互通，使得医疗信息在更大程度上实现数据资源同步，使数据最大程度上发挥作用，使全行业规范统一标准。另一方面，注重个人全生命周期健康档案管理，对于每个独立的个体，串联起其从出生期的全部就诊、保健等医疗信息数据，在人们对健康有更高要求的当下社会，最大程度地满足大家的健康需求，同时提高全民的健康水平，助力"健康中国"建设。

医疗数字化转型正是在这一背景下被提出，基于较为健全医疗信息化系统，从多个维度、多层方面、多方角度，逐步推进医疗服务数字化转型。较以往信息化建设，新时期的数字化转型更加注重数据的串联与利用、流程再造与优化、服务细化与升级，同时顺应当下科技提速、互联网发展的浪潮，将更多的新科技应用于医疗领域。2021年公开的《国务院办公厅关于推动公立医院高质量发展的意见》中明确提出："强化信息化支撑作用。推动云计算、大数据、物联网、区块链、5G等新一代信息技术与医疗服务深度融合。推进电子病历、智慧服务、智慧管理'三位一体'的智慧医院建设和医院信息标准化建设。大力发展远程医疗和互联网诊疗。推动手术机器人等智能医疗设备和智能辅助诊疗系统的研发与应用。建立药品追溯制度，探索公立医院处方信息与药品零售消费信息互联互通。"由此可见，国家在新时期医院高质量发展规划中着重提出信息对医院未来发展的支撑作用，在医院未来的发展中，新技术领跑实践新方式，创新更多医疗服务方式，从人民群众对美好生活的向往出发，提高全民健康生活质量，并将个人健康管理等高层次需求变成可能。

三、实践：政策支持下的医疗数字化转型典型应用

在方向明确、势头积极的政策导向下，全国从各个层面、各个地方开始大胆地开展试点工作，并将逐渐成熟的试点工程快速复制推广，加速医疗数字化的发展。

在数据应用方面，医疗数字化是在医疗信息化的基础上，将医院的信息数据加以梳理与利用，使得数据在应用中"活起来"，让数据发挥作用。近年来，借助互联网的快速发展，全国范围内大力推进"互联网＋医疗健康"服务体系，2018年4月12日，国务院常务会议审议通过了《关于促进"互联网＋医疗健康"发展的意见》，明确指出要利用互联网技术，从整体上提高医疗服务水平，健全医疗服务涉及的方方面面，将信息更好的互联，让数据更好的互通。在此政策的推动下，各医院积极建设与线下就诊相对照的线上互联网医院，并在实践中逐步完善互联网医院整体架构、就医流程、诊后服务等，在医院各模块信息化建设完备的基础上，将信息数据互联，由此医院各业务模块不再是孤立的个体，在线上实现串联，使得互联网医院真正地成为依托于线下医院的第二医院，最大限度上满足患者对就医的各种要求。互联网医院将就医全流程上线，对于普通疾病患者，可以通过问诊、开方，支付、配药等一系列线上操作，完成简单疾病的全程诊疗。同时互联网医院建设也将医院与区域内的医联体医院及公共卫生服务中心信息相互连接，使慢性病或有相关保健需求的患者可以更加便捷地对健康进行监测与管理。当下，在"互联网＋医疗健康"服务体系建设的不断推动下，医院依托互联网，已经完成了包括医疗服务、公共卫生服务、药品供应保障服务、医疗保障结算服务等多个线上应用，并实现线上数据的统一与互联，由此建立了完善的"互联网＋医疗健康"线上服务体系，利用数字化技术方便大众就医。

与此同时，各地根据国家大政方针导向，医疗行业积极以数字化技术为核心，开展流程优化、服务升级工作。2021年起上海市卫生健康委为贯彻落实市委、市政府《关于全面推进上海市城市数字化转型的意见》文件精神，连续两年切实推进医疗领域"便捷就医服务"数字化转型工作。以数字化转型为主要抓手，推进医疗服务与临床诊疗模式创新，引领高质量发展新趋势。数字化转型工作主要以就医业务流程再造，整体服务优化、升级便捷就医模式为核心目标，打造出了精准预约、智能院内导航、线上住院服务、手术智能陪诊、智能随访、医疗付费"一件事"等多个高频应用场景、覆盖多类业务的便捷就医模式。采用新技术、建立新流程、创新方式，将以往"看病难""排队慢"等医疗领域核心痛点问题逐个击破，从全局角度打造全新就诊体验，提升患者满意度，在传统医疗工作的基础上提升

医院整体的服务质量。

在数据相互联系，串联业务提升服务的基础上，利用大数据分析等技术，发展精准医疗也成为数字化医疗中较为重要的应用领域。近年来，随着健康医疗大数据的快速积累、数据存储和管理软硬件基础设施的发展、生物信息和计算机技术的成熟等，使大数据分析技术在健康医疗领域的应用日趋广泛。精准医疗是数据驱动的新型医疗模式，疾病的精准预防、诊断、治疗和管理等均需要健康医疗大数据分析技术的支撑。现有的健康医疗数据主要来源于临床诊疗、公共卫生、生物样本、可穿戴设备、互联网和社交媒体等，具有数据容量大（Volume）、数据种类和来源多样（Variety）、增长更新速度快（Velocity）、数据蕴含的价值大但密度低（Value）和对数据真实性要求高（Veracity）等"5V"特征。理想情况下，将上述所有不同的数据源结合起来，可以对患者状况进行全面而深入的描述，通过数据集成及算法模型，部署在医疗机构的大数据平台中，以此支撑精准医疗、辅助决策等应用。大数据算法能随着数据的更新而不断迭代以适应患者新增信息的变化，实现实时预测和评估发病风险、病情转归、治疗效果以及特定疗法精准治疗等，从而促进精准医疗的深入应用与发展。

在数字新技术应用方面，底层技术的不断更新给数字化发展带来了巨大动能。为培育 5G 智慧医疗健康创新发展，国家卫生健康委于 2020 年 10 月发布《关于加强全民健康信息标准化体系建设的意见》，提出鼓励医疗健康 5G 技术应用标准化建设，以期借助 5G 技术优化卫生健康网络，进一步推进应用创新。同年 11 月，工信部与国家卫生健康委联合发布《关于组织开展 5G+ 医疗健康应用试点项目申报工作的通知》，明确提出要充分发挥 5G 技术的特点优势，丰富 5G 技术在医疗健康行业的应用场景。2021 年 7 月，十部门联合发布《5G 应用"扬帆"行动计划（2021—2023 年）》，将"智慧医疗"作为 5G 应用的重点领域之一，开展研发 5G 医疗设备，加强 5G 医疗健康网络的基础设施部署，重点优化覆盖全国三甲医院、疾病预防控制中心、便民医疗点、医养结合机构等场所。一系列政策的发布预示着 5G 将迎来爆发期，同时 5G 在医疗健康领域的应用也将进一步提速。5G 作为底层网络通信技术，具有网络覆盖广、数据信息传输速率高、端到端时延低以及支持海量连接等优势，在医疗领域有着非常广泛的应用领域与技术支撑作用，试点工作的逐步展开，5G 技术在医疗领域内迅速发展并快速复制，有效地提高了医疗效率与服务能力。其中，具有代表性的应用场景有急诊救治、远程诊断、远程治疗、远程重症监护（ICU）、中医诊疗、医院管理、智能疾控、健康管理等 8 个重点方向。在远程医疗领域，5G 技术主要发挥其数据传输速度快的优势，助力实现包括远程医疗影像传输、病历信息同步、实时辅助诊断等功能，方便处于异地的医师团队对患者进行救治。同时，远程手术平台等应用的实现，有效地优化了医疗资源配置，大城市的知名专家可以通过这种方式对区域内的医联体单位及社区卫生服务机构进行指导，极大地提高了医疗资源的使用效率。在医院管理领域，5G 技术主要支撑医疗物联网应用的实现。物联网是通过各种信息传感器、射频识别技术、全球定位系统、红外感应器、激光扫描器等各种装置与技术，实时采集任何需要监控、连接、互动的物体或过程，实现对物品和过程的智能化感知、识别和管理。在医院管理中，主要应用于医疗设备管理、药品管理、医疗器材管理、医疗废弃物监管等。医疗物联网将相应物品进行智能连接，支持自动识别、定位、采集、跟踪、共享、管理等，从而实现对物资的智能化管理。

　　为增强多方协同与资源共享，积极推进医疗领域与区块链技术相结合。《中华人民共和国国民经济和社会发展第十四个五年规划和 2035 年远景目标纲要》关于发展区块链等数字经济重点产业、推动产业数字化转型等重要部署，2021 年 12 月 22 日，中央网信办、中央宣传部、国务院办公厅等 17 个部门和单位发布《关于国家区块链创新应用试点入选名单的公示》确定试点单位，其中"区块链 + 卫生健康"作为特色领域，共审批通过全国各地 12 个试点单位进行初步探索。区块链本质上是一种新的数据结构，由一个个区块连接成一个链条，在连接中应用智能合约、分布式账本、非对称加密等核心技术使得区块链具有去中心化、数据难以篡改、数据可追溯等突出优势，在当下各个领域都得到广泛应用。在医疗领域主要应用区块链技术对数据进行联接与共享，服务优化升级，同时在个人隐私数据保护方面也发挥了较大作用。在现有的试点单位中，主要以个人健康档案、个人电子病历、电子处方数据共享，互联网医疗数据共享，专科科研数据共享，药品全流程监管，商保理赔服务等几方面为主。区块链主要发挥其"去中心化"的优势，可将多个节点进行互联，增强数据共享；与此同时，其"防篡改、可追溯"的特点又使各个节点责任分明，保障在数据上传与使用过程中的安全问题；由于其全程透明可见的数据使用与传输过程，使得链上数据更加可信，由此可保证各种应用的落地使用。

　　除了对底层技术进行更新换代以外，新技术带来的全新呈现方式也影响着医疗数字化发展。混合现实技术（MR）是一种结合虚拟现实（VR）和增强现实（AR）的新技术，通过高效智能化图像分割算法进行 3D 重建渲染，进而将 3D 虚拟模型通过头戴式 3D 眼镜投射至现实世界场景中，实现现实世界、虚拟世界及用户间的实时交互。在数字医疗领域主要对将 CT、MRI 等传统影像技术进行技术迭代，更新其视觉呈现方式，目前广泛应用于术前规划、术中导航、教学培训等医疗活动中，较大程度上提高了影像呈现的精准程度，助力精准医疗。在传统外科手术中，医师依靠自身的医学知识、临床经验以及想象力，将 X 线、CT、MRI 等 2D 影像在大脑中将病灶信息恢复与重建，从而制定手术方案。这对于医师有一定的实践经验要求且会不可避免地产生偏差，而 MR 技术在医学领域的应用恰好可以解决这一难点。其利用 3D 重建渲染等技术，将患者的病变位置进行细致的还原，从而更加直观地展示病灶以及周围组织关系，由此提升术前规划的可靠性。同时，也可用于术中导航，对于难度较大、结构复杂的外科和骨科手术，此影像技术可在术中很大程度地减少因视觉盲区带来的手术损伤，从而提高手术的精准性。并且，更加直观的视觉呈现方式对于教学培训、病患沟通等都变得更加的直接明了。

综上，在当下全社会数字化发展的热潮中，如何合理地运用海量的数据、如何有效地发挥新技术的作用，成为各行各业实践探索的主要方向。医疗领域每时每刻都产生大量的数据，且这些数据与全民的健康水平紧密相关，运用好数字化手段将这些数据资源有效地利用起来、联系起来，对于全民健康水平以及全社会的未来发展都有着不可替代的作用。在国家从中央到各地的政策支持及落实过程中，医疗数字化得到了一定程度的发展，取得了一些初步成果，医疗数字化转型增强了数据的相互联系、提高了数据的利用效率、支撑了新技术的应用落地，从而全面地提高了医疗行业的服务质量与运行效率。

四、收获：政策支持下的医疗数字化转型突出成果

科技带动进步，数字化发展势不可挡。医疗数字化顺应大时代的发展，从自身实际出发，不断从各个方面加快数字化的融合与发展，几年间获得了一定的成果。

在数据利用方面，医疗数据具有数据量大、数据多样、数据增长快等突出特点，且医疗数据与大众的身体健康紧密相关，所以对医疗数据的利用迫在眉睫且意义重大。在医院内，数据的利用聚焦于线上互联网医院的建设以及整体服务的流程优化与服务升级工作。通过对医院各业务模块的数据串联、数据共享，有效地提升了诊疗效率，使得患者就医更加便捷的同时提升了医疗服务效率，提高了患者就医满意度的同时减轻了医务人员的工作压力。在医院外，数据的利用使得区域医疗及医联体单位之间实现数据互联，将有限的医疗资源进行最大化使用，提升了区域内的整体医疗水平，同时助力各区域的平衡发展，提高全民健康水平。与此同时，利用大数据技术、机器学习以及进一步发展的深度学习、人工智能等都是对数据的有效利用。通过对数据的收集、整合、清洗、分析、学习等步骤，使得医疗数据实现更多的现实价值，助力精准医疗等精细化的工作。

在新技术应用方面，底层技术的升级使更多新技术的实现与落地成为可能。

以 5G 和区块链技术为代表的底层框架技术迭代，从根本上支撑起了之前难以实现的应用，进一步推进各医疗场景的创新实践。比如医疗物联网、居民健康档案管理、药品流程监控等，提升了数据的存储空间及共享效率，助力医院高质量发展。与此同时，以 MR 为代表的新型视觉呈现方式，用全新的技术呈现出前所未有的视觉效果，给医学带来了更多便利的同时也迎来了新的可能和机遇，在新的数字化时代引领医学走出自己的创新道路。

综上，在新的时代背景下，医疗数字化转型势如破竹，正在数字融合、数字共享、数字创新的道路上阔步前行。医疗数字化转型不光是数字技术在应用领域的突破，医疗行业作为社会民生的重要方面，如何发展全民健康，践行"健康中国"的总目标，才是数字化转型的最终目的。现阶段数字化转型工作正处于势头最强、收获欣喜的阶段，在之后的发展过程中，需紧跟各行业发展脚步，借鉴经验，结合医疗行业自身需求，大胆创新，稳中求进，在数字化的浪潮中绽放光彩。同时，为未来的智慧化发展埋下种子，使得整个行业生机勃勃，持续发展。

通过数字化转型的阶段，我们的社会、我们的城市将会向智慧化进一步推进，期待在下个阶段，数字信息将高度互融，形成各行业相互交叉的数字化生态，由此更加便捷人们的生活。社会整体的运行将更加高效，生活质量将再度提升，智慧城市，智慧生活将给我们带来更加全新的体验。医疗行业所提出的"未来医院"及"智慧医院"的相关建设计划中，以更加智慧的平台、更加智能的设备以及更加集约的系统，满足新阶段人们对健康新的要求与追求，提升全社会民众的健康质量；同时，也促进医疗与各行业相融合，形成有机的循环生态，打造出与未来智慧城市相融合的医疗生态，实现社会与科技的可持续发展。

第四节　信息化助力公立医院高质量发展

一、推进电子病历、智慧服务、智慧管理"三位一体"的智慧医院建设

随着我国新一代 HIS 及 5G、互联网、大数据、人工智能、智能化设备等数字化技术全面推进医院数字化转型智慧医院发展，医院信息化建设应立足医院"十四五"规划，持续推进电子病历、智慧服务、智慧管理"三位一体"的智慧医院建设，同时智慧医院信息化建设需要贯彻落实《国务院办公厅关于推动公立

医院高质量发展的意见》（国办发〔2021〕18号），国家卫生健康委和国家中医药管理局2021年10月联合印发了《公立医院高质量发展促进行动（2021—2025年）》（以下简称《行动》），明确了"十四五"时期公立医院高质量发展的8项具体行动，其中第三项行动的重点任务中明确强调在"十四五"时期，公立医院高质量发展促进行动主要包括四个重点建设行动和四个能力提升行动。其中四个重点建设行动是：①建设高水平公立医院网络。通过建设国家医学中心、国家区域医疗中心、省级区域医疗中心，实施"千县工程"县医院能力建设项目，县级中医医院提标扩能项目。开展中医特色重点医院、中西医协同"旗舰"医院、国家中医疫病防治和紧急医学救援基地等项目建设。②建设临床重点专科群。③建设高质量人才队伍。④建设"三位一体"的智慧医院。通过完善智慧医院分级评估顶层设计，鼓励有条件的公立医院加快应用智慧服务软硬件，推进医院信息化建设标准化、规范化水平，落实国家和行业信息化标准。建成一批发挥示范引领作用的智慧医院，线上线下一体化医疗服务模式形成，医疗服务区域均衡性进一步增强。到2022年，全国二级和三级公立医院电子病历应用水平平均级别分别达到3级和4级，智慧服务平均级别力争达到2级和3级，智慧管理平均级别力争达到1级和2级，能够支撑线上线下一体化的医疗服务新模式。到2025年，建成一批发挥示范引领作用的智慧医院，线上线下一体化医疗服务模式形成，医疗服务区域均衡性进一步增强。四个能力提升行动是：①实施医疗质量提升行动。完善医疗质量管理与控制体系，加强各级质控中心建设与管理，进一步完善医疗质量控制指标体系，十八项医疗质量安全核心制度不断巩固。②实施患者体验提升行动。推动公立医院向"以健康为中心"的转变，形成公立医院医防融合服务新模式。持续改善医疗服务行动，建立健全医疗服务领域十项制度，深入实施"方便看中医，放心用中药"行动。建立重大疾病的救治与管理制度，构建快速、高效、广覆盖的急危重症医疗救治体系。以医联体为载体、以信息化为支撑，不断增强医疗服务连续性，将患者安全管理融入医院管理各个环节，实现持续改进。完善医疗纠纷预防和处理机制。③实施医院管理提升行动。提升医院内部管理规范化水平，坚持和加强党对公立医院的全面领导，健全现代医院管理制度，凝练支撑高质量发展的医院先进文化。④实施临床科研提升行动。建立临床需求导向的科研机制，有效解决医学科学领域的"卡脖子"问题。坚持临床研究和临床诊疗协同，科研成果服务临床和疾病防控一线。依托国家医学中心和国家区域医疗中心建设一批高水平的临床研究基地和科研成果转化基地。支持公立医院牵头或参与联合建立研发机构、科研成果转移转化中心。

　　结合《公立医院高质量发展促进行动（2021—2025年）》明确提出的"十四五"

时期公立医院高质量发展的8项具体行动(4项重点建设行动和4项能力提升行动），医院需要运用新一代高质量 HIS 并利用5G、AI、互联网、大数据、人工智能、智能化设备等数字化技术全面推进医院数字化转型智慧医院发展，加快落实实现医院电子病历、智慧服务、智慧管理"三位一体"的新一代智慧医院信息系统，以整体视角和大局观不断优化医院管理就医服务流程，全面提升市民就医体验。

医院将信息化作为医院基本建设的优先领域，要将信息化高质量作为医院高质量发展的长效机制，持续建设电子病历、智慧服务、智慧管理"三位一体"的智慧医院信息系统，完善智慧医院分级评估顶层设计。加快应用智能可穿戴设备、人工智能辅助诊断和治疗系统等智慧服务软硬件，提高医疗服务的智慧化、个性化水平，推进医院信息化建设标准化、规范化水平，落实国家和行业信息化标准。医院信息化高质量建设的目标是：2023 年，医院电子病历应用水平达到 5 级，智慧服务达到 2 级，智慧管理达到 2 级。2024 年，能够运用新型互联网创新服务支撑医院线上线下一体化的医疗服务新模式，智慧服务达到 3 级。2025 年，将医院建成发挥示范引领作用的智慧医院，形成强有力的线上线下一体化医疗服务模式，医院医疗服务区域均衡性实现进一步增强，智慧服务达到 4 级，医院信息化高质量能力不断提升。

因此，智慧医院信息化建设应不断朝着"高质量""智慧化""协同化""统一管控：医院人员管理、组织管理、医疗业务管理、财务单元管控、医院绩效考核"等一体化方向不断发展，医院的软件需要强调一体化、标准化、高质量应用，并严格遵循《医院电子病历系统功能应用水平分级评价标准 2020 版》《医院信息互联互通标准化成熟度测评》《三级公立医院绩效考核》等国家政策标准。

建设电子病历、智慧服务、智慧管理"三位一体"的智慧医院需要医院加快构建全新一代高质量 HIS 和应用，医院应把电子病历作为 HIS 的一部分、内置标准化的临床数据中心（CDR）、科研数据中心、运用管理等数据中心，从功能、界面、应用、业务流程等方面融合实现临床和管理一体化应用，同时系统要达到电子病历评测、互联互通评、智慧服务评测等国家标准评测要求，这代表着医院信息化高质量发展的趋势。一体化的智慧医院管理系统可以满足医院三位一体及信息标准化建设。

二、加强医院信息标准化建设

为促进和规范医院信息化建设，2018 年 4 月 13 日，国家卫生健康委员会规划与信息司发布《全国医院信息化建设标准与规范（试行）》，在《医院信息平

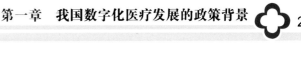

台应用功能指引》和《医院信息化建设应用技术指引》基础上，制定了该标准规范明确了医院信息化建设的建设内容和建设要求并针对目前医院信息化建设现状，对未来 5～10 年全国医院信息化应用发展提出建设要求。《标准与规范》针对二级医院、三级乙等医院和三级甲等医院的临床业务、医院管理等工作需要，从软硬件建设、安全保障、新兴技术应用等方面，明确医院信息化建设主要内容，并提出要求。《标准与规范》分为业务应用、信息平台、基础设施、安全防护、新兴技术等 5 章 22 类 262 项具体内容。其中，业务应用包括便民服务、医疗服务、医疗管理、医疗协同、运营管理、后勤管理、科研管理、教学管理、人力资源管理 9 类；信息平台包括信息平台基础、平台服务集成 2 类；基础设施包括机房基础、硬件设备、基础软件 3 类；安全防护包括数据中心安全、终端安全、网络安全、容灾备份 4 类；新兴技术包括大数据技术、云计算技术、人工智能技术、物联网技术 4 类。《标准与规范》明确医院在医院信息化建设过程中，要依据该《标准与规范》，同时要符合电子病历基本数据集、电子病历共享文档规范以及基于电子病历的医院信息平台技术规范等卫生行业信息标准，还要满足《医院信息平台应用功能指引》《医院信息化建设应用技术指引》和相关医院数据上报管理规范的要求。

为深入贯彻《国务院办公厅关于推动公立医院高质量发展的意见》，认真落实《公立医院高质量发展促进行动（2021—2025 年）》，切实执行医院关于全方位推进医院高质量发展的指示，积极探索建设"三位一体"智慧医院，充分发挥信息技术在医院高质量发展中的重要作用，结合医院第十四个五年规划和 2035 年远景目标，推进医院数字化转型等相关工作，开展以电子病历为核心的医疗信息化建设，对标电子病历评级、互联互通测评等国家标准。医院信息标准化、规范化是医院临床科室对高质量 HIS 信息化的需求，临床科室需要通过门急诊医师、住院医师站、移动医师站、会诊管理和急诊系统、住院电子病历，以及病历质控、临床路径、不良事件上报等系统实现与各个业务科室的一体化协同应用，医院临信息系统与系统之间紧密连接、交互万千，HIS 系统是医院运行的地基，而高质量 HIS 运行的核心是医院信息数据标准化，流程标化、固化、闭环化，因此加强医院信息化标准化建设，是医院信息化未来"十四五"期间实现高质量智慧医院发展的重中之重。近年来随着医院的业务和应用模块的不断扩展，HIS 系统业务量也在逐年攀升，10 年时间业务诊疗数据增长了约 36 倍，2022 年业务诊疗数据平均每日增约 15GB（不含影像数据）。加强医院信息化标准建设需要重点体现在四个方面：①加强患者 EMR 数据标准化、加强医嘱、诊断数据标准；加强医院科室人员数据、加强影像数据标准化的应用和数据共享互联。②加强包括患者历史数据字典在内的基础数据字典高质量标化梳理和建设。③梳理医院现有信息化基础数据，逐步建设新的高质量基础数据标准。④医院现有业务流程表达不全面及管理颗粒度不够细、质控体系难以从信息系统中获得支撑，业务流程标准化重构建设也需求不断加强。

　　加强医院信息化建设实现数据治理和流程治理，具体开展治理的步骤和方法如下：①围绕医院生产要素梳理数据，建立数据治理集标准。重点包括组织人员、土地与房屋、设备、物资及材料、药品、会计科目、成本项目、预算科目、项目字典（财政项目、科研项目、教学项目、基建项目）等领域。②在主数据管理系统（MDM）中统一管理生产资料。在 MDM 中建立组织人员、土地与房屋、设备、物资及材料、药品、会计科目、成本项目、预算科目等生产资料。③实施医院业务流程调查，规划制定流程方案，流程优化与流程评价。调查医院流程，全场景规划定义流程、定义流程作业，优化改造流程。④进行作业消耗资源定额的梳理、配置。⑤梳理系统中用户、权限、重要配置项、流程管控规则及管控审批环节。组织架构与人财物治理可以通过对行政组织、核算组织、业务单元组织三个方面进行。业务单元是医院每一个行政组织在业务系统中对应存在的命名实体集。组织架构治理包含了组织层级、工作组、主管和成员，以及存储药品耗材的房屋、设备等，具体包括：①职位—岗位—职务治理。梳理医院各类组织的职位信息、岗位信息和科室具体职务信息，形成完整职位—岗位—职务体系。通过对组织中的人员的管理职位，管理职务，管理职务职级，业务职位，专业技术职务，专业技术职级进行治理，协助医院形成医院岗位职责标准规范，以及岗位的任职资格、素质要求、岗位职责、权限等内容，并生成岗位关系图。②人员技能治理。除常规的人力资源管理系统提供的档案管理外，重点对一人跨组织、多岗位情况进行治理，梳理对应的职务—职位—岗位信息，梳理人员技能情况，通过岗位技能要求、分析人员岗位胜任能力情况。③人员职称治理。通过对人员职称进行梳理，完善职称评聘信息对其他业务系统的支撑。按照医院评聘分开或者评聘一体化管理的原则，为业务系统提供更准确的职称信息。医院的业务流程治理，需要医院建立组织职位、职责、岗位与职位，在医院流程数字化 IT 表达中建立流程作业与组织岗位间的关联关系，实现医院职位、职责、岗位与权力、职级之间的流程治理，由医院流程管理专家团队对业务流程进行全面分析和流程标准化定义，通过信息化建设实现一套包含流程、流程节点、指标、作业、生产要素的流程作业管理库。

三、大力发展远程医疗和互联网诊疗

随着新兴互联网技术和商业模式的飞速发展，行业正在驱动互联网医院以前所未有的热度，快速渗透到医疗的各个细分领域，如挂号、诊断、治疗、购药、健康管理等，越来越多的医务工作者选择在第三方互联网医院上多点执业，国家"十四五"规划和2035年远景目标已发布。未来5年中国的医疗卫生事业如何发展、布局，都在"十四五"规划中写明。而提高应对突发公共卫生事件能力，加快优质医疗资源扩容和区域均衡布局成为医院"十四五"医疗卫生事业的重中之重。"十四五"规划则提出：坚持基本医疗卫生事业公益属性，深化医药卫生体制改革，加快优质医疗资源扩容和区域均衡布局，加快建设分级诊疗体系，加强公立医院建设和管理考核。公共卫生体系建设成为国家层面"十四五"规划重点。深入实施健康中国行动，完善国民健康促进政策，织牢国家公共卫生防护网，为人民提供全方位全周期健康服务。改革疾病预防控制体系，强化监测预警、风险评估、流行病学调查、检验检测、应急处置等职能。建立稳定的公共卫生事业投入机制，加强人才队伍建设，改善疾控基础条件，完善公共卫生服务项目，强化基层公共卫生体系。落实医疗机构公共卫生责任，创新医防协同机制。完善突发公共卫生事件监测预警处置机制，健全医疗救治、科技支撑、物资保障体系，提高应对突发公共卫生事件能力。

"十四五"规划中提及优质医疗资源扩容、区域医学中心和医疗中心建设成为医院"十四五"发展目标。

北京市方面：鼓励线上教育、在线医疗、远程办公、云上会展等新业态发展。深化公立医院综合改革，坚持基本医疗卫生事业公益属性，推进以治病为中心向以健康为中心转变。促进优质医疗卫生资源均衡布局，实现每区都有三级医院及标准化建设的妇幼保健院。近年来国务院先后发布了互联网＋医疗健康的相关政策，2018年4月国务院办公厅印发《关于促进"互联网＋医疗健康"发展的意见》允许依托医疗机构发展互联网医院。2019年9月国家医疗保障局关于完善"互联网＋"医疗服务价格和医保支付政策的指导意见，逐步完善线上诊疗定价制度。2020年2月，国家卫生健康委发布的《关于加强信息化支撑新型冠状病毒感染的肺炎疫情防控工作的通知》中提到："充分发挥互联网医院、互联网诊疗的独特优势，鼓励在线开展部分常见病、慢性病复诊及药品配送服务，降低其他患者线下就诊交叉感染风险。"通过互联网医院为患者提供高效便捷的线上服务。2020年3月，国家医保局、国家卫生健康委员会关于推进新冠疫情防控期间开展"互联网＋"

医保服务的指导意见,允许线上购药,支持医保结算。2021年1月,国家卫生健康委员会指出互联网医院建设要加快推进线上线下一体化的医疗服务新模式,不断增强人民群众就医获得感。2021年3月,《中华人民共和国国民经济和社会发展第十四个五年规划和2035年远景目标纲要》(简称"十四五"规划)发布,规划中提出要全面推进健康中国建设。医院发展远程医疗和互联网诊疗的目标是:结合国家政策要求、医院"十四五"规划及2035远景目标,通过信息化构建连接医院与医院、医院与患者的互联网诊疗服务平台,打造开放的"医疗服务连接器",建设互联网智慧医院患者全流程服务,同时,将门诊与住院服务中的流程延伸到移动互联网世界,帮助医院高品质、高起点地主动拥抱移动互联网,推动医院服务转型,实现创新医疗服务线下与线上相结合的互联网服务模式;同时,借助优秀的移动互联网和成熟的移动音视频技术,在"全流程"服务基础上建设互联网医院网络门诊,实现患者不离家看病,最大限度地提高医疗服务的便利性,提升医院互联网化水平、提高医院服务品牌与效益。互联网医院信息化面向患者主要实现远程图文咨询、远程视频门诊、预约挂号、查阅报告、药品配送、智能导诊等服务。患者足不出户即可远程复诊,不出家门药品配送到户。让医院服务半径更大,通过该产品精减就医流程,只有必要服务才到医院,节省患者时间,优化医院服务流程。具体应包括:预约网络门诊,患者线上预约医师视频看诊,就医全流程都在网络上进行,实现患者足不出户看诊,有效缓解医院人满为患的局面,提高医师工作效率,增加收入;线上缴费,实现线上缴纳各项门诊费用,包含处方、检查、检验等各项费用,解决缴费排队的烦恼,方便患者,缓解医师工作压力。图文咨询:患者可在小程序上面和医师进行远程图文咨询,无须固定时间,无须来源咨询,针对复诊患者、预诊患者提供便利;健康档案,可实现在线查看检查检验报告、处方、诊断结果,无须到医院取报告,免除排队烦恼;寻找医师,患者通过找医师功能可快速找到自己需要的医师,也可关注医师方便再次查看,可查看医师的简介信息、擅长疾病、排班信息、所提供服务等信息;新建/查询就诊人,有效的就诊人可进行挂号、预约、查看健康档案、找医师、药品配送等操作。医师通过互联网医院移动端应用可以处理线上问诊业务(图文问诊和视频问诊),可以管理自己权限范围内的业务,比如会诊管理、抗生素管理、出诊信息管理,同时还可以进行移动查房,随时随地查看院患者的就诊资料,住院情况;图文问诊,医师自由排班使用闲暇时间与患者通过图片、文字沟通,医师在24小时内给出诊疗建议结束服务;视频问诊,由医院统一或医师自由排班,医师在预约时间可向患者发起视频邀请,与患者远程视频问诊,视频后医师给出具体诊疗建议结束服务;会诊管理,医师可以查看申请到本科室的会审申请;抗生素管理,查看申请到本科室的抗生素信息；出诊信息，医师线下挂号的出诊情况。通过互联网医院PC端应用医师可以在线开具医嘱，患者接受在线处方，选择自提或者配送，进行在线医嘱、药品的支付，同时可以对医师、医院进行评价，提高医院的服务水平。

整个医院的网络将作为医院开展医院远程医疗和互联网医院日常业务重要支撑，所以互联网医院的开展对网络的可靠性、稳定性要求非常高。业务网络按照40GE交换平台、万兆骨干网络、千兆到桌面设计，核心交换机双机冗余、负载分担。网内拓扑设计采用三级架构，分为核心层、汇聚层和接入层。核心设备位于机房网络的中心，负责全网的路由交换，推荐千兆到桌面。

四、推动智能医疗设备和智能辅助诊疗系统的研发与应用

国家"十四五"规划中高端医疗设备被提及。规划提出，推进国家组织药品和耗材集中采购使用改革，提出发展高端医疗设备。医院将联合优秀厂商和企业积极推动智能医疗设备和智能辅助诊疗系统，如推进手术机器人等智能医疗设备和智能辅助诊疗系统的研发与应用。结合人工智能发展的现状及医院面临的实际情况，利用人工智能创新应用建立服务内容：①服务患者，提升患者就医体验及满意度：包括精准预约、智能问答、用药指导、肿瘤早筛智能风险评估、精准复诊、临床试验精准入组、肿瘤报告结构化等应用。②服务医师，提升辅助诊断能力和工作效率：智能医疗语音录入系统、人工智能医学专科助手、模拟诊疗、肺癌肿瘤影像智能诊断平台等应用。③服务医院，提升医院整体管理效率：包括患者画像、知识图谱、医疗大数据分析交互系统及视频图像智能化建设项目。

五、探索公立医院处方信息与药品零售消费信息互联互通

国务院办公厅印发的《关于推动公立医院高质量发展的意见》重磅文件明确，力争通过5年努力，将公立医院发展方式从规模扩张转向提质增效，运行模式从粗放管理转向精细化管理，资源配置从注重物质要素转向更加注重人才技术要素，为更好提供优质高效医疗卫生服务、防范化解重大新冠疫情和突发公共卫生风险、建设健康中国提供有力支撑。国家卫生健康委员会表示，经过改革开放40年来医疗服务体系建设、20年来医院能力建设、10年来深化医药卫生体制改革的实践探索，公立医院已经到了从"量的积累"转向"质的提升"的关键期，必须把发展的着力点放到提升质量和效率上。建设省级区域医疗中心，公立医院是我国医疗服务体系的主体，如何在体系创新上打开局面？"以点带面"或成为总体思路。

意见指出，要建设国家医学中心和区域医疗中心，形成临床重点专科群，集中力量开展疑难危重症诊断治疗技术攻关，开展前沿医学科技创新研究和成果转化，实施高层次医学人才培养，带动全国医疗水平提升。此外，建设省级区域医疗中心，以省域死亡率高、外转率高的疾病为重点，补齐短板，提升省域诊疗能力，减少跨省就医。同时，发展紧密型城市医疗集团和县域医共体，按照网格化布局，探索一体化管理，为居民提供预防、治疗、康复、健康促进等连续性服务，推动从以治病为中心转向以健康为中心，促进优质资源下沉、工作重心下移，推动分级诊疗。探索医院处方与药店互通，未来，公立医院将以满足重大疾病临床需求为导向建设临床专科，重点发展重症、肿瘤、心脑血管、呼吸、消化、感染、儿科、麻醉、影像、病理、检验等临床专科，以专科发展带动诊疗能力和水平提升。在推进医学技术创新方面，面向生命科学、生物医药科技前沿，加强基础和临床研究，开展关键核心技术攻关，推动科技成果转化。意见指出，将强化科研攻关对重大新冠疫情和突发公共卫生事件应对的支撑作用。推动科技成果转化，所获收益主要用于对作出重要贡献的人员给予奖励。医疗服务模式也将加速创新。推广多学科诊疗、日间手术、责任制整体护理等服务模式。开设合理用药咨询或药物治疗管理门诊，开展精准用药服务。大力推进院前医疗急救网络建设，创新急诊急救服务模式，有效提升院前医疗急救服务能力。此外，还将推动新一代信息技术与医疗服务深度融合。推进电子病历、智慧服务、智慧管理"三位一体"的智慧医院建设和医院信息标准化建设。大力发展远程医疗和互联网诊疗。建立药品追溯制度，探索公立医院处方信息与药品零售消费信息互联互通。在激活公立医院高质量发展新动力方面，意见也进行了明确。国家将落实公立医院用人自主权，落实岗位管理制度，实行竞聘上岗、合同管理，激励人才脱颖而出。增加护士配备，逐步使公立医院医护比总体达到 1：2 左右。公立医院将改革薪酬分配制度。落实"允许医疗卫生机构突破现行事业单位工资调控水平，允许医疗服务收入扣除成本并按规定提取各项基金后主要用于人员奖励"要求，合理确定、动态调整公立医院薪酬水平，合理确定人员支出占公立医院业务支出的比例。以岗定责、以岗定薪、责薪相适、考核兑现。意见明确，将改革完善人才评价机制，增加临床工作数量和质量指标，探索实行成果代表作制度，淡化论文数量要求。稳慎下放职称评审权限，探索在岗位设置合理、人事管理完善、具有自主评审意愿的三级公立医院试点自主开展高级职称评审。同时，稳妥有序试点探索医疗服务价格优化。支持公立医院优化收入结构，提高医疗服务收入（不含药品、耗材、检查、化验收入）占医疗收入的比例。意见明确，将深化医保支付方式改革。推行以按病种付费为主的多元复合式医保支付方式，开展按疾病诊断相关分组付费国家试点，开展区域点数法总额预算和按病种分值付费试点，探索按床日付费、门诊按人头付费。探索对紧密型医疗联合体实行总额付费。科学制定医保总额预算，合理确定、动态调整按病种、按床日、按人头等的付费标准。因此，探索公立医院处方信息与药品零售消费信息互联互通，是医院延伸远程医疗和互联网医院实现便民服务的核心。

第二章　国内外医疗信息化发展历程

第一节　国外医疗信息化发展概况

放眼全球，医疗信息化是各国争相发力、不断探究的重要领域，其中美国、欧盟及亚太地区也有诸多先进的探索与建设经验值得我们去学习。

本节通过对国外医疗信息化的发展历程进行回顾，结合我国的具体情况，取其精华，弃其糟粕，为我国医疗信息化的长足发展添砖加瓦。

一、国外医疗信息化发展历程

20世纪70年代，国外开始出现了在医疗领域的人工智能探索尝试。1972年，英国利兹大学研发的AAPHelp能根据患者的症状计算出产生剧烈腹痛可能的原因。1974年，资深医师诊断的准确率已经不如该系统。尽管AAPHelp运行耗时久，但在20世纪70年代计算机硬件条件下，AAPHelp的产生仍具有突破性意义，为后续的医疗信息化发展提供了极大的参考价值。在随后的几年内，涌现了大量的医疗信息化人才，不少新的人工智能医疗产品成果再次出现在人们的视野中，推动了医疗信息化的发展进程。1974年，美国匹兹堡大学研发出INTERNISTI，它主要用于辅助诊断内科复杂疾病。1976年，美国斯坦福大学研发出MYCIN系统，它能诊断出感染病患者并提供抗生素处方。MYCIN系统的内部共有500条规则，只要按照MYCIN系统的提问依次进行回答，就能自动判断出患者所感染细菌的类别和开出相应处方。此外，在20世纪70年代，还有斯坦福大学开发的ONCOCIN，MIT开发的PIP、ABEL，美国罗格斯大学开发的CASNET/Glaucoma等。

20世纪80年代，一些商业化应用系统开始出现，比如QMR（quick medical

reference）和 Dxplain，主要是依据临床表现提供诊断方案。20 世纪 90 年代，计算机辅助诊断（computer aided diagnosis，CAD）系统问世，它是比较成熟的医学图像计算机辅助应用，包括乳腺 X 射线 CAD 系统。

进入 21 世纪，IBM watson 是人工智能医疗领域最知名的系统，并且已经取得了非凡的成绩。例如在肿瘤治疗方面，Watson 能够在几秒内对数十年癌症治疗历史中的 150 万份患者记录进行筛选，并提出循证治疗方案供医师选择。目前国外癌症治疗领域排名前三的医院都在使用 IBM 的 Watson，并且中国也正式引进了 Watson。2016 年 2 月，谷歌 DeepMind 宣布成立 DeepMind Health 部门，并与英国国家健康体系（NHS）合作，辅助他们进行决策。DeepMind 还参与 NHS 的一项利用深度学习开展头颈癌患者放疗疗法设计的研究。同时，DeepMind 与 Moorfields 眼科医院开展将人工智能技术应用于及早发现和治疗威胁视力的眼部疾病的合作，也在这方面收获了大量的治疗数据和经验。

近年来，以美国、新加坡、日本为代表的国外医疗信息化水平发展迅猛。

北美在智慧医院技术应用方面处于全球领先地位。超过 30% 的美国医院已通过 HIMSS EMRAM 六级及以上的评审，表明它们已能够熟练使用电子健康记录（EHR）系统；而在大多数其他国家，只有不到 5% 的医院通过此评审。与此同时，北美的网络信息化基础设施部署较为系统，并注重互通与网络安全措施。

在智慧医院科技投资方面，亚太地区也正迅速追赶。新加坡投入了大量资金用于数字化整合医疗生态系统，同时新加坡卫生部还推出了一系列数字化目标平台和应用程序，以扩大医疗服务范围、提升质量和价值。日本最近宣布将在未来五年内建立 10 所围绕人工智能设计的新医院，旨在解决医师资源短缺问题。

二、国外医疗信息化发展的总体情况

西方医疗技术先进的国家始终坚持以卫生信息作为改进全面医疗卫生服务的重要手段，努力推动从基于电子病历的医院信息系统向区域卫生信息系统发展。从 20 世纪 50 年代中期开始，经过近 60 年的发展，西方发达国家卫生信息化整体水平明显提高，荷兰、丹麦和芬兰等国日常使用电子病历的比例达 95% 以上。

从 20 世纪 90 年代开始，许多国家积极推动基于电子健康档案、以医疗信息交换为具体任务的区域医疗卫生信息化，如"欧洲电子健康行动计划"和美国的国家卫生信息网络等。2010 年，美国政府计划在 5 年内投入 380 亿美元，建立标准化和电子化的全民健康系统。英国政府计划在 10 年内投入 60 亿英镑，建设全国 5 个区域，联结 300 多家医院、3 万家全科医师诊所的医疗信息化工程。加拿大政府计划 2020 年将电子健康档案覆盖全部人口。

同时发达国家已搭建较为成熟的健康医疗大数据服务平台，并在有效管理和技术升级上展开激烈竞争。

健康医疗大数据是在与人类健康相关的活动中产生的与生命健康和医疗有关的数据，根据健康活动的来源，医疗健康大数据可以分为临床大数据、健康大数据、生物大数据、运营大数据，在临床科研、公共卫生、行业治理、管理决策、惠民服务和产业发展等方面影响着整个医疗行业的变革。

其中临床人数据的主要目标是关注个人身体健康状况，临床数据主要包含电子健康档案、生物医学影像和信号、自发性报告系统等数据。健康大数据包括对个人健康产生影响的生活方式、环境和行为等方面的数据。生物大数据指生物医学实验室、临床领域和公共卫生领域的基因组、转录组学、实验胚胎学、代谢组学等研究数据，有助于理解遗传标记与疾病之间的因果关系，将传统的"一刀切"治疗方法转变为基于基因数据的定制治疗，已成为一种新兴的疾病预防和治疗手段。运营大数据指各类医疗机构、社保中心、商业医疗保险机构、药企、药店等运营产生的数据，包括不同病种治疗成本与报销数据，成本核算数据，医药、耗材、器械采购与管理数据，药品研发数据、产品流通数据等。

近年来，人工智能技术迅速普及，这为医疗卫生行业发展提供了新的信息技术方向。同时经过多年电子病历、区域卫生信息系统、健康医疗大数据等基础信息建设积累，医疗卫生行业为人工智能技术应用提供了坚实的基础。

但是全球的人工智能医疗相对于制造业、通信传媒、零售、教育等人工智能应用领域来说，还处于早期阶段，商业化程度相对偏低，行业渗透率较低。从具体应用层面来看，医疗信息化应用早，智能诊疗、医疗健康管理落地广，药物研发市场规模大，医学影像增速快。医疗信息化作为应用较早的领域，近两年在数字医疗和互联网医疗的基础上得到了大力发展，人工智能在医院大数据处理系统建设方面起到重要作用。

美国在智能化电子病历管理、智能化药品服务管理、智能手术室管理等方面重点发力。美国顶级医院通常选择与头部医疗技术供应商展开合作，打通数据壁垒，构建标准化数据集，确保机器学习拥有高质量的数据基础。

欧洲国家医疗信息化基础完善，医疗保障体系较为健全，数据在完整性和延续性等方面具有优势，人工智能在医疗成本控制、系统化药械管理、智能化电子病历管理、远程医疗等方面应用较为广泛。

此外，智能诊疗和医疗健康管理也是人工智能医疗产品落地较为广泛的领域。

日本将医疗健康管理和护理作为结合人工智能的突破口，旨在缓解本国严重的老龄化问题带来的压力。

在全球人工智能医疗市场上，美国靠早期的政策拉动医疗信息化和人工智能辅助医院管理，积累了大量数据，具备先发优势，属于领先梯队。目前已在药物研发、医疗机器人、医学影像、辅助诊断等方面全方位布局。随着以深度学习为代表的人工智能技术带来技术和产品重大突破不断涌现，美国出现了人工智能技术与医疗健康领域深度结合的迹象。这种深度结合主要靠医疗与科技界的巨头公司推动。如 IBM 推出 Watson，通过合作扩展医疗使用场景、输出生态能力。谷歌则通过旗下的多家生物科技和医疗公司，尝试形成规模效应。总体来看，科技巨头主导着美国人工智能在医疗领域的前沿应用发展。

其他国家则各有侧重，各有所长。加拿大和英国在医药研发上具备原有积累与技术优势，深度结合人工智能后依然表现亮眼。欧洲的医疗信息化和医院管理水平较高，健康管理、医院管理、智能问诊等领域落地较为成熟，如 Babylon Health 通过人工智能，为用户提供远程医疗问诊服务，全球用户达到 430 万人，每天可提供 4000 个临床咨询，已完成 120 多万次数字咨询。

亚洲医疗保健缺口较大，即使是在发达经济体韩国和日本，每 10 000 人拥有的医师也低于 25 人，医师比例低于其他发达国家。因此，亚洲的人工智能与医疗的结合需求重点在于辅助诊断、患者虚拟助手、医学影像分析等方面，医药开发相对落后。

第二节　美国医疗信息化发展现状

一、美国医疗信息化发展情况

美国医疗健康信息化的发展速度比起信息化本身的发展要慢得多。1946 年，美国制造的第一台电子数字计算机问世。20 世纪 40 年代，随着冯·诺依曼发明的存储计算机程序开启了计算机编程，计算机、网络、数据存储以及配套的软件和硬件工程学科也取得迅猛的进展。但在医疗保健方面，医师们长期以来还是习惯于依赖物理和化学科学从患者身上收集有关指标的异常信息，比如听诊器、体温计、水银血压计、显微镜、血液和尿液的临床实验室分析、心电图、脑电图、超声成像、X 射线、核医学、磁共振成像等检查。

美国医疗健康信息化的发展主要受益于健康保险的发展要求。在 20 世纪 50

年代，大约有一半的美国人口被某种自愿性的健康保险所覆盖，国家用于医疗保健的支出约占国内生产总值的3%。到20世纪80年代末，大多数人都选择了某种类型的健康保险，医疗保健支出已达到10%以上。在管理卫生保健过程的需求不断增加的刺激下，一个新的知识和专业知识领域逐渐形成，也就是我们常提到的医疗信息学。

最初，医学信息学的发展是随着医护人员学会利用计算机来帮助满足患者护理的巨大而复杂的信息需求而逐渐发展的。由一些先驱者领导，没有获得专业组织和大学支持，主要由联邦拨款和合同资助。美国医疗健康信息化从20世纪50年代至今，经历了一个缓慢的发展历程：

20世纪50年代应用计算机开始处理文本和一些图像和信号，早期主要是牙科方面的研究应用；

20世纪60年代计算机开始为患者护理提供一些直接的应用，EHR萌芽；

20世纪70年代医学信息学开始成熟，临床信息系统和临床决策支持的应用增多；

20世纪80年代，个人电脑迅速进入医师的办公室；

20世纪90年代，可实现通过互联网进行全球通信的联网工作；

21世纪初，EHR系统在医院和医疗机构的普及；

21世纪20年代，云数据服务、转化信息学和远程医疗不断扩大。

早期，只有少数生物医学先驱投资人真正能够接触到计算机。1969年，麻省总医院的多程序系统被报道，并成为美国医学计算应用中最常用的编程语言。微型计算机被引入并用于许多医疗应用，主要是直接从自动和半自动仪器上收集数据，进行一些有限的数据处理。20世纪80年代，随着个人电脑迅速普及，微处理器被应用于各种医疗领域，同时计算机网络不断扩展。原来支持某一方面的临床支持系统发展成为更大的医疗信息系统（MIS）的一个子系统。直到90年代，临床支持服务中的计算机应用才逐渐开始运作，医疗机构中EMR的使用取得了一些明显的进展。

1968年，国家卫生服务研究与发展中心的一项调查报告称，在美国1200家拥有200张以上床位的医院，约有一半将计算机用于某些业务功能，但其中只有约15%的医院有一些业务性的医疗或医学研究计算应用。20世纪70年代末，国家卫生服务研究和发展中心进行了第二次调查，在100～300张床位的中型医院中，只有不到1/4的医院拥有临床实验室应用程序，只有极少数医院拥有双向数据传输和实验室测试结果报告的应用程序。

医疗卫生领域中最令人满意的计算机用户起初是商业和行政人员。人们认为开发一个全面的、有效运作的供医院使用的信息系统（HIS）几乎是不可能的：开发和维护成本极高、粗糙孤立的系统、初级的用户界面、有限的应用，使医疗机构几乎没有提升，还让许多医疗从业者感到恐惧。然而，也许正是因为这个阶段的挫折让人们认识到这一领域的潜在重要性，医学信息学逐步进入了一个相对快速的发展期。

1980 年，供应商提供了一些护理、药房、实验室和放射学功能。到 1987 年，美国约有 20% 的医院在其医院信息系统和相关医师的办公室之间建立了计算机联系。一些医院已经有了工作站终端，可以交换、复制和修改数据；一些医院允许从医院信息系统直接访问实验室和放射科报告。医院信息系统与医师办公室的联系被鼓励，因为这样可以方便地将测试结果传送给医师。

20 世纪 80 年代，IBM 公司推出了个人电脑迅速走入终端市场，局域网的发展将位于医院和诊所不同部门的不同供应商的大型机、小型机和微型机连接起来，医疗信息系统进入了重要发展阶段，面向临床实验室、放射科和药房开发的专门的子系统逐渐投入使用。然而，即使这时大多数医师已经有了个人电脑，医院和诊所中直接用于患者的信息化应用情况依然不乐观：计算机终端在处理普通形式的患者数据、向计算机输入叙述性信息以及从计算机中检索有意义的文本报表方面仍然过于困难。在这个阶段，尽管人们看到实验室和放射学结果的生成和传输发生了巨大变化，但大多数医护人员仍在使用传统纸质病历。

这一时期，医疗健康保险关于 DRGs 的推进也刺激了基于医疗健康信息化的发展。由于错误的临床判断往往是由不准确或不完整的数据造成的，基于计算机的医嘱输入（CPOE）和带有程序提示和建议的结果报告，被期望能通过提供提醒和建议规范治疗方式来提高患者的医疗护理质量。

20 世纪 90 年代以前，美国大部分具有住院和非住院医疗应用的医疗信息系统都是在医疗中心开发的，主要由联邦资助。即使到了 1989 年，也没有几个 EMR 系统在运行。卫生保健专业人员开始希望采用可接受的 EMR 系统和国家数据标准，以方便患者在不同的医疗机构之间进行数据传输，而且计算机终端也允许通过手写和语音输入数据。90 年代末，美国国防部通过综合医疗系统完成了一个早期的综合的医疗信息系统，其中包括一个集成的 EMR 和所有基本的相关系统。

在 2000 年，美国临床医师在日常工作中使用 EHR 逐年增长，但直至 2008 年，全美也仅有约 10% 的医院采用 EHR 系统。真正的爆发是 2009—2017 年奥巴马政府时期出台的《美国复苏和再投资法案》（ARRA）中关于 EHR 相关刺激计划，美国卫生部预算了超过 250 亿美元，在几个联邦机构的资助和激励下，特别是联邦医疗保险 – 医疗补助联合系统（CMS）的特别财政支持下，EHR 系统在接下来的几年里迅速普及到美国的大多数医师办公室、医疗诊所和医院；而传统的纸质病历和手写药房处方的使用迅速减少。立法的一个重要方面是将财政支持与"有意义的使用"挂钩，其要求是在几年内分阶段更全面地促进临床数据的互操作性和交换、患者访问、决策支持的使用、质量报告、公共健康报告和其他能力。EHR 现在包括文本、图形、语音和高分辨率的图像；用户得到了内置的临床决策支持的帮助。在 2010 年，能够传输文字、语音、音频和视频的低成本智能手机和平板电脑开始普遍存在。患者开始使用他们的智能手机和个人移动记录，与他们的医疗服务提供者进行移动医疗，并通过多种方式获取医疗机构的记录。这样到了 2015 年，96% 的上报医院都拥有经过认证的电子健康记录（Certified EHR）技术，覆盖率比 2008 年增长了 9 倍。

二、美国医疗信息化面临的问题和挑战

1996 年，克林顿政府签署的《健康保险流通与责任法案》（HIPAA），主要目的在于革新医疗领域：简化流程，降低成本，增强数据隐私保护等。2009 年美国卫生及公共服务部引入美国《美国复苏和再投资法案》（ARRA）和《经济与临床健康信息技术法案》（HITECH）。突出对个人信息的电子健康记录的使用，对 HIPAA 中关于个人隐私数据安全进一步强调，增加了对泄露个人隐私数据行为的惩罚措施。上述几个法案和相应的配套投入大大加速了美国的医疗信息化——特别是 EHR 的普及使用，医疗信息化发展迅猛，但是这种高速发展到现在也面临着几个方面的问题和挑战，值得我们思考。

（一）市场化的助力和风险

美国在经历奥巴马两任总统任期后，美国医疗信息化（尤其是电子健康记录的使用），达到了里程碑式的高度，美国医疗 IT 企业巨头、科技巨头无疑也起了巨大的推动作用。但现实是 EHR 市场逐渐被巨头垄断，全美 28% 的 EHR 市场份额被一家名为 Epic System（目前未上市）的医疗信息化巨头垄断，其中，在 500 张病床以上的大型医院市场中，Epic 更是垄断了 58% 的市场份额。

医疗科技巨头，分别以自己的方式掌握患者数据、医疗数据，掌握了医疗系信息化领域的一大枢纽以及核心入口。近两年在这些公司的市场转型规划中，纷纷提到从电子化向全面的健康数据转化、大数据驱动、云、人工智能等关键词，科技巨头们"强强联手"，给未来医疗信息化的发展带来一定的挑战和不确定性风险。

（二）维护成本高、互联互通差

几家 EHR 的大型垄断性平台的启动、运行和维护都是很大的花费。在一些大医院，除了昂贵的电子病历启动费用，其运行、维修、升级和人员培训也都是巨额的支出。中小平台则由于其价格便宜、个性化设计多、服务灵活而受到部分医疗机构的青睐。

由于不同医疗机构的 EHR 系统不同，都是独立体系运行，这阻碍了跨机构的医护人员之间的信息互享和及时协调，难以在大范围内体现电子病历的好处。由于无法直接互通，在美国，各个医院、医师和医保机构很大程度上依赖第三方平台——也就是所谓的电子数据交换中心（EDI）来进行 EHR 和账单等信息的传递。

（三）区域协同如何实现

美国的区域卫生信息网络（RHIN）搞了 20 年，但是并不成功，因为商业利益等原因，RHIN 也没有与保险公司的系统连接。参与 RHIN 的机构是完全自愿加入的，每个机构都有自己的利益和观点，区域经济发展不平衡和资源分布不均匀是现实条件，因此要达成一个共同的目标很不容易。

尽管当时奥巴马政府已经认识到医疗卫生信息化可以提高医疗质量，降低医疗开支，并表示愿意在医疗 IT 上投资，但由于美国政治制度本身的特点，各方利益代表者难以达成意见上的统一，这一政策迟迟没能得以实施，具体的详细实施方案遥遥无期。

（四）个人健康记录隐私与医疗信息体系

在 21 世纪 10 年代，医师开始发现计算机是不可或缺的，尽管它的操作可能还不够友好。但人们寄予厚望，希望能通过有适当的保障措施患者，如身份识别器的投入使用，使不同供应商的 EHR 之间的互操作性变得更容易。然而，这一目标受到了来自隐私倡导者的巨大阻力，短时间内难以实现。

目前有部分患者门户网站也有提供一些患者使用个人健康记录（PHR）——由患者控制的专用系统，用于个人健康和保健记录的保存和管理，但迄今为止，这还缺乏强有力的财政模式，没有被广泛采用。

（五）智能化和大数据应用

医疗保险公司希望通过规范治疗方式提高诊疗效率和可管理性，然而针对特定对象的预设医嘱集的使用，有可能使医师过度依赖共识制定的协议，而这些协议可能并不完全适合个别患者的需要。对于复杂的医疗问题，医师们仍然希望依靠他们的临床判断，而这种判断是基于他们治疗过许多类似患者的经验。

21世纪的移动智能电话和电子平板电脑、智能传感器和可穿戴设备以及无处不在的计算和社交网络提供了大量的生命体征数据，这些数据与治疗数据的智能关联需要以大量的样本数据为基础。如果不能处理好大数据与患者个人隐私及治疗数据获得之间的矛盾，这一愿景现阶段来看只能是"空中楼阁"。

美国医疗信息化的发展路径对国内医疗信息化有很大的借鉴和参考意义，但是我们在学习的同时也必须思考，国情的不同、民情的不同、医疗模式的不同决定了我国的医疗信息化建设一定是不同的发展模式和路径。

第三节　欧盟医疗信息化发展现状

在推进医疗保健领域一体化建设的进程中，欧盟国家曾遇到因各成员国的政策、标准、法律缺乏一致性的多种挑战，导致医疗资源分散，降低医疗服务的效率等问题。因此，自20世纪90年代起，欧盟成员国就着手推动数字医疗发展，并启动了"数字医疗行动计划"，首次对各国医疗数字信息资源进行系统规划，以求整体推动欧盟数字医疗发展，力求实现欧盟协调一致的数字医疗区；在欧委会的积极推动下，经过20余年的努力，欧盟的数字医疗已取得了长足进展，从当初的政策探讨和新概念推出，到具体的实施措施和应用，其区域健康网、基本医疗保健记录系统等技术的成功应用，已使欧盟在数字医疗领域处于世界领先地位。

一、欧盟医疗信息化发展情况

医疗保健作为欧盟医疗信息化建设重点关注的领域之一，近年欧盟出台多项重要政策倡导建设积极健康的老龄社会，即侧重于支持信息化远程医疗保健应用与服务技术的进一步发展研究，通过医学信息学与生物医学工程学等学科研究的共同作用，推动数字医疗发展。

数字医疗（Digital Health）也称电子医疗（eHealth），是信息通信技术在医疗保健领域的全面应用。数字医疗工具或解决方案包括产品、系统和服务，涉及医疗管理部门、医疗保健从业人员、医疗保险机构以及患者和公众，主要应用领域包括医疗保健信息系统、电子医疗记录系统、远程医疗服务、移动医疗系统、虚拟医疗团队，以及以信息通信技术为基础，用于疾病预防、诊断、治疗、健康监测和生活方式管理等技术手段和工具，在解决欧盟面临的人口老龄化、慢性病增加、医疗保健、预算削减、医护人员短缺、医疗保障体系的可持续发展等方面发挥着重要作用。例如，通过欧盟内部国家数字医疗的一体化建设，实现电子改进医院的管理方式和运营模式，提高医疗资源的使用效率；通过互联网为患者提供有效的医疗服务信息和医疗记录，支持公众跨境流动；通过安全高效的医疗网络将患者的电子医疗记录传送给异地的医疗机构和医护人员，从而对疾病进行远程诊疗，提高医疗护理的信息可及性等。数字医疗具有使医疗管理部门和医疗机构更有效地实现了信息共享与医疗资源的有效组织利用，更及时地为医患双方提供翔实、准确的医疗信息，更好地提高医疗保健的质量、降低医疗成本，更方便地为大众提供疾病预防和健康知识普及等众多优势。

根据创建"欧洲医疗数据空间"的构想，欧盟委员会先后研究并制定发布了相关文件；如 2020 年 2 月 19 日，欧盟委员会发布了几份文件，以推进其数字健康战略；2018 年 4 月，欧盟委员会制订了"数字单一市场中医疗保健的转型（COM 2018 233 final）"，提出了未来几年的数字健康计划；2019 年 1 月，欧洲委员会医疗投资有效方法专家小组（EXPH）发布了一份"评估医疗服务数字化转型的影响"的报告，以期将数字化引入到医疗保健系统中。在 2019 年 2 月发布的建议书中，欧盟委员会还讨论了欧洲电子健康记录（EHR）交换格式的问题。

总体来说，欧盟对数字医疗的政策研究与技术和应用的研发投入已持续了 20 年，其应用成果领域包括患者摘要（Patient Summary）和电子医疗记录系统（EHR）、电子处方（e-Prescription）服务和远程医疗（Remote Telemedicine）解决方案。

（一）患者摘要和电子健康记录

作为患者的最小数据集，患者摘要是在意外情况和计划外就医时医师可以据此了解患者的健康状况和基本信息，如发生意外事故或急诊；也可用于计划内的治疗，如转诊、护理治疗等。电子健康记录（EHR）包含个人的病历、各种治疗记录、药物使用情况、心电图或医学影像等检查在内的电子医疗档案，可以由医师或医疗机构在不同地点记录，由电脑或网络存取，以支持同一医师或其他医师对这个患者当前和未来的治疗。目前，欧盟各成员国都将患者摘要和 EHR 纳入国家数字医疗发展战略或路线图计划中。但国家层面完整的 EHR 系统比较少，目前，个体医疗机构或地区医疗机构基本上使用类似 EHR 系统或正在开发该系统。

（二）电子处方服务

电子处方（e-Prescription）是医疗服务机构的医师把患者用药处方以电子格式

发送到地区或国家电子处方数据库，患者到药店取药后，药店向数据库系统报告药物已发给患者，并可以向医师发送补充发药申请的全过程。电子处方包括电子捕获（e-Capture）、电子传输（e-Transfer）、电子发送（e-Dispensation）。电子处方服务具有快速、准确、安全的优势，避免了由于手写模糊、错误用药和药物过敏等原因造成的医疗事故。欧盟主要成员国均把电子处方纳入国家数字医疗发展战略，在国家层面上实施完整的电子处方服务。

（三）远程医疗服务（Telemedicine Services）

远程医疗服务是医疗机构或医疗保健专业人员对民众提供的服务，或医护人员之间、民众和家庭成员之间进行的医疗保健活动，包括远程咨询、远程监控、远程护理、远程医学教育等，通过医疗信息网连接医院、实验室、药房、基层保健机构和社区中心提供服务。目前，欧盟各成员国都建立了小型的地区远程医疗服务试点，主要针对慢性病进行远程监测医疗服务。例如，英国卫生部资助的"全系统示范项目"（wsP），旨在找出关键技术帮助人们进行健康管理，维持独立生活。该项目是全球规模最大的远程医疗和护理随机控制实验，涵盖了支持家居独立生活、医疗保健和社会关怀的各个方面。

（四）患者身份识别（patients identification）

对患者身份进行识别是数字医疗基础架构的关键组成和实现系统互操作的重要因素，关系到患者的安全、信息的准确性和治疗的有效性。患者身份识别卡是数字医疗领域专用卡，目前欧盟各成员国的患者身份识别卡各不相同，有的国家使用的是身份卡，有的使用的是医疗保险卡。

（五）技术和术语标准

数字医疗能够广泛应用的关键是必须建立一套共同标准，包括患者摘要、电子健康记录等技术和术语的标准化，通过标准化实现互操作，才能实现欧盟各成员国的公民可以异地获得医疗保健服务的目标。如早在2008年欧委会发布M403，授权欧洲标准开发组织（ESOs）研究制定欧盟范围内协调一致的数字医疗互操作标准。综上所述，欧盟各成员国数字医疗总体进展良好，各成员国都制定了详细的数字医疗政策和实施措施，在区域层面或地区医疗机构建立了患者电子健康记录（EHR）或类似系统，进行了远程医疗服务试点的探索，开展了有关标准的制定工作。特别是多数国家积极开展绩效评估活动，重视对数字医疗政策行动的落实和实施效果的跟踪评价。

二、欧盟医疗信息化面临的问题和挑战

相对于相关政策与技术研究的深入，进展有限的领域是电子处方服务、远程医疗服务的广泛应用、标准和互操作等。另外，法律和监管问题是数字医疗广泛应用的最大难点，需要解决隐私权、数据保护、保密和责任等一系列问题。如丹麦、英国、芬兰等国家对数字医疗有关法律的研究起步较早，但大多数成员国目前还没有一整套完整的数字医疗法，而是沿用已有的法律框架。如患者权利法、数据保护法和医师职业道德守则等。目前，欧委会正集中力量解决数字医疗大规模应用部署的各种障碍。解决的重点是医疗信息系统的互操作，远程医疗的法律框架，个人数据保护的法律措施，通过高效和优质的医疗服务体系建设及降低医疗服务价格措施等。

第四节　亚太地区医疗信息化发展现状

受地理、社会文化以及经济、政治等因素的影响，相对于欧盟，亚太地区是文化形式多样性的地区，其间的多样性也体现在许多卫生信息化发展所遇到的各种挑战上，诸如信息通信共享中所碰到的标准执行问题。亚太地区要发展卫生信息化，主要是由地域广阔，社会经济的高度发展，以及要依赖于政府和工业部门制定卫生信息化架构等几个因素造成。

一、亚太地区医疗信息化发展情况

亚太地区的许多国家和地区都在不同程度的施行卫生信息化项目建设，其中较有代表性的如下。

（一）日本

日本在电子病历进展方面起步早，政府重视，成效显著。1995 年，政府投入 8 亿日元用于研究和开发电子病历；1999 年电子病历被作为正式的医疗文档，认可其法律地位；2001 年，政府投入 200 亿日元资助电子病历系统的安装实施（政府资助一半）；2003 年，政府投入 250 亿日元资助区域化电子病历的实施；2004 年，设立卫生信息系统互操作性项目，政府投入 15 亿日元支持 IHE-J、电子病历大体

数据集、HL7 等标准化活动；2005 年，成立标准化的电子病历促进委员会推动互操作性和信息标准化；2006 年，厚生省在全国推行静冈县的电子病历系统，政府投入 8 800 万日元对该系统进行升级并免费在全国推行，同时政府批准医疗机构能够向患者提供个人的医疗数据光盘并可收取 3 000 日元的费用（一项鼓舞方法）。早在 2006 年，日本已经在 60% 的 400 张床以上医院和 60% 的诊所实现无纸化的电子病历，已经达到当时世界最高应用水平。

（二）韩国

韩国在电子病历上一样采取了国家主导的进展线路。早在 2005 年，韩国卫生和福利部就宣布制定 2020 年在公立医疗机构实现可互操作的电子病历的目标。其大体内容是"在任何时刻、任何地址以平安的方式取得医疗信息和医疗决策支持，以改善医疗质量、医疗平安和医疗效率"。

韩国进展国家卫生信息网络和电子病历的做法主要是从两个方面入手。一方面是信息标准化建设。卫生和福利部于 2004 年成立了国家卫生信息标准委员会，每一年由政府投入 100 万美元，用于相关信息标准的研究和开发。另一方面是电子病历的集中研发。2005 年 12 月，卫生和福利部成立了可互操作电子病历研发中心，负责国家卫生信息网和电子病历基础架构、术语标准、知识库和电子病历功能认证标准的研发工作，功效开源共享。从 2007 年到 2020 年总投入 3 亿美元，在 14 所医疗中心和 41 家总医院实现了电子病历的共享。

（三）香港医院管理局（HA）的卫生信息化项目

香港医院管理局的临床管理系统的开发建设始于 1995 年，主要内容包括将临床工作站的挂号登记输入进行整合，建立电子病历，建立临床报告和分析据库，建立临床决策支持系统以及诊断结果档案。eSARS 系统是 HA 在 2003 年对抗 SARS 疾病时建立的。该系统将 HA 的 CMS 系统同香港警署的重大事件调查及灾难支持工作系统（MIIDSS）相连接，用以追踪 SARS 患者的亲属和密切接触者，该系统大规模地应用了 Internet 网络来协助管理公众卫生问题。

（四）中国台湾地区医疗信息化建设

中国台湾地区的医疗信息化建设始于 20 世纪 70 年代，早期的医疗信息系统大多针对医院收费流程而设计，自 1995 年台湾地区实施健康保险以来，健保主导并驱动了台湾地区医疗信息产业的结构变迁与发展；随着患者安全观念日益受到重视，2002 年医策会逐步针对各级医院正式推动台湾医院评鉴的评审制度，此举不仅让台湾地区医院管理与医疗信息由"点线管理"延伸至"全面管理"，也同时带动医院管理制度间的纵向与横向的串联与协调运作，而医院也因此更着重利用信息化方式以协助管理医院评审与相关管理制度；在台湾医疗信息化发展过程中，电子病历与医院评审的发展无疑是其中的亮点。

1. 电子病历

2005 年台湾原卫生署进行了医疗院所病历电子化现况调查，结果显示台湾医院病历电子化发展已相当普及，约有五成医院病历数据已进行计算机化，约三成医院病历电子化已进展至院内整合阶段并逐渐迈向院际之分享与交换应用，显示过去几年台湾推动病历电子化的发展已具初步成效，应顺势大力推展。台湾地区电子病历发展由政府扮演推动的角色，通过健康信息发展环境的营造，以推动实施电子病历与建立及营运医事凭证管理中心（Healthcare Certification Authority，HCA）作为卫生医疗信息之重要基础建设计划。台湾地区电子病历的发展愿景是希望患者可在任何一家医院，透过健保 IC 卡及医师的医事凭证 IC 卡，在患者同意及医师授权的情形下，完整取得患者过去的病史数据，提供无缝隙的照护。其目标包括加速推动医疗院所医疗作业信息化及病历电子化，提升医疗照护质量及患者安全；发展健康信息技术，促进院际病历互通整合，减少病患重复检验检查及用药，提升医疗资源运用效能。

目前，共有 282 家私立医院、2 000 家诊所及两家公立医院实施电子病历，并经统一建置了电子病历交换中心，开展跨院电子病历交换。自 2008 年起，原卫生署着手建置健康资料价值应用协作中心，将个体健康数据通过增值转变为具有应用价值的数据集合，辅助学术研究、医疗保健服务等机构及相关产业公司开展研发创新，并促进政府公共卫生决策及全民健康水平的提升。台湾地区电子病历的发展主要参考借鉴美国 HIPAA（Health Insurance Portability and Accountability Act of 1996）法案，在信息应用上包含了电子数据交换、信息安全与隐私权的三大部分。

在电子数据交换方面，包括交换标准、编码组、识别单位、电子签名等四大部分。交换标准则采用了 HL7、CDA、DICOM、LOINC 等标准；编码方面也引用了 ICD9 与 ICD10 等编码；而电子签名的应用也已落实在台湾的健保 IC 卡及医师的医事凭证 IC 卡的医疗环境中。

信息安全部分，台湾地区电子病历采用 ISO 27001 信息管理体系的标准，在隐私权保护上，台湾在 2012 年正式通过个人资料保护法立法后，更让台湾医院拥有法源基础与主动性地导入个人资料保护管理制度，例如以 ISO 29100 或 BS 10012 为架构方向，此举也让民众与医院方面免除流于隐私保护口号，而更重视隐私权在管理流程上的保护措施。

　　为实现电子病历的合法无缝交换，台湾卫生署在 2010 年即委由台湾 HL7 协会正式成立电子病历办公室，正式推动全台湾地区电子病历的标准制定、推广与评审工作。台湾地区电子病历的特色不仅是在标准的制定，更进一步把以 ISO 9000 为内涵的流程管理与 ISO 27001 为架构的信息安全管理相整合，逐步将管理与信息转变为相互支持的工作，并带动整体管理与信息的共同发展。

　　2. 医院评审

　　医院评审是医院管理与发展的具体体现，也是将医院置于同侪中相互比较的结果呈现。台湾将医院的医院管理、临床照护、临床质量、患者安全、用药安全、感染控制、手术麻醉等进行系统化的呈现，同时着重在部门间流程的串联与相互间的协调运作。并在过程中利用追踪方法（Tracer Methodology），透过医院提供的佐证材料与指标，以找出不符合标准的客观证据或数据，协助医院利用 PDCA 的方式持续改进。

（五）马来西亚的远程医疗旗舰项目

　　该项目有四个主要用途：进行远程会诊，对卫生工作者进行远程继续教育，实施大规模个人化信息和教育，制定终身健康计划。

（六）新加坡 iN2015 的 10 年总体规划

　　iN2015 项目规划的目标主要包括：将个人健康档案提供给公共卫生部门以便好地对之进行健康管理；建立信息交流系统以便高质量地整合卫生保健信息；建立临床决策支持系统来提供即时临床信息；建立有益的规章制度来易化生物医学和公共医疗卫生服务研究的数据收集和共享。

（七）澳大利亚

　　在澳大利亚，国家级和省级的区域卫生信息化工作也有较大进展，国家层面成立了 NEHTA（National eHealth Technology Architecture）来制定卫生信息化领域的政策法规和标准。南澳大利亚州政府通过在核心医院成立以患者为中心的企业级临床信息系统，向医护人员提供患者病史信息访问，改变南澳州医疗服务系统的信息保留、传递和访问方式，乃至传统的医疗服务模式。该卫生信息共享项目覆盖了省会城市阿德莱德（Adelaide）的八家重要公立医院，这几家医院服务全州 150 万人的 75% 人口。新南威尔士州、昆士兰州等地都在进行类似的区域卫生信息化的建设工作。

444

444

二、亚太地区医疗信息化面临的问题和挑战

（一）亚太地区——积极的远程医疗建设者

促使亚太地区进行远程医疗建设的因素很多，诸如人口众多，缺乏医疗专家，多是大面积的岛屿国家，求医不便等。更主要的是，随着经济条件的不断改善，这些国家已经有能力支付远程医疗所需的科技信息费用，而越来越多的国家也开始意识到高渗透率的远程医疗和医疗信息化建设可以帮助发展中国家平衡公共卫生保健资源分布的某些缺陷。

（二）卫生信息化建设的关键因素

建设成功的卫生信息化机构，必须有足够的经济条件，还需要政府与工业部门的全力配合。无论日韩，马来西亚的远程医疗旗舰项目，还是新加坡 iN2015 的 10 年总体规划，都得到了政府持续稳定的支持。良好的信息交流基础架构是实现卫生信息化的先决条件；长期大量的用户需求是确保信息化项目长久存在的基石；此外，完善的信息化项目还需要拥有国际化的网络资源，了解区域外资源和专家的分布，构建资源共享的先决条件。

（三）娴熟的网络应用和资源共享

从亚太地区项目建设的成绩来看，这些地区并不缺乏卫生信息化建设的技术与经验。对其而言，所需的是国与国之间的专家和资源的共享，并基于双边、多边规则明确分享原则。也要多同亚太区域外的国际医疗相关业务机构，包括一些金融机构等进行信息共享。

（四）卫生信息化标准的重要性

数据标准通常是卫生信息化所关注的焦点，其中最主要的是两个计算机系统进行数据交换时应当如何保障数据的质量、患者的安全以及协同性（基础协同性、功能协同性以及语义协同性）等。

第五节　中国医疗信息化发展现状

一、国内医疗信息化发展历程

关于医疗信息化的定义有多种解读，通常分为狭义的医疗信息化和广义的医疗信息化。狭义医疗信息化指医疗服务的数字化、网络化、信息化，指通过计算机科学和现代网络通信技术及数据库技术，为各医院之间以及医院所属各部门之间提供患者信息和管理信息的收集、存储、处理、提取和数据交换，并满足所有授权用户的功能需求。广义医疗信息化包括医院信息处理、远程医疗、互联网医院、医保控费、医药电商等方面，指在服务患者、保障医疗安全、提高服务质量、挖掘医疗潜能、调配医疗资源等方面协调发展的医疗信息化举措。

国内医疗信息化建设始于 20 世纪 80 年代，按照国际统一的医疗系统信息化水平来划分，可以把国内医疗信息化发展分为四个发展阶段。

第一阶段为医院信息管理阶段：始于 20 世纪 80 年代，2000 年后得以快速发展，医院信息化建设主要以医院信息系统电子化为主，建设以医院财务为核心的 HIS 系统，目标是实现医院管理的信息化和电子化。

第二阶段为医院临床信息管理阶段：2010 年起，随着医院 HIS、LIS、PACS、EMR 等信息系统的发展，医院信息化建设朝着医疗临床数字化方向发展，持续建设"以患者为中心""以医嘱为驱动"的临床信息系统，目标是提高医疗服务质量和患者安全。

第三阶段是以"区域医疗"为特色的数字化医院：2015 年后，中国医疗信息化市场规模快速增长，随着各类区域性医疗网络、远程医疗、信息集成平台技术的蓬勃发展，主要建设以数据、集成中心为核心的区域性医疗平台，目标是实现院内外业务集成交互和区域性数据共享。

第四阶段将是以"智慧医疗"为特色的智能体医院：2020 年后，随着大数据、云平台、5G、物联网、可穿戴设备等新技术、新方法、新产品与新服务不断衍生，为智慧医院的可持续发展提供了有力的技术支撑，医疗信息化的建设朝着智能化方向发展，呈现出从实现院内"智慧服务、智慧医疗、智慧管理"的智慧医院到实现外延式智慧医院构建，即实现院外智慧监护以及院间、区域间甚至省级系统联动的智慧化趋势。

二、国内医疗信息化发展的总体情况

（一）国家医疗相关政策对医疗信息化建设的持续推动

我国高度重视公共卫生和人民健康，通过制定一系列政策规范和法律法规加强指导和引领。早在 2009 年，新医改政策公布开始，国家众多部门开始制定和发布与医疗信息化相关的政策，确立卫生信息平台的建设。2015 年开始，国家先后制定《全国医疗卫生服务体系规划纲要（2015—2020 年）》《国务院办公厅关于推进分级诊疗制度建设的指导意见》《国务院关于积极推进"互联网＋"行动的指导意见》等政策指导性文件，开创了分级诊疗、医联体及改善医疗服务计划等医疗信息化建设高潮。2018 年，国家卫生健康委发布《关于印发进一步改善医疗服务行动计划（2018—2020）》《关于印发电子病历系统应用水平分级评价管理办法（试行）及评价标准（试行）的通知》，要求加强门诊和住院电子病历为核心的综合信息系统建设，到 2020 年所有三级医院要达到电子病历分级评价 4 级以上，二级医院要达到电子病历分级评价 3 级以上。2020 年，国家卫生健康委印发了《关于进一步完善预约诊疗制度加强智慧医院建设的通知》，其中明确提出，建立面向医务人员的"智慧医疗"、面向患者的"智慧服务"，以及面向医院管理的"智慧管理""三位一体"的智慧医院，形成线上线下一体化的现代医院服务与管理模式。上述医疗健康行业政策的高频出台，指导和促进了各医疗机构规范开展智慧医院的信息化建设。

（二）国内医疗信息化市场发展情况

我国是一个人口大国，医疗卫生机构众多，国家统计局《2021 年国民经济和社会发展统计公报》数据显示，截至 2021 年末，全国共有医疗卫生机构 103.1 万个，其中医院 3.7 万个，基层医疗卫生机构有 97.7 万个，全年总诊疗人次 85.3 亿人次，出院人数达 2.4 亿人。其中诊疗人次比上年增加 8.2 亿人次，庞大的人口基数对诊疗服务的需求与日俱增，对我国医疗卫生服务提出了严重挑战，而医疗信息化是提升医疗卫生服务效率，优化医卫资源配置的重要手段，随着国家卫生部门、医院及患者对医疗服务要求的日益提高，必将促使我国医疗卫生信息化未来市场呈现良好发展态势，医疗卫生信息化仍有广阔的发展潜力。

（三）基层医疗卫生信息化建设情况

截至 2021 年末，我国基层医疗机构数达 97.7 万个，基层医疗机构的信息化程度好坏，直接影响我国普通老百姓的就医获得感，因此，我国十分重视基层医疗卫生信息化的建设。2019 年 8 月，国家卫生健康委发布，要求按照国家卫生健康委已经印发的《省统筹区域人口健康信息平台应用功能指引》《全国基层医疗卫生机构信息化建设标准与规范（试行）》等文件要求，加强省统筹区域人口健康信息平台及基层医疗卫生机构信息化建设，鼓励有条件的地方进一步建立健全基层卫生绩效考核信息系统等。遵从国家政策的规划方向，近年来，基层医疗的发展逐步朝着医联体、医共体、区域医疗卫生信息化方向迈进，未来基层医疗卫生医疗信息化建设力度也将进一步加大。

（四）国内医疗信息化标准建设情况

2018 年，国家卫生健康委积极推行互联互通标准化测评，迅速成为主导我国医疗卫生信息化建设应用成效评价的主要标准体系。互联互通成熟度测评能帮助医疗机构建立信息化建设的标准化体系，以测评的方式帮助医院信息化建设走上正确方向。

2020 年 10 月，国家卫生健康委发布《关于加强全民健康信息标准化体系建设的意见》。明确了全民健康信息标准化体系建设的 4 项重点任务，即促进全民健康信息基础设施标准化建设，加强全民健康信息数据库标准化建设，推进新兴技术应用标准化建设，加强网络安全标准化建设。

（五）国内电子病历系统功能应用水平分级评价情况

电子病历发展开始于 2004 年前后，2011 年，国家卫生健康委员会推动电子病历系统功能应用水平分级评价，并于 2018 年发布了新版《电子病历系统应用水平分级评价标准（试行）》，2019 年因被纳入"国考"指标，更是得到各家医院管理者的重视，国家卫生健康委于 2022 年 4 月 2 日正式发布《国家三级公立医院绩效考核操作手册（2022 版）》，该《手册》历经 2020 版到 2022 版的二次修订，对医院电子病历应用水平的重视达到历史新高度。该评价标准成了各医疗机构进行电子病历系统建设的发展指南，引导着国内电子病历系统开发厂商的系统开发朝着功能实用、信息共享、智能化方向发展，使之成为医院提升医疗质量与安全的有力工具。

2021 年 2 月 3 日，国家卫生健康委医院管理研究所发布《关于印发电子病历系统应用水平分级评价工作规程和专家管理办法的通知》。《通知》指出，分级评价工作分为用户注册、数据填报、省级审核、国家级审核四个评价环节。医疗机构按要求在评价平台上填报数据，评价平台自动生成分析报告，给出医疗机构电子病历系统自评级别和得分。自评级别为 0～4 级的医疗机构，由省级评价专家在本省级单位组织下进行审核。自评级别为 5 级及以上的医疗机构，由省级单位对其材料真实性进行初核，初核通过的进入国家级审核。医院研究所每年度对 0～4 级省级审核结果进行监督抽查，每年度对既往通过国家级审核 5 级及以上的医疗机构进行监督抽查，抽查不合格的，取消该医疗机构评价结果。

2021 年 7 月 12 日，国家卫生健康委医院管理研究所发布《关于 2020 年度电子病历系统应用水平分级评价高级别医疗机构结果公示的通知》。最新一批电子病历高评级医院结果显示，新增 4 家医院通过电子病历 6 级，新增 50 家医院通过电子病历 5 级，并对既往 118 家已通过 5 级及以上医疗机构进行了结果公示，这些信息化高水平医院的涌现体现了我国在医疗信息化建设上的综合实力和真实展现。

（六）国内智慧服务和智慧管理建设情况

2019 年 3 月，国家卫生健康委员会正式发布了《医院智慧服务分级评估标准体系（试行）》，提出建立 0～5 级医疗机构智慧服务分级评估体系，指出医院智慧服务是智慧医院建设的重要内容。该体系的确立为我国医疗服务及智慧医院的发展方向指明了道路，为各地推进智慧医院建设和改善医疗服务提供了参考，智慧服务得以快速发展。

2021 年 3 月，国家卫生健康委员会为指导各地、各医院加强智慧医院建设的顶层设计，充分利用智慧管理工具，提升医院管理精细化、智能化水平，正式发布了《医院智慧管理分级评估标准体系（试行）》。至此，我国医疗信息化建设正式形成了智慧医疗、智慧服务、智慧管理"三位一体"框架下的智慧医院建设模式。

第六节　国内医疗信息化痛点及难点

一、医疗信息化建设标准有待进一步完善

全民健康信息标准化体系是服务公共卫生、人口健康、医疗服务、医疗保障、药品供应保障和综合管理等业务领域，涵盖基础设施、数据、技术、安全隐私和

管理等内容，由国家标准、行业标准、团体标准、企业标准组成的有机整体，是卫生健康行业科学发展的重要基础，对于深化医药卫生体制改革、推动实施健康中国战略具有重要意义。虽然国家在不断加强全民健康信息标准化建设工作，初步形成了全民健康信息化标准体系，但仍存在标准体系不健全、标准评估和应用管理不规范、部分标准应用不协同不统一等问题，不同程度影响了标准支撑作用的充分发挥。随着互联网、大数据、人工智能、区块链、5G 等新兴信息技术与卫生健康行业的创新融合发展，也对标准开发与应用管理工作提出了新的要求。面对新的形势和任务，我国在全民健康信息平台标准、医院信息平台标准、公共卫生信息标准、层医疗卫生机构信息标准等方面有待进一步加强和完善。

二、全民医保信息化平台有待持续推进

随着我国城镇居民基本医疗保险和新型农村合作医疗制度的整合，对我国医保信息系统的要求也越来越高，信息系统的稳定性、可操作性、便捷性等方面暴露出来的问题也越来越多，影响了医保部门的日常工作，给国内定点医疗机构的医保管理也带来极大的不便。2018 年后，国家医保局积极推动全国统一的医疗保障信息平台的建设，解决了原来各地医保标准不统一、数据不互通等问题，形成了 15 项医疗保障编码标准的信息交换通用语言，但是全民医保信息化建设依然存在一些难点，主要体现在：①信息化如何助力医保骗保行为的持续发生？医保大数据分析技术是打击医保骗保的重要抓手，在未来的很长一段时间，智能化辅助决策的医保信息化平台在打击骗保上有巨大的挖掘发展空间。②信息化如何支撑医保支付方式改革全面铺开？目前，国家 DRG/DIP 支付方式改革正在从试点正式走向全国，但是，医疗信息系统依然存在数据编码不统一、数据流转不规范、数据质量不达标等相关问题。③跨区域异地医保结算依然有一定的难度，尤其体现在慢病及重特大疾病的医保结算上，医保信息化平台没有实现全国接口衔接的兼容协调。④我国的医保种类繁多，各省、市也存在不同类型的医保，包括城镇居民医保、城镇职工医保、新农合、工伤医保、铁路医保、煤炭化工医保及各种商业类的医保等，这些医保在与全国统一的医疗保障信息平台的信息化对接上存在标准不统一、对接不顺畅的难题。

三、医疗信息化智能化水平有待进一步提高

虽然我国智慧医疗建设发展，总体上呈现稳健上升的态势，但是医疗行业的

智能化、智慧化水平还不够高，医疗资源的整合和共享，难以得到充分的展现。如何通过智能体设备、人工智能、5G以及物联网的优势来帮助医师解决难题，成为当下智慧医疗的建设难点。另一方面，数据作为人工智能的重要支撑，但在医疗数据的来源、AI算法分析、区域性共享、超算能力的加持等方面也存在很大的欠缺。如何构建一个覆盖多中心可扩展的大数据平台，容纳各类疾病特征、病例、影像、检验指标等不同类型数据的数据平台，也成为智慧医疗建设发展的难点之一。

四、医疗信息化资金投入不足

我国的医疗机构大部分是差额拨款的事业单位，庞大的业务支出已经给医疗机构带来了沉着的资金压力，近几年来，随着药品、耗材的零差价和新冠疫情影响带来的多重打击，国内医疗机构基本上处于不盈利状态。而信息化的建设又恰恰离不了资金的支持，信息化的投入不像大型医疗设备的投入，信息化的投入是不能产生现金收益的，一些医疗机构的管理者很难愿意拿出大批资金投入信息化建设。信息化资金的投入不足，使得一些医疗机构只能配置满足医院基本运行的信息系统和设备，信息化建设在赋能医疗工作效率、诊疗安全、科研产出及学科能力上没有发挥应有的作用。

五、医疗信息化人才瓶颈问题凸显

随着医院信息化建设的深入发展，现有的专业技术人才无论在数量还是质量上，都不能满足需求。依据国家卫生健康委医院管理研究所近期开展的一项调查显示，信息部门人力资源不足已经成为大部分医院信息化建设的主要障碍。医疗信息化人才面临的瓶颈问题主要表现在：①信息化的参与人员普遍缺少持续继续教育、交流学习和科研经费的支持。②信息化人才的专业程度不高，领军人物少，尤其在信息数据挖掘、分析及决策支持方面极度匮乏。③信息化人才的薪酬激励机制缺乏竞争力，导致优秀人才投向社会上的高薪IT行业。④信息技术和医学复合背景比例偏低，从专业看，我国医疗信息化领域的人才大多是仅有IT的单一背景，而医疗信息化的建设恰恰更需要懂医学技术、医疗经验和管理流程的复合型人才。

六、医疗信息化安全需引起足够重视

国内医疗信息化的建设离不开网络技术的支持，医院的信息系统更是一个网络化的系统平台，随着我国医疗机构的信息化程度越来越高，医疗系统遭遇网络攻击的事件时有发生，数据泄露也屡见不鲜，存在的主要问题如下：①安全意识不强，国内医疗信息化安全建设普遍处于"重建设、轻管理"的状态，通常也只是在网络安全层面部署安全产品，如网络层面的内外隔离、防止底层的网络攻击等。但是随着信息技术的发展，黑客的攻击手段越来越多，传统的安全保护架构已经无法保证数据层面的安全性。②懂信息化安全建设的人才十分紧缺，医院信息中心真正负责网络安全建设的人员更是寥寥无几。③网络安全资金投入不足，限制了医院安全建设的落实，国内医疗机构用于医院信息系统软件建设资金已经捉襟见肘，而用于网络安全建设的资金更是微乎其微。④在大数据、物联网、5G 等新技术的推动下，大数据的利用摆在极其重要的位置，而大数据安全治理能力却存在诸多难点，在数据共享的前提下，在数据分级、数据脱敏、数据加密及数据权限管控等方面存在一定的风险漏洞。

第七节　国内外医疗信息化发展经验

一、国内医疗信息化的发展经验

（一）互联网医院

对于互联网医院的建设，国家在"互联网＋医疗健康"方面出台的一系列政策，以及新型冠状病毒感染疫情的暴发，在很大程度上推动了该领域的发展。2018 年国务院办公厅发布了《关于促进"互联网＋医疗健康"发展的意见》之后，国家卫生健康委也相继出台了《互联网诊疗管理办法（试行）》《互联网医院管理办法（试行）》《远程医疗服务规范（试行）》三个重要文件，为互联网医院的建设指明了方向。另外，新型冠状病毒感染疫情暴发，为了减少患者在医院的聚集，国内很多医院提供网上咨询、网上诊疗等服务，大大加快了各地互联网医院的建设步伐。

当前国内实体医疗机构的互联网医院建设和运营模式主要有三种：①医疗机构自己建设和运营，需要组建专门的团队，在这种模式下，如果自身技术和运营能力不够强的话，互联网医院往往面临生命力不强、发展缓慢等问题；②依托第三方平台主导建设的互联网医院，如银川智慧互联网医院等；③以医疗机构为主，与第三方平台合作建设和运营，这样既能发挥医院的专家资源优势，又能借助第三方的技术和运营经验。

　　在新型冠状病毒感染疫情的影响下，未来国内互联网医院建设将瞄准以下三个方面持续发力：①线上线下一体化建设，互联网医院作为线下诊疗的补充，未来很多的慢病患者，不必非要去医院找医师现场看，线上完全能够解决，实体医疗机构的线上、线下的一体化要求突显，进一步完善并落地互联网医院所提供的服务，打通线上及线下，打造"互联网＋医疗"闭环将是行业发展的重要趋势之一。②健康科普的蓬勃发展，现在互联网上的健康科普内容繁杂，普通老百姓无法去伪存真，取得国家牌照的互联网医院未来将提供更多权威的科普知识和健康教育内容，这样的效果更好、作用更强，是未来互联网医院的发力点之一。③互联网医院的医联体建设。目前国内医联体的通常做法是，大医院专家要亲自去基层医院做现场指导，有条件的医院可以进行远程指导。互联网医院则可以把医联体的业务做得更好，基于互联网医院的平台，可以很方便地实现大医院医师与基层医院的医师、患者进行双方或三方交流。未来，在互联网医院平台上，平台为各成员单位提供接口，注册医师都可以上传患者信息，实现信息共享和互联互通，基于互联网医院的医联体，将是未来重要的发展方向。

（二）医疗数据的深度挖掘与利用

　　近年来，国家在新时代背景下，对医院高质量发展提出了具体的要求，包括医疗质量提升、患者体验提升、医院管理提升、临床科研提升等，对医院考核的手段也愈加趋向于增加客观指标的权重，不仅通过数据对医院进行绩效考核，也在各项政策中对医院提出了基于数据进行日常医疗质量监测的要求。数据在未来医院的发展过程中起着不可或缺的作用，而国家也在不断鼓励采用新兴技术加强加深对数据的应用，基于大数据的科研平台、大数据搜索、知识图谱等新兴的大数据利用技术将成为未来医疗数据挖掘与利用的主流。

　　目前国内大数据平台的建设经验和参考模式主要包含以下几个方面：①大数据平台基础设施建设，国内医疗机构一般采用建设内部私有云环境，这种方式具备实现持续优化和完备的服务能力，医疗机构便于维护和硬件资源的扩展。②数据湖资源库建设，通过数据采集，将医院相关信息系统的历史数据及增量数据集成接入数据湖。③统一数据中心建设，主要支撑数据标准、元数据管理、数据质量的数据治理核心功能，对大数据清洗、校验，对结构化和非结构化数据、集中式和分布式数据统一建模，以统一的数据标准对多源异构数据进行归一化处理，形成统一的数据中心。④构建符合科研维度、高质量的专题数据中心，支持科研人员进行回顾性和前瞻性研究，构建的专病科研数据可以直接通过内嵌的统计模型进行统计分析，方便科研人员方便快捷使用，加快科研产出。⑤数据安全服务，数据服务流程加入安全策略，对数据进行脱敏及加密传输，并进行日志留痕与审计，提高数据安全管控能力，助力医疗机构在提供数据决策的同时保障数据安全。

（三）个人健康管理与居家养老服务的延伸

《"健康中国 2030"规划纲要》从国家战略布局出发，对当前和今后一个时期更好保障人民健康作出了制度性安排，随着国家居民人均可支配收入的不断提升，国民对健康管理和品质生活的意识得以崛起，人民对个人健康监测及居家健康服务产品的需求提升到了前所未有的高度，医疗信息化助力健康管理与居家养老服务的经验模式主要包含以下内容：①智能穿戴设备，智能健康穿戴设备综合运用各类识别、传感技术、云服务等交互及存储技术，产品形态主要有智能眼镜、智能手表、智能手环等，覆盖了健康管理、运动测量、社交互动、休闲游戏、影音娱乐等诸多功能，实现用户交互、人体健康监测、健康档案管理及风险评估等功能。②创新居家养老服务模式，通过整合公司金融、医疗与科技领域的优势资源，打造"金融＋医疗＋康养"结合的创新发展模式，聚焦居家养老＋高端养老领域，全面布局大中城市，满足不同阶层的养老需求，以打造中国康养新标准。③手机健康 App 和远程监测软件，以提高医疗服务的可及性和质量。

（四）人工智能领域给医疗信息化带来变革

近年来，随着人工智能技术快速发展和普及，运用"AI＋互联网＋应用平台"提升医疗资源的使用效率、提高救治和服务水平已成为当前医疗产业发展势不可挡的趋势，推动着传统医疗行业走向智能化、智慧化，国内人工智能领域的发展方向主要有以下几个方面：①AI＋临床辅助决策，人工智能可以丰富和强化医务人员的专业知识，可以帮助放射科医师、心脏病科医师和其他专科医师对医学图像进行分割和量化，以提高诊断的可信度和一致性。人工智能还可以使急重症医疗团队密切关注患者，并根据对多种生命体征的分析，发现健康恶化的早期迹象，以便及时干预并降低再入院风险。②AI＋药物研发，人工智能可以快速识别并匹配到药物中的最佳成分，用最短的时间达到药物的最佳的效果，目前国内许多制药企业纷纷研究 AI 技术，主要应用在新药发现和临床试验阶段。③ AI+ 医疗护理，医师通过人工智能反馈的信息了解患者全天候的身体情况，了解他们的康复情况以便开展进一步的治疗，帮助医务人员专注于患者的医护，提高运营效率。④ AI+ 机器人，智能导诊机器人可实现院内导航、智能咨询，还可以提供疾病导诊、指标解读等多种功能。智能物流配送机器人可以智能配送医疗物资，实现人群自由避障、自主呼叫电梯、条码识别、语音播报、预约配送、运行监控、数据统计等多种功能，可极大地节约医院后勤物流成本。⑤ AI+ 健康管理，人工智能通过提供个性化和可行的见解，帮助人们养成和保持健康的习惯，从而使人们能够更好地照顾好自己的健康。当然，未来 AI+ 医疗健康的其他领域会有更多的发展空间，人类会享受到人工智能带来的更多健康新体验。

（五）新冠肺炎给国内医疗信息化的启示

新冠疫情大流行给国内医疗机构带来深远的影响，但也引发了国内医疗机构对 5G、互联网医院、云计算、人工智能等新技术方面的需求，造就了中国抗疫的信息化新模式，主要体现在以下几个方面：①互联网诊疗，为避免新冠疫情带来的传播风险，国内互联网企业和医疗机构纷纷上线互联网诊疗平台，线上处方开具和专家云服务平台成为了新冠疫情下的一道亮丽风景。②远程办公及远程会议系统，在新冠疫情暴发期间，国内各医疗机构充分利用"互联网＋医疗"的优势，搭建远程会议系统和多学科诊疗协作平台，实现了一系列紧急救治、远程会诊、视频会议、远程慰问及宣教等相关功能。③造就了一批特色信息产业的发展，包括新冠疫情下智能测温及检测设备、人脸识别门禁进出、便民核酸采集站、病区点餐送餐软件等一批特色服务产业。

（六）医疗信息化安全建设

随着互联网＋医疗迈入高速发展的快车道，国内医疗信息系统本身所隐藏的巨大安全隐患也越来越受到人们的重视，国内医疗信息化安全建设经验如下：①国家重视网络安全建设，国家把网络安全作为国家安全和国家发展、事关广大人民群众工作生活的重大战略问题，国家从 2014 年开始，每年通过举办国家网络安全周活动，以"共建网络安全，共享网络文明"为主题，营造网络安全人人有责、人人参与的良好氛围。②网络安全法规齐全，近年来国家先后颁布《中华人民共和国网络安全法》《中华人民共和国数据安全法》《中华人民共和国个人信息保护法》等相关法律规定，对个人及网络运营者均提出要求明确要求，泄露敏感信息属违法行为。③数据安全国家标准的确立，国家市场监督管理总局与国家标准化管理委员会发布的国标《信息安全技术健康医疗数据安全指南》（GB/T 39725—2020），国标的出台更好地保护了健康医疗信息安全，规范和推动健康医疗数据的融合共享、开放应用，促进健康医疗事业发展。④等级保护测评工作的推进，国内医疗信息化单位及相关部门积极对网络（含信息系统、数据）实施分等级保护、分等级监管，通过定级备案和测评整改，不断完善医疗信息安全防范措施。⑤落实网络安全责任制，医疗信息化单位及部门重视守法意识，通过成立网络与信息安全工作领导小组，做到分工明确，责任到人，不断完善自查自纠、安全检查、风险整改等措施，进一步提高了医疗信息安全的保护能力和水平。

二、国外医疗信息化的发展经验

在过去几年，美国及欧盟区域的医疗服务信息化行业取得了长足发展，是开展医疗信息化较好的地方，他们在医疗信息研发及应用上有许多可借鉴的地方，主要体现在以下几个方面。

（一）政府重视信息化建设

美国是全世界医疗信息化发展的领跑者，美国政府十分重视国内医疗信息化的发展，早在克林顿时期，美国就开展了一系列的信息数据立法，要求美国的医疗信息化走向数字医疗。布什总统时期，美国政府发布 13335 号总统令，要求 10 年内在全美实现电子病历。奥巴马总统时期，美国政府发布 13507 号总统令，将医疗信息化作为美国医疗改革的一部分。特朗普时期，美国政府签署一项行政命令，启动"美国 AI 计划"，用于指导美国人工智能技术发展的国家级战略，数字化浪潮在美国得以重塑医疗技术行业，美国医疗技术的快速、大规模连接、合并和共享数据能力得以大幅提升。2021 年 4 月，拜登政府提议建立健康高级研究计划局（Advanced Research Projects Agency for Health，ARPA-H），通过资助一些高风险的创新项目来加速对医疗技术的推动。

（二）信息化资金投入巨大

早在 2006 年，美国卫生部颁布新规，允许民间资本进入医疗技术和医疗培训等内容，迅速加大的美国医疗信息市场资本投入。拜登提议建立 ARPA-H 作为 NIH 的一个组成部分，2021 年的 ARPA-H 的预算费用高达 65 亿美元，主要用于智能穿戴等高精尖技术领域。

2022 年 5 月，欧盟委员会提出建立欧洲健康数据空间（european health data

space，EHDS）的提案，EHDS 的设立初衷就是加速欧盟医疗数据的共享和利用，其拟提供超过 8.1 亿欧元（折合人民币 57.8 亿元）启动健康数据空间计划。

英国剑桥的欧洲生物信息学研究所（EMBL-EBI）也曾从英国政府获得 4 500 万英镑（约合 5 970 万美元）的资金支持，主要用于扩展其基础设施，增加研究所的计算、存储和建设能力。

国外的医疗信息技术得以快速领跑，较高资金的投入在其中起到了重要的促进作用。

（三）信息化标准及管理规范

早在 1987 年，美国就组织了对"卫生传输信息标准"的战略技术的开发与推广。美国国会通过 HITECH 法案，规定医疗信息化详细标准的制定和奖惩措施。美国的信息化标准主要通过美国医疗卫生信息技术标准委员会（HITSP）组织标准的制定和实施。美国通过奖励和惩处措施并用，极大推动了美国医疗信息化标准的落地和实施。

欧洲对医疗信息化标准的研究起步也较早，主要通过欧洲标准化委员会来组织卫生信息和通信技术领域的标准化的实施。

国外标准化组织机构在设置上分工明确，职责清晰，且在制定和实施标准的过程中有一套完整的技术流程，每一个标准的形成都经过了标准的建议、准备、咨询、投票、审批等过程，标准在实施过程中也有一定的奖惩措施，这些措施确保了相关标准在国外医疗机构的落地实施。

（四）国外健康医疗大数据建设经验

国外非常重视医疗健康大数据的研究、开发和利用，虽然不同国家对健康数据的共享和开放程度不一样，但整体建设相对成熟，大数据技术及服务能力水平较高，是我们需要学习的主要地方。

美国早在奥巴马时期就开始启动"大数据研究与开发计划"，该计划主要围绕大数据，从数据中收集、挖掘整理有效知识和观点，促进美国在医学及国家安全战略方面决策支持。另外美国有像谷歌、IBM、亚马逊和微软这样的大数据科技巨头，他们在大数据的治理及 AI 智能辅助决策上引领了行业的发展方向，例如，谷歌公司开展人类基因和分子信息数据分析研究，用于大数据疾病预防。

英国长久致力于对大数据的采集及分析研究，新冠疫情的暴发使得英国对医疗大数据的分析变得日益紧迫，2021 年 5 月，英国的医疗数据收集项目 GPDPR（General Practice Data for Planning and Research）正式被公布实施，主要用于对居民的病症诊断、医师的治疗方案指导、科研机构或药企的研发、政府公共防疫的政策制定等方面。

日本对健康医疗大数据的探索起步也较早。为了建立疾病预防及健康管理平台，规范利用数据，日本制定医疗大数据法，积极推荐医疗信息数据研究计划，致力于医疗保健及药物研发等方面的大数据研究。

第三章　　新体系、新趋势下的互联网
　　　　　　　医疗及模式创新

第一节　智慧服务建设标准体系

2019 年 3 月 5 日，为落实《关于印发进一步改善医疗服务行动计划（2018—2020 年）的通知》（国卫医发〔2017〕73 号）有关要求，指导医疗机构科学、规范开展智慧医院建设，逐步建立适合国情的医疗机构智慧服务分级评估体系，国家卫生健康委组织制定了《医院智慧服务分级评估标准体系（试行）》。为推进智慧医院建设和改善医疗服务提供了发展方向。

一、医院智慧服务分级评估标准体系（试行）

医院智慧服务是智慧医院建设的重要内容，指医院针对患者的医疗服务需要，应用信息技术改善患者就医体验，加强患者信息互联共享，提升医疗服务智慧化水平的新时代服务模式。建立医院智慧服务分级评估标准体系（Smart Service Scoring System，4S），旨在指导医院以问题和需求为导向持续加强信息化建设、提供智慧服务，为进一步建立智慧医院奠定基础。电子病历、医院运营、教学、科研等信息化建设情况不在本评估范围内。

（一）评估目标

1. 建立完善医院智慧服务现状评估和持续改进体系，评估医院开展的智慧服务水平。

2. 明确医院各级别智慧服务应当实现的功能，为医院建设智慧服务信息系统提供指南，指导医院科学、合理、有序地开发、应用智慧服务信息系统。

3. 引导医院沿着功能实用、信息共享、服务智能的方向，建设完善智慧服务信息系统，使之成为改善患者就医体验、开展全生命周期健康管理的有效工具。

（二）评估对象

应用信息系统提供智慧服务的二级及以上医院。

（三）评估分级

对医院应用信息化为患者提供智慧服务的功能和患者感受到的效果两个方面进行评估，分为 0～5 级。

1. 0 级：医院没有或极少应用信息化手段为患者提供服务。医院未建立患者服务信息系统；或者在挂号、收费、检查、检验、入出院、药事服务等环节中，面向患者提供信息化服务少于 3 个。患者能够通过信息化手段获取的医疗服务信息较少。

2. 1 级：医院应用信息化手段为门急诊或住院患者提供部分服务。医院建立服务患者的信息系统，应用信息化手段对医疗服务流程进行部分优化，在挂号、收费、检查、检验、入出院、药事服务等环节中，至少 3 个以上的环节能够面向患者提供信息化服务，患者就医体验有所提升。

3. 2 级：医院内部的智慧服务初步建立。医院应用信息系统进一步优化医疗服务流程，能够为患者提供智慧导医分诊、分时段预约、检查检验集中预约和结果推送、在线支付、床旁结算、生活保障等智慧服务，患者能够便捷地获取医疗服务相关信息。

4. 3 级：联通医院内外的智慧服务初步建立。电子病历的部分信息通过互联网在医院内外进行实时共享，部分诊疗信息可以在院外进行处理，并与院内电子病历信息系统实时交互。初步建立院内院外、线上线下一体化的医疗服务流程。

5. 4 级：医院智慧服务基本建立。患者医疗信息在一定区域内实现互联互通，医院能够为患者提供全流程的个性化、智能化服务，患者就诊更加便利。

6. 5 级：基于医院的智慧医疗健康服务基本建立。患者在一定区域内的医院、基层医疗机构以及居家产生的医疗健康信息能够互联互通，医院能够联合其他医疗机构，为患者提供全生命周期、精准化的智慧医疗健康服务。

（四）评估方法

采用定量评分、整体分级的方法,综合评估医院智慧服务信息系统具备的功能、有效应用范围、技术基础环境与信息安全状况。

1. 局部应用情况评估

局部应用情况评估是对医院中各个环节的医疗业务信息系统进行评估。

（1）评估项目：按照患者诊前、诊中、诊后各环节应涵盖的基本服务内容,结合医院信息化建设和互联网环境,确定 5 个类别共 17 个评估项目（表 5-1）。

（2）评估方法：围绕 17 个评估项目分别对医院智慧服务信息系统的功能、有效应用范围进行评分。功能评估按照实现的功能等级获得等级评分,有效应用范围评估按照实际应用情况获得相应的比例系数评分。将两个得分相乘,得到此评估项目的综合评分。即：

单个项目综合评分 = 功能评分 × 有效应用范围评分。

各项目实际评分相加即为该医院智慧服务信息系统局部应用情况的总评分。

1）功能评分。标准中对每个评估项目,均按照 0 ~ 5 级列出每一个评估项目对应的功能要求与评估内容。评估是根据各医院智慧服务系统达到相应评估项目的功能状态（评为某一级别必须达到前几级级别相应的要求）,确定该评估项目的得分。

2）有效应用范围评分。按照每个评估项目要求的应用范围,分别计算该项目在医院中的实际应用比例。其中,要求实际应用的项目,实际服务中实现应用则视为 100%,无实际应用则视为 0。要求比例的项目,计算该项目在医院内的实际应用比例,所得比值即为得分,精确到小数点后两位。

2. 整体应用水平评估

是对医院智慧服务信息系统整体应用情况的评估。具体方法是按照总分、基本项目完成情况、选择项目完成情况得到评估结果,分为 0 ~ 5 级共六个等级（各级评估要求见表 5-2）。

（1）医院智慧服务信息系统评估总分。是反映医院智慧服务信息系统整体应用情况的量化指标,即局部应用情况评估各项目评分的总和,且该得分不低于相应级别最低总分标准。例如：医院智慧服务信息系统达到第 3 级水平时,则其评估总分应大于等于 30 分。

（2）基本项目完成情况。基本项目是医院智慧服务信息系统中的基础、关键项目（附件 3）。医院智慧服务信息系统达到某一等级时,其相应等级基本项目应当全部达标。部分项目应用范围必须达到 80% 以上（表 5-3）。

（3）选择项目完成情况。选择项目是医院结合实际选择实现的项目。医院智慧服务信息系统达到某一等级时，其相应等级选择项目至少50%应当达标。部分项目应用范围必须达到50%以上（表5-3）。

表5-1　医院智慧服务分级评估项目

序号	类别	业务项目	应用评估
1	诊前服务	诊疗预约	应用电子系统预约的人次数占总预约人次数比例
2		急救衔接	具备急救衔接机制和技术手段并有应用
3		转诊服务	应用信息系统转诊人次数占总转诊人次数比例
4	诊中服务	信息推送	应用信息技术开展信息推送服务
5		标识与导航	具备院内导航系统
6		患者便利保障服务	具备患者便利保障系统并有应用
7	诊后服务	患者反馈	电子调查人次占全部调查人次比例
8		患者管理	应用电子随诊记录的随诊患者人次数占总随诊患者人次比例
9		药品调剂与配送	具有药品调剂与配送服务系统并有配送应用
10		家庭服务	具有电子记录的签约患者服务人次占总签约患者服务人次比例
11		基层医师指导	应用信息系统开展基层医师指导
12	全程服务	费用支付	具备电子支付系统功能并有应用
13		智能导医	有智能导医系统功能并有应用
14		健康宣教	有健康宣教系统并有应用
15		远程医疗	具备远程医疗功能并有应用
16	基础与安全	安全管理	应用身份认证的系统占全部系统比例
17		服务监督	具有服务监督机制并有监督记录

说明："应用评估"中要求"有应用"的项目，该功能在实际中应用则视为100%，如未应用则视为0；要求比例的项目，实际应用比例基本项不低于80%，选择项不低于50%。

表5-2　医院智慧服务分级评估基本要求

等级	内容	基本项目数（项）	选择项目数（项）	最低总分（分）
0级	医院没有或极少应用信息化手段为患者提供服务	——	——	——
1级	医院应用信息化手段为门急诊或住院患者提供部分服务	4	8/13	10
2级	医院内部的智慧服务初步建立	6	6/11	20
3级	联通医院内外的智慧服务初步建立	8	4/9	30
4级	医院智慧服务基本建立	9	3/8	41
5级	基于医院的智慧医疗健康服务基本建立	9	3/8	51

说明：表中"8/13"指13个选择项目中至少有8个项目达标。

表 5-3　医院智慧服务分级评估具体要求

序号	类别	业务项目	等级	是否为基本项	系统功能评估内容
1	诊前服务	诊疗预约 要点：医院对就诊、检查、治疗等的预约服务功能 应用范围：应用电子系统预约的人次数占总预约人次数比例	0	否	医院无针对门诊挂号、检查检验、治疗的预约或登记处理软件
			1	是	（1）在门诊挂号的柜台或窗口使用的信息系统有挂号预约功能，检查、检验与治疗科室的柜台或窗口使用的信息系统有预约功能
					（2）工作人员使用信息系统（如门诊预约窗口、医师诊间预约等）完成患者治疗项目和门诊手术的预约
			2	是	（1）支持多种证件的患者身份认证（如居民身份证、户口簿、军官证、港澳居民来往内地通行证、台湾居民来往大陆通行证、护照、外国人居留证等）
					（2）实现院内患者基本信息、患者挂号信息在挂号柜台、门诊诊间的联通
					（3）能够在门诊诊间完成日间手术、治疗的申请与预约
					（4）能够在诊间开具电子住院单，住院申请预约能够在门诊诊间、住院处、病房共享
					（5）就诊号池、检查、治疗等安排信息在院内共享
					（6）支持使用自助设备或在门诊诊间完成就诊、检查、检验预约与管理
			3	是	（1）患者使用自有移动设备及 PC 设备，在线完成身份注册，患者线上身份注册信息与院内患者信息联通
					（2）支持患者在院外进行预约挂号，预约方式如：网站、手机 App、区域挂号平台等
					（3）院内资源或信息发生变化时，可及时通知患者，如可住院床位变化、临时限号、医师停诊、检查设备故障等
					（4）院内外各类挂号方式在本院号源池共享
					（5）可支持分时段预约挂号或检验、检查，预约时间可精确到 1 小时以内
					（6）患者可根据预约直接到医院诊室或检查、治疗等部门接受诊疗服务，无需二次排队
					（7）对疑似倒号、伤医、连续爽约（失信）等行为有黑名单记录和控制措施
			4	是	（1）可根据患者检查、治疗情况，自动为患者提供预约安排参考
					（2）可按照患者住院预约情况，辅助医师、科室制定工作计划
					（3）对于相互影响的治疗、手术内容可自动错开预约时间
					（4）支持患者使用虚拟就诊卡完成院内全流程就诊

续表

序号	类别	业务项目	等级	是否为基本项	系统功能评估内容
1	诊前服务	诊疗预约 要点：医院对就诊、检查、治疗等的预约服务功能 应用范围：应用电子系统预约的人次数占总预约人次数比例	4	是	（5）支持患者在线完成实名认证，如身份证、社保卡、银行卡等
					（6）支持患者通过网络预约申请住院时间、床位类型等信息
			5	否	（1）实现区域就诊"一卡通"或支持多医院间患者身份等标识信息的确认对照与转换
					（2）支持分时段预约挂号或检查，预约时间可精确到30分钟以内
2	诊前服务	急救衔接 要点：医院与院外急救体系信息共享能力	0	否	急救患者需要手工登记基本情况，无信息系统支持患者信息的管理
			1	否	（1）支持工作人员将急救患者信息手工录入系统
					（2）对急救患者在系统中进行分级管理
			2	否	（1）录入系统的患者基本信息、病情等可供医院其他部门共享
					（2）可依据患者病情分级给出简单的准备措施提示
			3	否	（1）应急值守人员可从系统中获得患者基本信息
					（2）能记录主要参与急救的医护人员信息和时间
					（3）急救信息可通过短信、App消息等方式及时通知到医院应急值守人员
			4	否	（1）实现与院前急救系统的数据对接，医院可将特殊急救能力及项目（如心梗、脑梗等）信息上传至区域急救平台
					（2）支持救护车与医院的远程交流，医院可获取救护车中采集的患者信息
					（3）按照患者病情，动态给出急救安排建议、准备计划等
			5	否	医院与区域急救平台对接，患者病情可实时传递给医院
3	诊前服务	转诊服务要点：医联体间跨机构服务信息交换与共享能力 应用范围：应用电子系统转诊人次数占总转诊人次数比例	0	否	门诊和住院均无转诊信息系统，外部医院转入的患者信息需要手工登记处理
			1	否	接收院外机构的转诊申请单，患者转诊数据可录入信息系统
			2	否	支持获取并保存患者在院外机构产生的资料，并在院内共享
			3	是	支持获取患者院外转诊信息并直接存储于医院信息系统，如DICOM影像、患者基本信息、住院病案首页、诊断证明书、检验结果、检查报告等
			4	否	（1）可接收医联体内医院发送的电子转诊申请单，直接生成本院的电子住院单
					（2）可为基层机构提供在线医疗咨询，对于高危情况可通知基层医师处理
			5	是	可根据健康档案或监测得到的患者病情变化情况，给出诊疗或转诊建议

续表

序号	类别	业务项目	等级	是否为基本项	系统功能评估内容
4	诊中服务	信息推送 要点：医院为患者提供告知、信息传送的能力	0	否	患者消息通知无信息系统支持
			1	否	（1）在门诊区域提供公共信息的电子化展示，包括：出诊信息、剩余号源、候诊信息、取药信息等
					（2）工作人员可通过系统为患者集中打印出院病历、门诊病历等病历资料
					（3）在医院公共区域为患者及家属提供注意事项的宣教播放
			2	否	（1）在住院公共区域提供公共信息的电子化展示，包括：主管医师、护士的列表等，将手术计划、诊疗计划安排等信息告知患者
					（2）为患者提供门诊和住院信息的实时自助查询，包括：三大目录、费用清单、预存情况、医师情况、出诊信息、科室情况介绍等
					（3）患者可使用自助设备完成医疗记录的打印，包括检查报告、影像资料、检验结果等
			3	是	（1）为患者提供移动端的实时查询服务，如：预约、挂号、缴费等办理是否成功等
					（2）为患者提供移动端的诊疗活动情况告知，如：手术通知、入院提示、出院提示，取药、报告、危急值信息等
					（3）应患者要求，可推送检查注意事项、用药指导等信息
			4	是	（1）实现消息通知的分级管理，允许患者屏蔽非关键信息
					（2）患者能够在移动端实时查询等候状态，包括：候诊、检查、治疗等
					（3）患者家属能够在移动端实时查询手术进展情况
					（4）应患者要求，可通过移动端提供电子版病历及图像资料
					（5）经患者授权，可查看患者院外电子病历信息
			5	否	（1）对于出院签约管理患者，可根据其健康情况自动调整消息通知内容
					（2）患者可在线查看本人的病历资料及图像，互联网存储资料应加密
					（3）根据患者病情和诊疗阶段，自动为患者、患者家属推送注意事项及宣教内容

序号	类别	业务项目	等级	是否为基本项	系统功能评估内容
5	诊中服务	标识与导航 要点：医院为患者提供电子化就医引导的环境与功能	0	否	无基于信息系统的患者标识与引导
			1	否	（1）挂号、收费、药房等服务部门有电子排队叫号设施，可控制显示内容
					（2）门诊诊室、检查室有电子排队叫号设施，可通过诊室、检查室医师控制
			2	是	（1）挂号、收费、药房等服务部门的公共信息有电子化展示，并能够与所在部门业务系统联动，如就诊到检、剩余号源、候诊信息、取药信息、抽血到检、检查到检等，实现不少于3项
					（2）门诊诊室外有电子显示系统，与挂号、报到、就诊等信息联动
					（3）打印的号条、检查单、导诊单上有准确的诊疗科室位置信息
			3	否	（1）支持患者使用自有移动设备及PC设备查询各类公共信息，如就诊到检、剩余号源、候诊信息、取药信息、抽血到检、检查到检等，实现不少于3项
					（2）为患者提供静态室内地图查询服务，支持患者在线查询各科室位置
			4	是	（1）为患者提供与个人诊疗活动相关的院内定位与导航服务
					（2）患者可在移动端实时查询相关诊疗科室位置及患者排队诊疗情况
			5	是	（1）可获取患者院内或医联体内多个科室的诊疗活动安排，并为患者规划最佳的诊疗路径
					（2）可根据患者等候队列的实时变化，提示并引导患者就诊
6	诊中服务	患者便利保障服务 要点：医院在非核心医疗服务中提供信息服务能力	0	否	患者便利保障服务完全通过手工支持
			1	否	工作人员使用信息系统为患者提供便利保障服务，如轮椅租赁、手机充电、订餐、停车预约、护工选择、志愿者翻译预约、中药代煎等
			2	否	（1）可实现患者便利保障服务的集中管理，院内不同地点获得的信息内容一致
					（2）支持患者使用自助设备完成上述便利保障服务中的至少1项
			3	否	患者在移动端可完成便利保障服务中的至少1项，系统功能应包括查询、预约、缴费等
			4	是	（1）系统可根据患者病情自动推荐服务内容，如护工推荐、餐饮推荐、预约轮椅/推车等
					（2）患者可在线实时查询便利保障服务的状态
			5	否	支持管理部门根据患者诊疗情况，结合营养师所下膳食医嘱自动向患者推荐适宜餐食

序号	类别	业务项目	等级	是否为基本项	系统功能评估内容
7	诊后服务	患者反馈 要点：电子化收集与了解患者反馈的能力与应用情况 应用范围：电子调查人次占全部调查人次比例	0	否	手工完成患者反馈信息的获取与处理
			1	否	支持对患者进行院内满意度调查，调查结果可生成电子化记录
			2	否	（1）患者通过院内自助设备完成满意度调查问卷 （2）满意度调查应涵盖不同诊疗环节，如挂号、住院、取药、检查、治疗、就医环境等内容中的至少3项
			3	是	（1）患者可使用自有移动设备及PC设备完成满意度调查问卷 （2）患者可使用自有移动设备及PC设备完成投诉及意见反馈
			4	是	（1）系统支持对投诉意见的分类处理，可通过短信、App消息等方式通知医院管理部门 （2）对于患者投诉支持以短信、App消息等方式回应 （3）可根据患者就诊活动，动态推送满意度调查内容，满意度调查结果与就诊活动可对应
			5	是	结合医院信息系统数据、患者满意度调查结果、舆情监测等信息，对医疗服务进行综合评估
8	诊后服务	患者管理 要点：针对连续医疗服务时为患者提供电子化安排服务与记录的能力 应用范围：电子随诊记录占总随诊患者人次比例	0	否	手工管理患者及其随访信息
			1	否	（1）患者随访要形成电子化记录 （2）对于不同患者可分别制定随访计划及随访内容
			2	否	（1）患者基本信息从医院信息系统中直接生成，可根据患者病情自动生成随访计划 （2）全院随访统一管理，对特殊患者可进行标记
			3	否	（1）为患者提供个性化提醒，包括复诊、用药、生活指导等 （2）支持以短信、App消息等方式向患者推送随访调查表，患者可使用自有移动设备及PC设备完成填写，调查结果可自动填入随访系统 （3）系统支持以短信、App消息等方式自动向随访人员推送提示
			4	是	（1）可根据病情自动提示患者关注相关健康指标，如运动、血压、血糖、体重等 （2）支持患者提问的自动应答功能 （3）支持基层医疗机构通过信息系统查看患者相关病历资料
			5	是	（1）医院可通过信息系统接收院外相关电子病历信息，结合患者院内的诊疗情况，形成随访记录 （2）通过可穿戴设备直接获取患者相关监测信息，数据纳入医院中的患者健康档案记录 （3）根据患者病情变化，动态调整康复计划

序号	类别	业务项目	等级	是否为基本项	系统功能评估内容
9	诊后服务	药品调剂与配送 要点：电子化的药品调配、供应、配送服务能力	0	否	无电子化药品服务与配送功能
			1	是	工作人员使用信息系统完成处方的确认、核对
			2	是	（1）支持患者在院内通过自助设备查看处方与医嘱
					（2）院内各科室处方数据统一管理
					（3）处方合理性检查有记录
			3	是	（1）患者可使用自有移动设备及 PC 设备查询个人处方、药品说明书，如 App、网站等
					（2）医院应根据本院的历史处方及可得到的其他医疗机构处方进行统一的合理用药检查
					（3）患者可在线查询到出院带药信息
			4	否	（1）支持向第三方机构推送电子处方，电子处方应有防篡改功能
					（2）能对基层机构开立的处方进行审核及合理用药检查
					（3）支持患者在线完成药品配送付费及配送地点选择，患者可在线查看药品的配送情况
			5	否	根据患者日常健康记录，动态检查患者用药合理性，并向患者及管理医师发送提示
10	诊后服务	家庭服务 要点：医院为签约患者提供服务时的信息管理能力 应用范围：电子记录的签约患者服务人次占总签约患者服务人次比例	0	否	无电子化的家庭医疗服务管理记录与健康档案记录
			1	否	医护人员开展的家庭医疗服务可在信息系统中记录
			2	否	（1）通过信息系统管理已签约患者
					（2）管理人员及医护人员共享患者家庭医疗及护理服务信息
					（3）可在系统中记录签约患者的反馈意见
			3	否	（1）支持签约患者在线预约家庭医疗或护理服务
					（2）患者可通过系统查看签约医师团队及相关医院信息
					（3）家庭医师可在线完成远程复诊
			4	否	定期监控患者情况，并提示医师处理患者异常
			5	否	可依据患者病情、住址等内容，向患者推荐家庭医师团队
11	诊后服务	基层医师指导 要点：医联体中医院通过信息手段指导基层医师的能力	0	否	无基于信息系统的基层医师指导
			1	否	通过远程视频教学对基层医师进行培训与指导
			2	否	在远程视频会诊中可利用电子病历信息对基层医师进行指导
			3	否	（1）利用远程医疗系统及机构间共享的病历信息对基层医师进行指导
					（2）医院的治疗方案可通过系统传送给基层医院

续表

序号	类别	业务项目	等级	是否为基本项	系统功能评估内容
11	诊后服务	基层医师指导 要点：医联体中医院通过信息手段指导基层医师的能力	3	否	（3）支持开展远程医学影像、远程心电、实验室检验等功能中的至少1项
			4	是	（1）为基层机构提供在线临床决策辅助，可通知医师处理患者高危情况
					（2）支持开展远程查房或远程手术指导等
			5	是	（1）可监控基层医疗机构的主要疾病情况，给出相应指导
					（2）为基层医疗机构提供影像、心电图等内容的智能化辅助服务
12	全程服务	费用支付 要点：为患者提供各类电子化付费服务的功能	0	否	手工完成计价与缴费处理
			1	是	（1）支持患者在窗口完成缴费、预存、退款等操作
					（2）信息系统应支持患者在医保类支付的窗口直接结算
			2	是	（1）支持患者使用多种缴费方式，包括自助机、诊间计费等，缴费内容支持门急诊、住院
					（2）缴费信息全院共享，各科室可直接查询，不需纸质凭证进行缴费确认
					（3）医保患者可通过自助机完成结算
			3	是	（1）支持患者在窗口使用移动支付方式付费
					（2）支持患者使用自有移动设备完成支付，包括门急诊缴费、住院缴费、住院预交金支付等
			4	否	（1）支持患者使用自有移动设备查询待缴费用，并使用移动设备缴费，包括挂号费、诊疗费、药费、预约检查费用等
					（2）支持电子发票的生成和数据推送
			5	否	系统支持先诊疗后付费模式，如信用支付、医保类线上支付等
13	全程服务	智能导医 要点：医院为患者提供个性化就医引导的功能	0	否	患者的咨询与导医工作全部通过手工完成
			1	否	（1）工作人员可通过系统查询出诊情况
					（2）提供电子化信息展示，包括科室介绍、医师介绍、出诊信息等
			2	否	（1）患者在院内可通过自助查询完成分诊
					（2）患者可自助查询科室介绍、医师介绍、出诊信息等
			3	是	（1）患者使用自有移动设备及PC设备可查询科室、医师、出诊信息等
					（2）患者在诊前通过系统录入症状、病史等信息，可供医师参考

续表

序号	类别	业务项目	等级	是否为基本项	系统功能评估内容
13	全程服务	智能导医 要点：医院为患者提供个性化就医引导的功能	4	否	（1）系统可根据患者历史诊疗情况、检查、治疗安排等，给出分诊建议
					（2）患者可在移动端根据部位、病情等信息进行简单的分诊
			5	是	（1）根据患者病情及区域多发病、流行病情况等，给出患者分诊建议
					（2）患者在诊前录入的症状、病史等信息可自动转为病历记录初稿
14	全程服务	健康宣教 要点：医院对患者及家属提供健康教育的功能	0	否	无健康宣教系统
			1	否	在医院公共区域，为患者及家属提供医学健康教育的宣传视频
			2	是	患者可通过自助设备查询医学知识
			3	否	（1）患者可使用自有移动设备及 PC 设备查看医学知识
					（2）患者及家属可在移动端查询就诊注意事项和宣教内容
					（3）不同途径查询的相同医学知识内容应保持一致
			4	是	（1）患者可使用自有移动设备及 PC 设备进行风险评估，评估结果可反馈至医院系统存储
					（2）可根据患者病历资料自动完成风险评估，并将结果推送给患者或者监护人
			5	是	根据患者健康记录、监测信息、病情变化，有针对性地推送医学知识
15	全程服务	远程医疗 要点：医院应用远程医疗系统开展的会诊、咨询服务功能	0	否	无远程医疗系统
			1	否	可提供远程分级诊疗基本服务，如实时交互会诊、非实时报告判读等
			2	否	（1）全院远程分级诊疗工作统一安排
					（2）诊疗资料内容与交互视频可同时进行展示
					（3）会诊资料存储于医院信息系统
			3	是	（1）参与业务的工作人员应进行身份认证
					（2）支持医师及患者使用移动设备开展会诊
			4	否	（1）支持远程医疗与线下诊疗业务无缝集成
					（2）针对慢病、复诊患者，可实现在线交互诊疗，在线开具处方、检查单、检验单等，至少支持 1 项
			5	是	在远程会诊过程中，支持对患者医学影像、病历资料等的智能化辅助功能

续表

序号	类别	业务项目	等级	是否为基本项	系统功能评估内容
16	基础与安全	安全管理 要点：智慧服务系统基础设施、管理与安全状况 应用范围：身份认证系统占全部系统比例	0	否	无安全措施要求
			1	是	（1）通过服务器及存储设备统一管理各终端产生和共享的数据，院内网络联通，服务器具有病毒防护能力
					（2）服务器部署于独立的安全域，具备网络防控能力
					（3）对于患者信息使用具备授权机制，相关信息使用有记录，可追溯
					（4）采用用户名、口令的方式实现身份认证
			2	是	（1）建立数据安全管理制度
					（2）服务器、存储等核心设备部署在专用机房内
					（3）服务器仅开放必要的网络服务端口
					（4）系统之间进行数据交互时需要进行授权认证，对敏感数据进行标记，与其他系统进行数据交互时，可根据敏感标记进行有效控制
					（5）具备有效避免越权的措施，具备完整的授权审批管理流程，操作过程可通过系统追溯
			3	否	（1）数据库放置于独立的安全域，不直接暴露在互联网环境
					（2）信息系统具备应用层防护能力
					（3）跨机构数据使用，须进行审批管理，操作内容可追溯
					（4）医师在院外使用患者信息须进行审批管理，操作内容可追溯
			4	是	（1）互联网环境下患者敏感数据须加密存储，加密必须采用国产加密算法
					（2）互联网环境下信息系统所有数据须进行加密传输
					（3）设有专门的信息安全岗位，定期组织漏洞扫描与渗透测试，并及时修补系统漏洞
					（4）使用患者院外信息须有患者电子授权
			5	是	（1）对外仅保留必要的数据信息，核心及全量数据不对互联网暴露
					（2）建立数据全生命周期管理体系，从数据产生、加工、存储、使用、销毁各个流程进行管控
					（3）采用双因素认证方式，如口令、U-KEY，OTP、手机验证码、生物特征等其中的2种

序号	类别	业务项目	等级	是否为基本项	系统功能评估内容
17	基础与安全	服务监督 要点：医院自动产生监管信息，并具备向服务监管机构提供信息的能力	0	否	无基于计算机系统的服务质量监督
			1	否	对于公共卫生管理信息（慢病管理、妇幼保健、计划免疫、精神卫生管理、院内感染控制管理、传染病管理中的至少1类）有系统记录，包括管理类型、治疗情况等
			2	否	医疗监管和公共卫生管理上报所需信息能直接从信息系统中获取并生成报表
			3	否	能按照上级管理部门要求，实现医疗监管和公共卫生管理的数据对接，如精神卫生患者、传染病患者、生育服务、出生证明服务等
			4	否	可为所管理的慢病患者自动生成慢病监控记录
			5	否	（1）按照服务质控要求，可自动生成关键指标。医院管理部门可按上级监管机构的要求报送指标数据 （2）对所管理的慢病患者可进行实时监测，对异常情况进行预警

说明：1.评估内容中描述为"包括"的，要求其后所列项目功能全部实现；描述为"如"的，要求其后所列项目功能至少实现1项。

2."治疗"是指对患者的非手术治疗，如换药、透析、物理治疗、放射治疗、不计入手术的介入治疗等。

第二节　以患者为中心的医疗模式信息化转型

中国患者的健康需求已经发生转变，现阶段医疗行业中患者的需求已不仅在于如何能让治疗效果达到最优，而是在全病程治疗的教育、筛查、诊断、治疗、随访和康复等各个环节中，都存在着患者未被满足的需求痛点。随着社会的进步，"以疾病为中心"的传统医疗模式正在逐步转变为"以患者为中心"。现代医学模式认为：人不仅仅是一个生物体，更重要的是一个具有心理、社会、文化和精神特征的综合整体。"以患者为中心"的医疗模式对于提高医疗服务的价值和医疗决策的科学性有非常重要的意义。

在移动互联网、云计算、大数据、物联网等新技术推动下，"互联网＋医疗"时代正在兴起。互联网医院是"互联网＋医疗"衍生的新业态，是远程医疗与传统实体医院的延伸，以实体医院医疗资源为基础，以互联网技术为依托，为患者提供一系列从线上到线下、前端到后端的"闭环式"医疗服务，让患者更便捷地获得实体医疗的医疗服务，同时优化匹配现有的医疗卫生资源。根据《"健康中国 2030"规划纲要》和《国务院关于积极推进"互联网+"行动的指导意见》（国发〔2015〕40号），2018年4月25日，经国务院同意，就促进"互联网+医疗健康"发展提出：发展"互联网+"医疗服务，鼓励医疗机构应用互联网等信息技术拓展医疗服务空间和内容，构建覆盖诊前、诊中、诊后的线上线下一体化医疗服务模式。医疗信息化建设必须重视以患者为中心，坚持患者在医疗服务活动中的主体地位，坚持为患者创造更加优质、便利、可靠的医疗服务条件，改善患者的就诊状态。而建设以患者为中心的医疗服务体系，探索以患者为中心的医疗模式，就必须要注重充分利用信息化技术助力智慧医院建设，提高医院信息化程度，以实现"互联网+"下的智慧型医疗服务体系，强力打造先进的、人性化的医疗流程，提升患者的就医体验。

　　无论是从发展的角度来看还是从医院自身的医疗水平来看，信息化建设都扮演着至关重要的角色。其重要性表现在不同的层面。

一、改善患者的就医环境，全方面提升医院的工作效率

　　结合实际情况来看，在人们患病率不断升高的情况下，绝大多数医院几乎每天都是人满为患。在严重降低医疗质量的同时还存在着极大的安全隐患。信息化建设在很大程度上解决了这一问题，完善的信息系统能够从提升医院各个工作环节的综合效率的角度出发，极大地减少患者就医时间。同时借助计算机进行划价的工作能使得患者更加清楚各项费用的来源。此外，借助信息化管理的平台，医院的门诊、住院的各项费用的收取以及各种治疗费用、药品价格等都可以融为一体，使得患者减少在排队时的时间浪费。降低了患者在各个流程中产生矛盾的概率。同时基于信息系统对患者各项信息的管理，在接受治疗的过程中，各个护士站可以方便地查看各个患者的护理事项，医师可以随时掌控患者病症变化的情况，从而制定更加合理的治疗方案。

二、强化医院各项经费的管理，保障医院的综合经济效益

　　由于医院的科室门类较多，再加上日常的工作都较为繁琐，各项经费的开支以及各种资源设备、药物流通等来源广，同时涉及到的人数较多，中间环节较为复杂，种种原因都使得医院在经费的管理上具有相当大的难度，这也是医院发展当中最主要的阻碍。在信息化管理的帮助下，可以极为便捷地建立各项资金开支、设备使用等的数据库，相关的管理人员可以实时地对各项资金的运转进行监控，

使得医院的各项开支更加地合理，最大程度地减低资源的浪费，以及不必要的中间环节对经费产生的浪费。

三、完善管理模式，有效控制医院成本

在信息化建设的过程中，充分地利用计算机快速处理各项数据的能力，可以将以往较为繁琐的工作，诸如各项检查报告的传送工作、具体治疗用药的选择以及对应的接诊记录工作等实现全自动化，借由网络进行传输、记录，大大降低了相关人员的工作量，从源头上实现了对医院成本控制的目的。针对化验部门的信息化建设来讲，将检验系统与对应的管理系统进行协调，可以达到对同一对象不同项目检测的目的，在加快工作效率的同时，为医院节省成本，从而使得医院的实际效益得到进一步的提高。同时医院信息化建设在为患者提供方便以及提升医院经济收入的同时，还具有很大的社会效益，能够为后期医院的相关发展提供动力。

四、增强医院自身的内部竞争力，提升医护人员的综合能力

信息化技术不断被运用于医院各个环节的工作当中，使得医护人员在注重自身专业技能的同时，做到了对信息化技术的深入学习，使得医护人员在日常的工作当中能够熟练地进行任何信息化设备的操作，并保证操作的准确性。同时在信息技术的帮助下，工作人员更容易发现自身在工作中的不足，使得医护人员的综合实力不断增强，为医院的进一步发展创造了条件。

五、完善各项数据指标，保证医院工作决策的准确性

医院管理人员的决策在很大程度上影响着医院的各项工作，在信息化建设的作用下，借助对各项数据的分析能够使所做出的决策更加符合医院的发展需求。借助信息系统较强的实效性，管理人员能够及时地发现医院运行过程中存在的问题，较少各项工作中的失误。

智慧医院作为医院信息化建设的目标，已成为医院发展的趋势和时代发展的客观需求。互联网＋智慧医院建设是现代化医院建设的主要方向，也是提高医疗服务质量的重要措施。医院信息化建设对于医疗卫生行业的改革创新发展意义重大，在医疗卫生行业，信息化技术最早是应用于财务、收费管理等方面，到现在已经转为以患者为主线，贯穿整个诊疗过程的服务流程管理，并且还将逐步扩

展到医院管理、决策以及运营，医院信息化建设是一个不断发展创新的过程。在遵循智慧医院实践需求的前提下，加强对智慧医院的服务质量，实现以患者为中心，持续不断改进就医体验，着重强化医院精细化管理是智慧医院建设的总体规划。

第三节　诊前服务建设

一、概述

诊前服务包含预约诊疗、急救衔接、转诊服务等环节，是患者就医流程的最初环节和提升患者就医体验的先导环节。借助于5G、大数据、人工智能、云计算等现代科学技术，使医疗设备智能化的同时也极大地提高了就医的便携性，大大改变传统诊疗服务的时空关系、供给效率，使我国有限的医疗资源最大限度地得到利用，为患者在"看病难"的社会背景下就医提供了新的思路和方法。

二、预约诊疗

按照健康中国战略部署，针对医疗卫生新形势、新任务，经过深入的调查研究，从2015年开始国家卫生健康委连续实施两个三年的进一步改善医疗服务行动计划，针对人民群众看病就医的"瓶颈"问题，创新医疗服务举措，发展互联网医疗服务，不断改善人民群众就医感受。自新冠疫情发生以来，预约诊疗、互联网医院等改善医疗服务重要举措在应对新冠疫情、满足人民群众就医需求等方面发挥了积极作用。为进一步发挥互联网医疗服务在巩固新冠疫情防控成果和改善医疗服务的积极作用，持续推动预约诊疗、智慧医院的快速健康发展，国家卫生健康委员会于2020年印发了《关于进一步完善预约诊疗制度加强智慧医院建设的通知》指导各地和各医院在新冠疫情常态化防控下，进一步建立完善预约诊疗制度，加强智慧医院建设，加快建立线上线下一体化的医疗服务新模式，不断增强人民就医获得感。当前，随着后新冠疫情时代的到来，传统的诊疗模式与患者的就医观念也在悄然发生改变，在常态化防控和复工复产之间找到一个平衡点，这就需要构建高质量的门诊预约诊疗体系。

预约诊疗是一体化的医疗服务模式，需要在大数据、人工智能、移动互联网等技术的加持下，实现医疗资源、预约方式、配套服务、监管制度的整合。预约诊疗服务实施 5 项统筹管理具有以下 4 个特点：①预约诊疗服务科学化。通过统筹预约诊疗服务顶层设计，突出了其在提供医疗优质服务当中的战略地位，明确了其战略规划的实施路径，为预约诊疗体系的科学建立及发展奠定了坚实基础。②预约诊疗服务精准化。通过诊疗资源库的统一管理及预约知识库的建立，实现患者多项就诊、检查、检验、手术、治疗有序安排，为患者精准化预约服务提供保障。③预约诊疗服务便捷化。通过统筹患者全预约就诊流程环节的配套服务，提高了患者就医全程的便捷性。④预约诊疗服务同质化。医院统筹监管制度促进优质资源向基层医疗机构下沉，提高医疗集团内部预约诊疗同质化管理水平。

公立医院作为我国医疗服务提供的主体，推行预约诊疗服务已经多年，但是患者预约诊疗服务改善获得感仍有待提升。据相关研究表明，目前大型医院预约诊疗工作面临的问题主要集中在以下 5 个方面：①缺乏顶层设计，全院预约诊疗工作无法有效整合，形成改善医疗服务的合力。②预约诊疗覆盖面不广。③预约形式较为单一，线上预约推行力度不够。④预约诊疗纵深服务不够，大部分医院缺乏配套服务的总体统筹，无法从纵深层面提升服务内涵。⑤诊疗制度不完善，缺乏配套制度对预约工作进行有力支撑和管控。

因此，医院应从以下几个方面提升患者预约诊疗服务。

（一）统筹顶层设计

医院应以丰富预约诊疗覆盖面为主统筹顶层设计，构建预约挂号、检查、检验、床位、手术、治疗的"六位一体"的服务体系。一方面基于居民健康卡、患者主索引联通医院核心业务系统；另一方面依托互联网对外服务平台搭建患者门户，整合聚合支付，辅以智能应用、数据决策支持，构建了预约诊疗信用体系、信息安全保障体系，全面打造以患者为核心的智慧医院一体化预约服务平台。

（二）完善预约内容

完善预约内容主要包括：①建立多途径分时段预约挂号平台，统一号源池开放，精准预约时间，实现门诊号院的 14 d 线上实名制预约，预约时段精确至 30 min。②建立检查预约信息平台，实行大型检查项目全覆盖预约、统一管理。各科预约策略各不相同，如超声科根据项目类型、影像科按照机器类型、内镜根据专家排班等进行预约。③构建预约床位（入院）服务平台，形成门诊开立预处置医嘱、集中入院办理、集中床位管理、集中检查预约、集中采血检验、集中入院评估的一站式预约入院服务管理新模式，实现患者住院前完成相关检查检验和术前麻醉评估。④实行门诊检验预约，医师开立医嘱填写计划检验时间，对患者检验做出明确限制，避免患者提前检验导致结果无实际意义。⑤推进择期手术全面预约，与手术申请单无缝对接。医师在手术确认单中填写预约手术时间及预估时长，实现手术时间节点自动计算，合理安排手术资源。⑥多种模式开展预约治疗工作。一方面拓展检查预约平台功能，将 CT、超声引导下治疗项目统一纳入检查预约平台预约管理；另一方面针对个性化治疗项目，建立单独血透、康复治疗预约平台，实现治疗预约全流程闭环管理。

（三）统一预约方式

医院建立面向患者医疗服务的统一资源池，实现门诊号源、检查资源、床位资源、检验号源、手术排班、治疗资源的统一管理，由门诊部、医务部对上述医疗资源进行归口管理。在此基础上统筹诊间、自助、线上多种预约方式的融合，尤其是线上预约，通过构建统一对外服务平台，实现院内医疗资源的统一的中转分发，形成可配置、可调控的云上资源。

（四）完善配套服务

医院构建预约诊疗服务体系不仅是将患者预约进来，更重要的是在患者预约就医过程中构建全方位的服务模式，同时要更敏锐地捕捉医疗市场的反应和声音，从而推进医院预约服务的改善优化。在此基础上医院围绕预约诊疗完善了以下配套服务：①搭建患者实名制基础服务。全院患者身份注册由门诊进行统一管理，必须通过读取实体身份证方式自动采集，在此基础上依托公安人口库，针对未携带有效证件患者采用人脸识别，实时校验患者身份后打印患者身份信息二维码，实名注册平台扫描后完成注册，避免人工录入差错。②全流程提供多种支付方式。在现有第三方支付、刷脸支付、诊间支付等聚合支付的基础上，医院与当地医保争取一定的政策，通过电子医保卡身份证化，患者只需经过人脸识别及短信验证码双重验证，即可实现医保脱卡支付。③丰富患者预约信息多渠道推送。充分利用互联网及新媒体平台，实现预约节点全覆盖推送。创新推出"手术非常准"平台，基于手术预约实现手术各信息节点面向医患双方的全方位展示提醒，促进手术资源高效利用。④多环节添加人工智能元素。建立全院预约诊疗知识库，供各节点预约时统一调用，主要分为以下两类逻辑判断：一种是针对挂号、检查、检验、手术、治疗预约时间上的重合，根据项目类型多维度设置最小时间间隔进行管控；另一种是针对多种项目先后检查顺序进行管控，如胃肠造影 3 天后才能做腹部 CT等。⑤促进优质资源下沉，构建融合分级诊疗业务联动的新型互联网医院。向患者提供云门诊、云会诊、云转诊服务，患者可自行或通过基层医院医师预约云门诊号源、预约线下检查、床位、治疗、手术，实现多种功能线上线下业务贯通、高效协同。

（五）建立监管制度

医院制定统筹监管制度对预约诊疗服务进行有效管控。一方面建立运营数据中心，实现全院预约诊疗服务多维度展现，对预约诊疗工作进行有力支撑及管控。同时在实名制视阈下建立了预约诊疗信用体系，将患者各预约诊疗环节爽约情况纳入预约诊疗信用体系统一管理，对不诚信者在便捷就医行为上进行限制，如一定时间内取消预约资格、限制使用自助设备、掌上医院等，加强患者预约诊疗信用管理。另一方面，通过互联网医院优先向医联体内基层医疗卫生机构预留预约诊疗号源，对于预约患者和预约转诊患者实行优先就诊、优先检查、优先住院，引导基层首诊、双向转诊。通过建立科学预约诊疗制度，提升了医院预约诊疗精细化管理水平，进一步提高了患者预约诊疗服务精准化、同质化程度。

江苏省苏北人民医院实施预约诊疗服务统筹管理以来，预约诊疗服务体系进一步完善，逐步构建了医疗服务全预约的新型就医文化，在合理配置医疗服务资源的基础上，方便患者预约诊疗，取得了一定的成效：①预约服务覆盖面进一步提升。预约服务实施统筹管理以来，通过搭建实名制预约基础服务，门诊实名制预约率由 65.4% 提升到 97.2%。拓展检验、手术、治疗预约服务，总预约人次由 68.8 万人次增长至 154.8 万人次。②预约服务便捷性进一步提高。通过互联网服务平台建设、医保政策支持以及线上服务宣传联合发力，拓宽了预约服务方式，自助及线上预约率从 55% 上升到 73%。③医疗质量、效率进一步提升。通过不断拓展预约诊疗服务内涵，影像、超声等大型检查 24 h 检查率明显提升。平均住院日由 8.2 d 下降至 7.4 d，术前平均住院日由 2.42 d 下降至 1.96 d，极大提升了医疗服务质量和效率。④有效调整病种结构。统筹全院病种收治、手术安排规则，严格入院分级管理，有效调整了危重症、日间手术、三四级手术患者收治的病种结构。

三、急救衔接

院前医疗急救作为社会保障体系的重要组成部分，其目的和意义在于挽救患者生命，为患者减轻痛苦，以及为院内救治处理赢得时间和创造治疗条件。院前急救水平不仅体现了我国医疗急救水平的高低，还体现了我国人民生命安全和健康保障质量的优劣。我国的院前急救发展到 21 世纪，经历了汶川大地震、新型冠状病毒肺炎疫情等突发重大事件的生死洗礼，政府及社会对公共卫生的关注和重视程度发生了深刻变化，带动了我国院前急救的迅猛发展。最直接的反映就是从单纯的、粗放的院前转运，转变成为代表政府职能的，集院前急救、灾害救援、医疗保障、危重病监护转运及急救车服务等功能为一体的紧急救援中心的建立和急救医疗服务体系初步形成。但院前急救目前仍存在发展极不均衡，急救运行机制、设施、行为、标准等均不尽规范等不足。同时，各级急诊急救体系普遍存在院前和院内信息共享不足、衔接不畅；急救资源配置不合理、缺乏统一指挥调度；多学科协同效率不高、急诊医疗服务水平和医疗质量参差不齐等共性问题。为了解决此类问题，国家卫生健康委提出了五大中心建设。随着胸痛中心、卒中中心和创伤中心等中心建设的不断深入，胸痛、卒中、创伤等急危重症抢救成功率有了很大幅度的提升。但急诊与院前急救体系的专业化、规范化、标准化、信息化和多学科协作等系统问题没有得到有效解决。2019 年《国家卫生健康委办公厅关于印发医院智慧服务分级评估标准体系（试行）的通知》要求急救衔接中，要实现与院前急救系统的数据对接，支持救护车与医院的远程交流，医院可获取救护车中采集的患者信息；医院与区域急救平台对接，患者病情可实时传递给医院。2020 年 9 月，国家卫生健康委等九部委联合制定了《关于进一步完善院前急救服务的指导意见》，强调要加强院前医疗急救信息化建设。建立健全全国院前医疗急救工作信息管理系统，加强急救相关信息管理，健全急救系统监测预警水平。提高院前医疗急救信息化水平，推动院前医疗急救网络与医院信息系统连接贯通，推动急救调度信息与电信、公安、交通、应急管理等部门及消防救援机构的信息共享与联动，探索并推广急救呼叫定位，探索居民健康档案与调度平台有效对接，提高指挥调度和信息分析处理能力。5G 高速率、低延时的传输优势保证了救护车在高速移动环境中依然能稳定通信，因此急救医师可通过基于 5G 的院前急救系统将患者生命体征和危急报警信息传输至远端专家侧，获得专家远程指导，对挽救患者生命至关重要。通过 5G 网络实时传输医疗设备监测信息、车辆实时定位信息、车内外视频画面，便于实施远程会诊和远程指导。对院前急救信息进行采集、处理、存储、传输、共享，可充分提升管理救治效率。而人工智能技术的高速发展，也使得医师可以在其帮助下进行高效、精准的诊断和决策，实现了"上车即入院"，利用黄金时间，大大缩短抢救响应时间，为患者争取更大生机。5G 和人工智能技术与院前急救的结合，能够更好地提高院前急救信息化水平，更好地加强院前院内有效衔接，更好地为百姓提供急救服务，必将成为院前急救信息化建设重要的发展趋势。

通过对院前急救信息的采集、处理、传输和共享将提升管理救治效率，提高服务质量。在信息化技术加持下，依托急救调度平台，根据院前患者的疾病部位、疾病分级、所处地理位置、医院救治能力等影响因素，智能计算最佳的救治医院。在尊重患者个人医院的同时合理分配医疗急救资源，提高急救分诊的效率。此外，通过 5G 技术可将车载定位系统、远程超声诊疗系统、生命体征实时监护系统、高清音视频互动系统、VR 全景观测，提升救护车医疗服务能力，实现 5G 救护车与智慧指挥中心实时互联互通，依托的实体医院医疗专家可全程实时指导，救护车实际上成为"移动式医院"。如浙江大学附属第二医院在探索基于智慧急救指挥中心平台、远程监护指导患者急救转运的实践中取得了可操作性成果，并荣获工信部授予的"5G 智能移动车载医疗应用"一等奖。河北省唐山市人民医院利用急救信息云平台，将医联体内基层医院、二级医院的院前急救单元，与胸痛中心进行实时信息共享、快速反应、专家指导、早期干预，突破了传统院前急救医疗活动在时空上的限制，将院内的绿色通道延展至院前，实现院前院内无缝对接，消除了抢救盲区，缩短了各个环节交接时间，从而缩短了心肌梗死患者的入院球囊扩张时间和首次医疗接触 – 球囊扩张时间，提高了抢救成功率。

为更好地衔接院前急救与院内急救，吉林省建设了急危重症院前、院中快速联动救治平台建设，通过整合紧急医学事件管理、地图数据、导航服务、消息推送、患者资料、数据存储、统计分析、安全防御等功能模块，为医院急诊服务管理系统、患者移动终端 App、交通指挥中心、120 急救中心服务管理系统和救护车辆服务管理系统提供业务功能的支持，有效加快了急救的衔接工作。

为打破区域内医院及医疗相关平台间未形成黏性集体，多平台协作模式不统一；患者与医院、基层和社区医院与上级医院间未形成"闭环式"医疗形态，医疗数据流动较为混乱等难题。吉林省建立了"96608 智慧医疗数据平台"，将资源共享落到了实处。"96608"是平台的统一急救号码，"96608 平台"是一种"互联网＋多平台"联合救治模式。它由一个综合平台、"两"大数据系统、"三"大构架体系、"四"种功能途径、"多"个平台对接组成，全面保障院前急救工作开展。

此外，苏州大学朱晨等人提出构建基于云架构的区域智慧急救平台，为急救车提供车载智能终端和数字化医疗设备。通过智慧急救平台建立全市急救大数据中心，实现急救调度信息、急救车生命体征和视频信息、电子病历信息、医院急诊和专科中心信息互联互通，实现信息共享，大大提高急救效率，推动医院急诊绿色通道和专科中心的建设。

5G 技术仍处于起步阶段，5G 与院前急救的结合应用也还处在试点阶段，在未来仍然需要走很长的一段路，需要解决的问题还有很多，但是其发展前景是一片光明的，特别是随着 5G 技术的不断发展，与人工智能、大数据、云平台等技术的深度融合，相信在不久的将来，5G 在院前急救一定能够得到更多更广泛的应用，切实提高院前急救信息化水平，加强院前院内有效衔接，为老百姓提供更好更快捷的急救服务。

四、转诊服务

分级诊疗制度是将疾病按照救治的紧急和难易程度分级，不同级别的疾病由对应级别的医疗机构负责，以逐步实现医疗专业化这一过程的制度体系。建立分级诊疗制度，是合理配置医疗资源、促进基本医疗卫生服务均等化的重要举措，是深化医药卫生体制改革、建立中国特色基本医疗卫生制度的重要内容。目前，基层诊疗服务能力薄弱、医疗机构缺乏联动机制，双向转诊机制并未建立是影响分级诊疗制度推行的主要制约因素。同时，传统的转诊体系在实施过程中存在如下问题与挑战：①转诊手续繁琐费时，增加了患者的就医成本。②"信息孤岛"现象严重，患者上下转诊的就诊记录和病历资料互通共享不足。③"转诊""联动"相互脱节，上级医院专家与基层医院医师之间在转诊过程中的交流、互动较少，无法真正起到上下联动、协同提升的效果。④"向下转诊难"现象突出，患者从大医院转回基层医院康复治疗的积极性不足。

随着互联网技术发展，2015 年国务院办公厅出台的《关于推进分级诊疗制度建设的指导意见》中强调："要加快推进医疗卫生信息化建设，发展基于互联网的医疗卫生服务，坚持科学就医、方便群众、提高效率，完善双向转诊程序，逐步实现不同级别、不同类别医疗机构之间的有序转诊。""互联网＋"平台实行的分级诊疗，促进医疗卫生工作重心下移和资源下沉，提升基层服务能力，更好地实施分级诊疗和满足群众健康需求。按照疾病的轻重缓急及治疗的难易程度进行分级，不同级别的医疗机构承担不同疾病的治疗，逐步实现从全科到专业化医疗。远程医疗协作本质上是及时传递信息，使医疗指导行为突破空间限制，让基层医院在需要的时候就可以获得大型医院的技术支持，提升其诊疗水平。

依托互联智慧分级诊疗协同平台，利用先进的网络技术及通信技术，以"首诊到基层，大病到医院，康复回基层"的政策和理念为导向，实现基层医疗机构或下级医院与上级省市县医院之间的互转，实现医联体内上级医院与下属协作、托管医院之间的转诊。同时将双向转诊与远程会诊相结合，实现各级医院之间的紧密合作，是快速、高效实现基层首诊，达到分级诊疗的有效途径。该模式具有如下特点：

（1）标准化：明确了患者上转、下转的指征及各级医务人员在转诊过程的职责，建立标准、规范的转诊流程。

（2）高效化：上转快速：当患者在社区时，社区医师可以将转诊患者的初诊信息上传至平台，平台系统以即时短信形式发送至接诊医院相关负责人，上级医院第一时间安排好患者需入住的科室或病床；下转无缝：经上级医院诊断及手术完成，可通过同样的技术手段将患者转诊回社区或家中康复。同时，各级医疗机构间可实现转诊单据的互传、检验预约、病床预约及转诊患者诊疗信息的共享。

（3）智能化：通过患者信息的互联互通，患者从大医院出院后，相关数据同步到所属社区卫生服务机构，方便社区卫生服务机构及时了解区域内居民健康状况，有助于社区卫生服务机构主动随访，实现高效的健康管理。

（4）规范化：基层首诊后，基层医师可联系上级医院专家会诊，并给予患者是否上转、上转至最合适的医院及科室等相关建议，从根本上缓解不管大病小病一窝蜂涌向大医院的状况。

天津医科大学眼科医院牵头成立了天津眼科专科联盟，从 2017 年陆续开展专科联盟相关工作，并建立信息化转诊平台，此平台通过闭环式管理的方法，将患者诊疗过程中的影像资料得以共享，患者转诊周期也由原来的 4 ~ 6 h 缩短到 5 ~ 10 min。全年的转诊数量由 2017 年的 179 人增加到 2019 年的 433 人。从而解决了广大患者看病难的问题。

第四节　诊中服务建设

智慧医院建设过程中加强诊中服务建设是提升患者就医体验的重要环节，诊中服务建设涉及到患者如何及时有效地获取医院相关信息以及患者检查结果的及时推送、院中院外导航，以及患者便利保障服务。诊中服务建设需要切实从患者角度出发，做到真正利民惠民。互联网技术和医院建设相结合，可以有效解决诊中服务中的痛点问题，大大推动了智慧医院诊中服务建设，使患者就医过程中节约就诊时间，详细了解病情，享受便利服务。众多的医院已经加入慧医院建设行列，并且取得了很好的社会反响，也为将来其他智慧医院的诊中服务提供了典范，我们应该在此基础上充分吸取经验和教训，继续加强智慧医院诊中服务建设。

一、消息推送

随着医疗技术的发展，国内医院迅速发展，大型医院越来越多，患者就诊过程中往往面临陌生的医院环境和繁琐的就诊步骤，大部分患者就诊时对医院信息了解不足，不了解就诊流程，医院和患者信息不对称，这使得患者就诊过程中往往充满各种疑惑，不能对医院内实时信息进行了解，不知道该去哪里，不知道下一步该干什么，并且由于庞大的就诊人数，人工服务往往难以精确地服务到每位患者，这就造成了患者大量时间浪费。现代医院面临着"挂号难""查询难""寻医难"等痛点问题，随着互联网信息技术的发展，智慧医院消息推送服务的建设正逐步解决就诊过程中的痛点问题，通过信息服务改善患者就诊体验，提高就诊效率。

（一）网络平台建设提供信息服务，实现全流程智慧医疗服务

智慧医院通过加强网络平台建设，提供网上预约、排队提醒、在线支付、报告查询、信息查询等功能，患者通过身份证绑定信息，即可在线预约挂号；无须排队便可缴纳门诊费用，不用亲自到医院就可以查询检查、检验报告；住院患者可以通过手机，缴纳住院费用以及实时住院费用清单查询，实现从门诊到住院、从院前到院后、从诊治到康复的全流程医疗服务。例如同济大学附属第十人民医院在构建门诊全流程智慧医疗体系的实践中，打造上海市首家实行门诊电子票据的医疗机构，推行门诊患者就诊"线上一体化"体系，实现从预约挂号、线上缴费、票据获取全流程闭环的自助服务模式。

（二）智能终端实时消息查询及推送，实现高效有序自助医疗服务

以往人工服务窗口的原有模式逐渐被智慧医院服务模式取代，转向以智能终端，比如以手机、自助查询机等设备作为新的服务窗口，向患者展示多样化、全流程、简洁化的自助就诊服务。如今社会，智能手机已经渐渐普及。医院通过开发智慧医院移动应用程序实施消息上传与发布，患者经过指导安装后，就能够实现在家中选择想要的医疗服务，比如专家信息查询、远程预约、远程挂号等。移动应用程序还可以为患者的远程健康咨询提供渠道，使患者在家即可接受到专业的医疗专家的健康指导信息。患者移动端可提供患者人脸识别、实名认证功能，门诊预约挂号、当日挂号、诊间加号功能，还可帮家人预约门诊；提供患者门诊移动端自助实时排队信息推送，合理安排就诊时间；提供患者门诊就诊全流程消息提醒，

包含院内挂号、门诊排队、检查报到、报告查询、药房取药等信息。患者可在移动端查询专家介绍、出诊信息等,按处方单进行在线支付(支持移动医保),也可查询本人以往门诊、住院就诊记录如药物处方、检查、检验、影像结果等。

(三)智慧医院提供信息化便利服务,实现患者高效便利就医体验

智慧医院及时的消息推送为患者提供很大便利,患者就诊过程中,可以实时查询就诊、检查、取药等待人数,以便患者更好安排就诊时间,还能查询相关医疗费用清单并且完成手机线上缴纳;可以通过微信医院公众号关注就诊信息,查询就诊中的检查、检验结果。医疗 App 系统还可以将患者全部检查最终结果进行分析评估,并且能够根据患者的个体化需求进行即时推送,使患者清楚了解本人的健康状态,并根据结果寻求进一步治疗;还能主动地、个体化地向患者推送相关疾病的一系列健康知识,使患者充分了解自己所患疾病的病因、症状、治疗,以及平时生活中有关饮食、运动的注意事项,从而更好地配合治疗,提高治疗效果;患者复诊时,可以为医师提供更准确、更全面的辅助诊疗信息。

(四)城市案例分享——南方医科大学南方医院

南方医科大学南方医院智慧门诊——创新互联网全流程便民就医实践,对患者就诊状态进行实时在线报道,患者可通过手机进行医院就诊状态查询,可动态了解前方排队患者人数,便于患者优化时间安排;并且患者能够在线检查检验报告,患者可以使用手机通过公众号查看到自己的病历、检查检验报告、处方等内容,患者随时可以掌握本人病情,并合理安排或采取个性化就诊方案。兰州大学第二医院应用 App 实现在线问诊,患者在线进行病情咨询,通过网络远程和医师进行沟通交流病情,并且可以通过微信公众号、医院官网了解到院内医师将来几天的挂号情况,患者可以挑选合适自己的时间段选择专业的医师进行预约挂号,挂号时间精确到分钟,患者提前自行通过手机端、自助机端等进行缴费,根据短信通知、公众号推送的信息按时到诊,医师在患者到诊时针对患者病情进行医疗服务,并且医师在诊室能够了解到每个检查机器的空闲时间,根据患者需要的检查项目,合理地帮患者预约检查时间,提高患者的就诊效率,节约了就诊时间,减少每个检查项目之间因为信息不对等而浪费的不必要的等待时间。

二、一步到位——标志与导航

根据国家卫生健康委员会统计信息中心数据,2021 年,全国医疗卫生机构总诊疗人次达60.5亿,其中大型医院占比53%,大医院人满为患成为常常出现的场景。大型医院更加综合化,增加了更多科室,院区面积也逐渐扩大,一方面给病患提供了更为全面的医疗资源,另一方面,医院复杂的环境也给病患寻医问诊带来了一定的困扰。当患者身处大型医院,在就医过程中往往需要准确与高效地找到目标地点。我国大型医院自身有着建筑结构复杂、可容纳就诊人数庞大、科室设置越发精细化等特点。调研发现,即使大部分大型医院在室内设有明确的楼层平面图以及科室的引导标识系统,很多人还是会因就医流程等因素及人们主观的如心情、个体寻路能力等相关因素影响下找不到正确目的地。在医院中找到目的地对于医院基础环境设施中所有的用户来说是有一个压力和消耗时间的体验。通常人们来到医院的心情复杂,伴有压力、焦虑、沉重等心情。大型医院的人流动线复杂,并且包含有大量的转折点,人们在寻路过程中需要不断地做出选择,各方面因素结合到一起往往令人头绪纷乱。在我国大型医院中有部分医护人员的工作任务中包含带领患者至检查地点,帮助患者顺利完成检查等流程。在大型医院中,经常看到有患者对医护人员进行路线询问,这也增加了医护人员的工作压力。

随着我国的经济发展和国民生活水平的提高,人们对医院的服务质量提出了越来越高的要求。国内越来越多的医院也意识到提升患者就诊体验的重要性,在标识系统优化、导航等就医流程优化方面做出了相应的努力,也取得了一系列的成效。

针对医院场景,研发院内导航系统、实时定位系统,整合医院空间、位置数据,就医流程等,为患者提供更加高效、便捷、人性化的就医体验。

医院门诊导航系统与医院信息系统对接,向患者提供导航与门诊功能和就诊流程相结合的导航服务,已经成为智慧门诊导航服务模式的发展方向。门诊导航系统不再仅仅是向患者提"地图"和把患者"引导"至目的地的简单服务,还要与患者的个性化导航需求相结合,为患者提供更加优化的个性化服务。当患者走近门诊入口,启动门诊导航,为患者建卡、取号导航;当患者走向就诊科室时,门诊导航及实时定位系统将患者的位置信息传递给目标科室门诊,省略了报到环节;当患者走出诊室启动导航,系统除"地图"导航功能外,根据医师开出的检查、取药等项目的时间安排信息为患者提供相应的信息和智能化导航服务,患者从导航系统显示的信息中了解到自己在目标检查科室的排序、需要等待的时间、每项检查所需时间、检查设备运行效率、主责检查医务人员的信息等,为患者推送更加优化、高效、合理的流程,便于患者合理安排自己的时间。门诊导航系统的进一步深化和智能化技术的应用,会触及门诊每项服务,提高服务效率,提高患者的就医体验。

医院的标识导视系统作为医院文化的一部分，不但是医院展示独特医疗文化的存在，也是为患者服务的一部分。好的标识导视系统设计可以让患者便捷地找到就诊科室，并且可以缓解患者就诊时的紧张心理。

标识导向系统的应运而生，已成为现代医院建筑空间环境设计中不可缺少的重要部分。标识是一种视觉元素，主要由文字、图形、色彩和材质构成，它要求通过标识能够准确传达信息，指导人们行为，在表达信息的同时更多体现的是表达对象的精神内容。因此，医院标识导向系统是为来访者明确空间导向，体现人性化管理服务、促进医疗实践的重要内容。在现代医院管理中，随着医改不断深化、医院业务规模扩大、医疗技术水平提升及人民群众健康需求的日益增长，宣传标识的制作需求日益多样化、复杂化，标识所承载信息的有效性对提升医院管理服务效能起到日益明显而重要的作用。医院的标识导视系统是配合医院各项诊疗业务开展的得力助手，是保持医患视觉交流品质的桥梁，传递医学科普信息的重要窗口。医院的标识导视系统作为医院文化的一部分，不但是医院展示独特医疗文化的存在，也是为患者服务的一部分。医院的标识导视系统的设计风格不同于其他展览的标识导视系统设计，好的标识导视系统设计可以让患者便捷地找到就诊科室，并且可以缓解患者就诊时的紧张心理。

（一）城市案列分享 - 北京中医医院

北京中医医院为北京市医院管理局所属医院中占地面积最小的三甲医院，近年来，随着患者就诊量的增加，患者及患者家属经常会在人满为患的诊疗部门之间寻找自身的就诊科室，如果患者对医院的环境不熟悉，则会在就医途中浪费时间，影响诊疗效率，降低患者对医院的满意度。为贯彻实施北京市医院管理局发布是18项便民服务措施，针对这一现象，北京中医医院与腾讯公司合作构建医院导航系统，主要分为以下步骤：基础硬件建设及数据采集、数据的对接与校对、项目验收、后期维护与更新。

基础硬件建设及数据采集：北京中医医院为实现 Wi-Fi 定位导航，在院内已实现 Wi-Fi 信号的全覆盖，保证了定位技术的基础硬件健全；由于医院是老院区，院内诊疗科室的基础数据、CAD 底图并不完善，医院特针对此项目雇佣相关公司精准地完成了全院各楼层的 CAD 图纸，做好了建立导航系统的前期准备工作。

数据的对接与校对：在数据对接过程中，北京中医医院将诊疗部门 CAD 底图提供给腾讯公司，并协助该公司数据采集人员对医院进行了楼宇位置定位及外业工作，后期进行数据校对，更正错误信息。

项目验收：在该项目正式上线之前，医院与项目公司进行成果确认与验收，合格后与信息中心对接，正式上线。患者进入导航系统后，系统自动定位使用者当前位置，使用者可通过系统中诊疗检索或直接点击地图内科室即可确定目的地，系统将为其规划合理、便捷的路径。

后期维护与更新：导航项目上线后经过大数据的采集与分析提出相应的更新方案并检测定位点的准确性，设置热门搜索、规划诊疗顺序等精细、智能的导航功能。

三、软硬兼修——患者便利保障服务

医院智慧服务指医院针对患者的医疗服务需要，应用信息技术改善患者就医体验，加强患者信息互联共享。消费升级，人们呼吁更高质量的医疗服务。随着城乡居民医疗保健消费支出的增加，人们对更高品质的医疗服务有了更多的需求，也就对面向患者的"智慧服务"提出了呼吁。目前很多医院都提供一体机、自助机，推行手机结算、预约挂号、预约诊疗、信息提醒以及一系列衍生出来的服务，都属于面向患者的"智慧服务"，"智慧医院"能够给患者求医问诊带来诸多便利。医疗建设投资增加，医疗服务机构自身升级换代。随着医疗服务机构数量的爆发，面向医院的"智慧管理"重要性逐渐凸显。医院运用信息系统进行内部管理，相当于配备了"智慧管家"，有助于医院开展精细化管理，提高综合管理水平。

医院智慧服务的主要目的就是方便患者，一切诊疗行为要"以患者为中心"，站在患者角度考虑诊疗环节存在的问题及可以不断优化的措施。服务项目不仅仅是系统的上线，还要结合本地区就医群众的生活习惯、社会背景、知识结构等，按需进行系统的设计与改造。其次，智慧服务建设离不开基础业务系统的对接，所有服务项目来源于基础业务数据，所以建设初期要基于医院的集成平台实现所有业务系统的融合。预约、支付、查询、信息推送等功能的建设均离不开与医院核心业务系统的交互，二者是相辅相成的关系。业务系统的上线是为了智慧服务体现得更加完善，而智慧服务的建设将线下信息通过线上方便了患者，二者缺一不可，共同实现医院方便患者、服务患者的目的。智慧服务的受众是广大患者，如何做好患者的宣教和推广也至关重要，所以，服务项目的界面一定是人性化、便捷化、智能化的。

（一）医院服务是医疗技术的增值载体

一方面，医疗技术的价值必须通过医疗服务来实现；另一方面，高质量、高效率的医院服务可以刺激新的医疗技术项目的有效发展，使医疗过程更加人性化和亲切，使每个患者都能在医疗过程中"享受科技和生活"。

（二）医院服务是医院员工专业精神的升华

服务水平高的医院必然具有良好的职工专业素质，只有具有崇高的职业精神，医院工作人员才能始终在医院服务中表现出一种"发自内心的主动"。"以患者为中心"才是我们各项工作的出发点和立足点。

（三）医院服务是医院竞争的新元素

医疗市场的竞争越来越激烈，在医院管理者优化资源配置的过程中，提高医院服务能力和水平可以更好地满足患者的需求，吸引更多的患者，增强医院的竞争力，因此，医院服务已成为医院竞争的新元素，也是医院在医疗市场上赢得竞争的关键。

（四）医院服务是适应现代化发展的新理念

高效快捷的医疗、细致的护理、由深入浅的解释、合理有效的检查、舒适安全的病房条件、温馨舒适的绿色环境、细致完整的生活安全和亲切的服务态度，体现在医院活动的各个方面，树立有形服务与无形服务相结合的全方位服务理念，是医院适应现代化发展的必然要求。

（五）案例分享——宁夏医科大学总医院

宁夏医科大学总医院智慧服务项目依托互联网 5G 技术，以人工智能、大数据为抓手，建设线下医院与线上医院相结合、以"患者为中心"的智慧医院服务平台，实现患者在门诊流程中预约、挂号、门诊、取药、缴费与结算等系列环节的全流程优化服务。该系统帮助患者实现了除在医院现场依靠自助服务终端进行就诊服务环节所需的相关医务活动外，还帮助患者实现借助手机 App 在线进行智能问诊、精准预约、门诊缴费、医保线上结算、报告查询、住院充值、科学用药、病案邮寄等服务活动，从而解决医院长期存在的患者挂号、看病、取药时间长，医师问诊时间短的"三长一短"问题。系统贯穿患者诊前、诊中、诊后三个阶段，真正实现以"患者为中心"的服务理念。

第五节　诊后服务建设

一、概述

2020 年发布的《中国互联网医疗诊后行业白皮书》中，将互联网诊后服务定义为："通过互联网技术与平台，为整个诊断之后的医疗到康复的全生命周期进行管理，涉及院内信息化搭建、院外疾病管理、康复照护等多个内容。"具体来讲，互联网诊后服务的建设应包括以下几个方面：①应搭建符合互联网医院要求的院内服务平台，在院内进行 HIS、NIS、RIS 等平台的搭建，实现各科室信息共享。②通过互联网诊后服务平台实现处方外延，即医院和医保部门及零售药店之间互联互通，开具外延处方，方便患者在院外享受诊后医疗服务。③搭建复诊和在线病历管理平台，通过线上复诊和病历在线化，将患者信息与负责医师之间挂钩，将患者诊疗信息形成长时间跨度在线病历，以便管理患者的预后、并发症、生存周期等传统医院管理模式中的棘手问题。④通过互联网医疗诊后平台实现诊后照护和慢病管理，通过互联网医疗诊后平台，患者预约照护人员上门服务，进一步满足院外的临床需求。

通过以上几个方面的建设，互联网诊后平台能够有效优化医院管理流程，为患者提供全诊后周期的医疗健康服务。具体来讲，通过平台的搭建：①可以对现有的医院、社区、家庭医疗服务能力和医疗资源进行整合估算并有效管理，从而充分高效地利用有限的医疗资源。②改变了传统的由医院完全主导的医疗工作方式，将患者、患者亲属、卫生管理部门纳入医院管理评估体系之中，提高医疗效率。③加强了对诊后医疗服务过程的控制，加强了医院的自动化管理，有利于提高对从诊断到治疗、康复、预后的患者诊后全周期多环节控制和情况调查，一旦发现问题可以尽早处理，从而提高了医院整体的保障服务能力，实现了卫生资源的全面覆盖与全面管理。

二、互联网医疗诊后服务领域国内外研究现状

国外在诊后管理方面的研究起步较早，并取得较好的成效。特别是在发达国家，很多著名的医疗机构都有一套规范、庞大、系统的临床资料收集与统计分析流程，

近些年来通过互联网、大数据、人工智能等技术，构建起了更加智能高效的诊后管理工具和随访系统，自动对患者进行随访，连续采集患者的病情变化数据，甚至可以根据患者的病情自动给出预警提示或应对建议，同时，很多知名医疗中心也已经实现了州立或国立的数据库数据共享，为临床科研和管理打下了坚实的基础。在美国，医院针对围出院期患者开展一系列诊后服务，以保证诊后健康管理的协调和连续，实现患者从医院到社区卫生中心或家庭之间的安全顺利过渡。在这种理念下，对患者的诊后服务将不再局限于医院，而是包括了社区卫生中心、养老院、月子中心等专业护理场所和长期健康照护机构，达到针对患者诊后治疗康养阶段的全周期管理，值得我国学习借鉴。

我国已进入老龄化社会，与之相伴随的各种老年性疾病、老年性疾病继发多器官病变的发生率呈明显上升趋势。按照传统的医疗服务形式，医院并无法为患者提供及时的治疗，也难以提供周到的服务。我国医院的诊后管理现状并不容乐观。一方面，在我国医疗资源尚且不足的情况下，医护人员工作量已经饱和，让稀缺的医师资源去追踪、管理海量的患者群体，难免心有余而力不足。另一方面，传统的诊后管理模式，需要投入大量的人力资源，特别是慢性疾病的随访，需要与患者建立长期联系，复杂性与长周期性往往使得随访工作难以维系，鲜有成效。实体医院建设运营的互联网医院，大多仅提供在线医疗信息服务，或仅能提供部分科室、专家号源互联网预约和在线诊疗服务。同时，互联网医院平台与院内远程诊疗、慢病管理系统独立运行，未能实现互联网医疗服务与院内医疗服务资源高效整合、线上线下有效协同，医院服务压力未得到显著改善。

诊后医疗服务平台涉及康复管理及慢病管理等多个领域，恰恰为老年人需求，因而，我国政务也希望能够通过诊后相关医疗活动的建设来整合社会力量，减轻老龄化加剧所带来的巨大压力。近年来，随着互联网、5G、云计算等技术的兴起，互联网平台的建设如火如荼，政府也在不断鼓励以线下医疗机构或互联网科技公司为依托，利用互联网平台开展医疗康养工作。2019 年，我国提出"互联网＋护理"的试点工作方案，开始逐步推动互联网诊后服务领域的高速发展。新冠疫情发生后，2020 年 2 月，国家医保局、国家卫生健康委员会联合印发《关于推进新型冠状病毒肺炎疫情防控期间开展"互联网＋"医保服务的指导意见》；4 月，国家发改委、中央网信办发布《关于推进"上云用数赋智"行动培育新经济发展实施方案》，从国家层面对互联网医疗的发展做出肯定，并为互联网医疗赋予首诊、纳入医保的实际功能，更加促进了互联网医疗平台的发展速度；7 月，国家卫生健康委员会印发《医疗联合体管理办法（试行）》指出，要为基层提供远程影像、远程心电、远程会诊等服务，同时国务院提出在保证医疗安全和质量前提下，进一步放宽互联网诊疗范围；8月，国家卫生健康委员会下发《基层卫生健康综合试验区建设指导方案》，提出积极推动信息和人工智能新技术在基层卫生健康工作中的应用和普及；加强县级远程医疗中心建设，推进远程医疗向乡村延伸；提出以培养具备医、防、管等能力的复合型人才和信息技术为支撑，深入推进基层慢性病医防融合。

三、互联网医疗诊后服务功能体系及实际案例

为做好患者诊后疾病管理、延伸诊后随访服务，近年来，一系列互联网诊后医疗服务工具和平台得以构建和应用，具体包括覆盖诊前－诊中－诊后全流程的智慧医疗体系、以互联网医院平台为核心的诊后医疗服务平台和面向患者的互联网医疗类服务 App 等几类建设方向，结合诊后智慧健康教育，实现高效健康管理。这些互联网医院管理框架和实现工具各具特色，功能上实现互通互补，极大地拓展了互联网医院诊后服务的覆盖范围和服务多样性。

（一）利用互联网平台开展患者信息管理和复诊随访

1.利用互联网平台建立患者全病程智慧病历

病历、处方、影像报告和检验检查单等信息包含了患者在本次乃至于过去进行医疗相关活动的全部数据，对其进行整合和分析有助于诊后服务的精细化有效化进行，并有助于未来新医疗活动的开展。在以往的传统诊疗模式中，不同医院间、每次诊疗互动之间的信息数据并不互通，患者的疾病信息存在明显遗漏。而如果将上述信息及时导入到统一的互联网平台，则可以在患者就诊的过程中及时向医师提供其所有的医疗资料，通过与 HIS 系统对接，互联网诊疗系统可以直接从各医院、各科室甚至于医疗卫生部门中直接调取相关信息，方便医师使用。这种信息整合的功能也方便患者使用，患者的历史就诊信息可以直接从互联网医院的信息平台中获取数据，方便患者直接进行病历打印、电子化影像胶片及影像报告获取。对于行动不便或距离较远且需要纸质化信息的患者，互联网医疗平台还能够通过与主流平台对接，如京东物流平台，从诊后服务平台中直接跳转至物流系统，对患者选中的病历、处方信息进行配送，进一步为患者带来便利。

四川省乐山市人民医院利用互联网平台实现了"病案无纸化"，即临床一线不再打印纸质病历用于病案存档，同时病案管理科也无须再对回收的病历进行全面消杀。病历资料翔实地记录了患者从入院到出院的整个医疗活动全过程，是医疗纠纷事故鉴定和技术鉴定的主要依据。因此要求其必须客观、真实、准确、及

时以及完整和规范，同时还要保障具备相应的法律效力。以上对医院信息化建设的基础就提出了相当严格的要求，乐山市人民医院通过将互联网医疗平台与成HIS系统、移动医护系统、LIS系统、CA电子签名系统PACS系统、手术麻醉系统、电子病历系统等基础业务系统连接，搭建了适用于医院的"智能病案无纸化系统"。

2. 利用互联网平台开展诊后复诊随访

互联网诊后服务平台可以将患者的全部疾病信息进行汇总，并建立全病程智慧病历。同时，该平台还可以实现对患者信息的梳理汇总，筛选出符合设置的复诊条件的、需要进行复诊的患者，并根据患者的情况提醒患者进行基础的在线复诊随访，乃至门诊复诊和住院复诊。根据患者的就诊需求，互联网诊后平台可以提供一对一的线上化就诊服务，方便医师做好复诊随访管理。医师根据互联网平台上对患者建立的疾病资料及线上问诊沟通获得的信息，可以进行综合分析，并在线为患者提供此次复诊的专业指导意见，医师可以根据患者的实际情况，直接在互联网平台上为患者提供续方、开具检查、收入院等服务，具体可以包括随访意见咨询、药房开具、检查检验申请、随访满意度调查等服务。随访复诊的信息也会一并保存到患者的互联网平台信息库之中，具备和线下诊疗相同的效力，患者可以及时查阅、打印和保存，极大地提升了患者的复诊体验。通过与检验系统、处方系统、财务系统等对接，患者能够实时查询就诊记录、付费记录、药物配送信息及票据信息；根据线上开具检查检验并通过后台予以预约，直接根据预约时间至线下检查；由药剂部门审核医师在互联网门诊所开具的电子处方，数据由服务平台处理，提供患者"配送到家""来院自取"多种取药方式；结合电子票据制度，提供患者实时的就诊报销凭证。

在这方面，北京大学人民医院建立了便捷而高效的智慧化诊后管理体系，在患者复诊、随访和治疗指导等方面打造了全新的模式。北京大学人民医院与易复诊第三方处方共享平台合作，将医疗机构处方信息和药店零售信息进行互联互通和实时共享。依托建立的智慧诊后管理服务平台，患者可以根据自己的实际情况和需求自主选择门诊或线上复诊。在复诊结束后医师根据患者的实际情况，开具外延处方，外延处方经过医院药师审核后，一方面接入医保平台，一方面接入处方信息互联网平台，平台可以将审核后的信息以短信、微信、专门App等形式推送给患者，患者可以选择自行到任何一家已经接入医保和线上处方管理系统的药店进行线下购买，也可以选择平台所提供的送药功能，直接将药品配送到患者家里，为患者提供极大便利。此外，处方信息互联网平台和智慧诊后管理服务平台对医保、药监局等相关政府职能部门开放，形成有效监督。

3. 利用互联网平台开展诊后慢病管理

在当今我国人口老龄化的背景下，利用互联网诊后平台集中社会资源开展诊后慢病管理迫在眉睫。慢性病诊后服务平台可以提供包括诊后报到、复诊提醒、体征监测、就诊信息查询、咨询建议、健康宣教等功能。服务的用户包括慢性病患者、医护团队和平台管理员，患者用户是经医护团队治疗干预且在平台注册的个人用户；医护团队用户是为患者诊后服务的提供方；平台管理员则维护平台正常运行等。平台可以实现慢性病患者复诊日期设置，查看体征值，调整医嘱，提醒记录体征数据；统计患者体征指标，计算和显示用户体征指标的平均值和标记异常值和统计异常值数量并提出警告；建议调整患者用药、饮食、运动等功能。通过该平台的建设还可以编辑和发布慢性病康养相关活动通知和健康知识。此外，基于目前我国在 5G 技术、可穿戴设备技术等方面的发展，还可以利用可穿戴健康设备，克服地域等因素对患者管理造成的时空显示，即使远在千里之外也能对患者进行实时的追踪和精确的管理。通过可穿戴设备长期监督慢病病患状况，能为慢病诊疗提供持续长期、细致准确的各项数据，提高慢性病管理和防治的效率，将在很大程度上降低慢性病的危害和治疗费用。

在这方面，宁夏医科大学总医院智慧服务项目依托互联网 5G 技术，以人工智能、大数据为抓手，建设线下医院与线上医院相结合、以"患者为中心"的智慧医院服务平台，实现慢性病患者在门诊流程中预约、挂号、门诊、取药、缴费与结算等系列环节的全流程优化服务。该系统帮助患者实现了除在医院现场依靠自助服务终端进行就诊服务环节所需的相关医务活动外，还帮助患者实现借助手机 App 在线进行智能问诊、精准预约、门诊缴费、医保线上结算、报告查询、住院充值、科学用药、病案邮寄等服务，真正地方便了针对慢性病患者和老年群体开展的医疗服务。诊后，当慢性病患者离开医院回家后，借助手机 App，依靠手环等佩戴服务终端实时监测数据，并上传到医院系统中。医师可以随时了解患者诊后病情恢复情况。此外，医院以微信公众号为居民提供统一服务入口，提供就医服务、诊疗服务、健康管理服务，为医护人员和慢性病患者提供统一的智慧医疗健康服务平台，构建更加丰富便捷的惠民服务应用和更广泛的智慧医疗健康服务生态。

（二）利用互联网平台进行诊后健康管理

1. 诊后在线报告查询及药物智能配送

以互联网医院平台为基础，为患者提供智慧诊后医疗服务。依靠互联网医院平台，患者可以诊后在线查询所有的检查检验报告。慢病患者因其疾病的长期性，可以实现慢病续方、药品配送服务，医师审核后，患者可在线支付处方，药品配送到家。并且会向患者推送用药信息。同时诊疗平台完成患者诊疗满意度调查，着力于对诊疗服务的有效监控。

除平台外，医疗服务 App 也在报告查询和药物配送方面发挥重要作用。通过易于操作的界面，帮助解决患者依从性问题。通过 App，患者可以上传实时信息，医师可以及时查看患者疑惑与需求，根据患者的诊后恢复状况回访，并进行交流，定期发送指标检查、用药、饮食通知与注意事项等。同时利用 App 还可以实现用药提醒、药物配送等功能，App 会定期定时推送用药时间提醒。通过代买药服务实现药物配送，患者根据自己的需求，出示医师购买凭证即可下单。第三方人员配送药物，解决老年诊后患者药物购买方面的困境。

湖南中医药大学第一附属医院患者移动服务平台于 2016 年 8 月上线了医院微信公众号——患者移动服务平台。患者借助移动终端可以完成智能导诊、预约挂号、移动支付、检验检查报告查看、费用清单查看、满意度评价等就诊操作。通过公众号入口，可以查询一定时间内的检验检查报告；患者基于平台也可以诊后对医院的专业度、服务态度、就诊环境等进行综合评价。平台也可主动向患者实时推送健康知识，进行健康宣教，提升患者的健康意识。

2. 基于互联网开展诊后健康教育

随着技术的迅速发展，互联网技术为医院着力搭建高效的健康宣教平台提供了坚实基础。依托医院数据库和智慧医院建设，生成健康宣教清单，对宣教结果进行对接反馈，为患者提供标准化、个性化的健康宣教服务，加强了患者的健康意识。同时利用 5G 技术特点实现健康宣教云平台建设，患者将手机等终端作为信息载体，建立个性化健康档案。医院智能推送针对性健康宣教内容。使患者进行主动健康管理，也能在随访阶段依据既往在院健康宣教史，智能延续推送接续化的健康宣教资料，拓展健康宣教的广度和深度。

同济大学附属第十人民医院建设智能诊疗平台，借助 App 端、微信公众号及支付宝平台，搭建官方信息门户端。通过互联网健康教育模式推进医院健康理念实施。医院作为健康教育数据提供者，有着专业的传播主体，是健康教育内容质量的基本保障。通过结合目前流行的短视频等媒介途径，将传统文字形式的科普性内容予以包装。以文字＋影像的形式在互联网平台、微信公众号、短信、医院官网、App 等进行定期推送，将健康的理念植根于诊后患者思想之中。

四、互联网诊后服务平台总结

从治疗到康复的流程一直以来就是医疗的重点内容。每种疾病在经过治疗后，其预后、并发症、生存周期等都需要继续了解和关注，治疗带给患者的利弊，也需要长久的随访。患者的动态也需要医院长期关注，并进行针对性的健康教育和科普。但一直以来，线下诊后面临诸多难题如：①传统模式下，患者复诊需提前预约，短暂诊疗后又要返回，经济成本和时间成本都很高；同时受限于患者依从性问题，随访和复诊存在困难。②传统模式下患者的长期随访和指导治疗缺乏互联网技术支撑。③患者因药就医、用药指导，药物购买等难题。

目前，我国主要的先进医院智慧诊后阶段建设多集中在慢病管理，诊后医疗，医药服务，智慧健康教育等方面。基于人工智能技术建设诊后管理平台，进一步借助互联网医院主题庞大的医疗资源和专业的诊疗水平，结合 5G 等新兴技术，搭建诊后医疗云平台，实现高质量互联网智慧医院建设。满足患者诊后复诊，医院随访，诊后检查报告打印查询等服务。通过与第三方平台合作，促进针对慢病患者的药物配送和用药指导服务建设，解决综合医院药物流程复杂，人流量大的问题。同时医院加强诊后患者的常态健康保障机制，注重高质量健康教育，提倡患者的主动健康管理。借助医院诊后监控管理云平台，结合短视频浪潮，搭配医院官网及 App，短信等实现患者信息动态纵向掌握，定期推送针对性健康管理知识，培养诊后患者的主动健康管理的意识，最终实现主动健康管理的目的。

第六节　互联网医疗患者隐私及信息安全风险管理

互联网医疗行业的发展在中国正成为一个方兴未艾的热点领域。近年来，这种依托互联网作为载体和手段的健康医疗服务模式顺应我国国情，得到了来自政策的肯定和引导，特别是在新冠疫情暴发的特殊背景下，更是在客观上推动了互联网医疗行业的发展。例如，新冠疫情期间或更早时期，我国多家以实体机构为依托及实体机构网络化的互联网医院和互联网健康平台已经推出或加强了在线的医疗服务能力，患者足不出户，就能够享有就诊预约、在线疾病咨询、电子健康档案、电子处方及检验报告查询、远程会诊等服务，有效缓解了新冠疫情特殊时期群众看病就医的难点问题。然而随着互联网医疗的推广，云技术、大数据分析的应用，患者医疗信息变得更加集中、更易获得，在医疗数据采集、存储和应用过程中数据泄露的事件时有发生。医疗数据不仅事关患者隐私和个人信息安全，还关乎社会公共利益和国家安全。在高度信息化的大数据环境中，如何做好患者隐私和个人信息保护是个值得深思的问题。

一、互联网医疗蓬勃发展，伴生信息安全和隐私挑战

在互联网技术、云技术及大数据技术迅猛发展的背景下，数字化的浪潮席卷到医疗体系，互联网企业利用移动手机、可穿戴设备和健康设备等通过互联网连接，几乎可以全程以电子化的形式进行采集和记录个人健康医疗信息，包括个人身份信息，个人生物特征、诊疗标识号码，检查、检验结果，可穿戴设备信息，接受的健康医疗服务信息，提供健康医疗服务者身份信息，个人支付或医保信息等。互联网医疗的发展，一方面能为解决医疗资源供需失衡，加速行业竞争，推动医疗服务体系创新，深化医疗改革等方面提供新的解决途径；另一方面，在对患者的隐私管理上，包括对患者就医资料所有权，使用权和管理权限的明确以及对医疗信息的安全防护等问题正日益凸显。

二、互联网医疗中患者隐私及信息安全泄露的途径和风险

患者的医疗健康信息和隐私泄露是一个老生常谈的话题。例如，在传统医疗模式下，就有很多患者由于就医、保健等信息泄露而饱受医托、推销之苦。甚至很多新生儿家庭，孕妇生产完还未出院，各种和新生儿有关的产品、服务广告已经被"精准"投放到手机和邮箱里。信息数据泄露会危及患者个人隐私，医院的病历登记管理系统的泄露，就会暴露大量患者的敏感信息。2016 年，上千名曾在深圳市妇幼保健院做过产检或 B 超的孕妇的个人信息遭到泄露，包括孕周、预产期、居住地址、电话号码等。可怕的是，很多涉及患者医疗健康状况的敏感信息一旦被不法分子利用进行诈骗甚至勒索，其危害比单纯的商业推销还要严重得多。

在互联网医疗中，医疗信息可以全程以电子化的途径进行采集、记录、传输和存储，在显著提高效率的同时，也不可避免地增加了个人健康医疗信息被拦截和泄露的途径和风险。从患者隐私和个人信息保护的角度检视医疗机构的诊疗服务与管理流程，可以发现在医疗咨询服务、远程医疗、使用移动医疗设备等服务中均存在隐私信息泄露风险，应该引起高度重视。

（一）咨询服务的泄露风险

在互联网医疗平台或者第三方医疗服务机构中，患者通过身份注册和验证，能够在移动 App、微信客户端和网页上进行预约挂号、日常医疗保健咨询，还可

以通过问诊功能向医师寻求诊疗意见。例如，2020 年 2 月，国家卫生健康委员会印发的《关于在疫情防控中做好互联网诊疗咨询服务工作的通知》中规定，充分发挥互联网医疗服务优势，大力开展互联网诊疗服务，特别是对发热患者的互联网诊疗咨询服务，进一步完善"互联网＋医疗健康"服务功能，包括但不限于线上健康评估、健康指导、健康宣教、就诊指导、慢病复诊、心理疏导等，推动互联网诊疗咨询服务在新冠疫情防控中发挥更为重要的作用。

但是，在网上咨询服务中，患者注册的身份信息和问诊记录等相关隐私数据存在泄露风险。现有的医疗咨询服务需要填写一系列个人基本信息，经过授权后才能享受网上服务；同时，个人在进行医疗咨询或患者社区分享体验时，会在无意间泄露一些碎片信息。尽管这些信息单独看似毫无价值，但若将多个零落信息关联后却能识别个人身份特征，增加隐私泄露风险。此外，部分平台为了增加利益，允许广告商家或其他第三方机构在咨询服务页面投放广告，获取用户信息。当患者在进行医疗咨询时点击了外部广告，广告商便能追踪这些患者，对患者进行定向业务推送，而互联网的开放性，使这些泄露行为较难被患者察觉。

（二）远程医疗的泄露风险

2018 年 4 月，国务院印发的《关于促"互联网＋医疗健康"发展的意见》也极大地推进了远程医疗的服务工作。我国对远程医疗高度重视，出台了多项政策推动行业的持续发展，各省市也纷纷出台一系列政策来响应国家的号召。远程医疗的发展打破传统的时空限制，避免患者盲目就医，减少就医成本，有利于优质医疗资源的配置，同时也使患者的满意度和信任感增加，从而能够提高复诊率。

然而，远程医疗也增加了患者隐私及信息安全泄露风险。在远程医疗中，会诊医院及专家基于视频通话方式通过互联网共享患者的病历、检验结果、影像学检查、病理学诊断结果等，诊疗内容容易受到拦截甚至篡改，视频通话也有可能被窃听。此外，互联网远程医疗服务需要通过多种信息技术手段来保驾护航，一旦其中某个技术存在漏洞，也将导致患者隐私及信息安全泄露。例如，美国家庭医疗服务企业 Patient Home Monitoring，由于云端配置错误，导致保存在亚马逊服务器中的 47GB 的医疗数据意外泄露，导致至少有 15 万患者受影响。

（三）移动医疗设备使用中的泄露风险

伴随着互联网医疗的快速发展，针对患者和医疗专业人员的多功能的移动医疗设备也得到了蓬勃发展，主要包括健康管理类的可穿戴设备，如手环、慢性病管理类的监测设备，家用血糖仪、适用于远程医疗的监控设备等。当人们在佩戴或使用这些设备时，能够实时、持续监测、存储患者的个人医疗数据，甚至包括患者的实时位置等隐私数据，帮助患者进行健康管理。由于这些应用程序具有收集用户数据（包括对商业利益非常有价值的敏感信息）的能力，因此也对患者的隐私构成了前所未有的风险。尽管人们能享受到移动医疗设备的智能保护健康，却不一定具备足够的隐私保护意识和技巧，也使得隐私信息在不经意间被泄露。目前国内对移动医疗设备的数据采集与利用并无明确管理规定，这就存在由于技术漏洞等原因造成用户数据泄露或直接被用于定向营销等商业应用的安全隐患。

三、我国互联网医疗信息安全管理面临的困境

当前，我国互联网医疗正处于发展初期，在保障患者隐私及信息安全管理方面道阻且长。这一问题已经得到了国内管理机构、医疗及其信息化行业及专家、学者的广泛重视。在互联网医疗创新模式中，患者的个人隐私安全越来越受到重视，但是由于管理者意识淡薄、机构管理体系不健全、技术保障能力欠缺等因素，导致患者的个人隐私及医疗信息安全暴露在风险中。近些年国内学者分别从法律、管理、技术与医疗政策等多角度切入研究，综合得出医疗信息安全法规不健全，政策监管措施不到位与隐私保护意识薄弱等方面是制约互联网医疗行业进一步开展患者隐私保护的最大挑战。

（一）医疗信息安全法规不健全

随着医疗行业信息网络技术的深入应用和"互联网＋医疗健康"的不断推进，党中央、国务院及医疗监管部门陆续出台了一系列信息化安全建设与管理的政策法规，逐步完善医疗行业网络安全体系。2018 年 4 月，国家卫生健康委发布《关于印发全国医院信息化建设标准与规范（试行）的通知》，对二级及以上医院的数据中心安全、终端安全、网络安全及容灾备份提出要求。2019 年 12 月，我国颁布卫生健康领域第一部基础性、综合性法律《中华人民共和国基本医疗卫生与健康促进法》，明确国家采取措施推进医疗卫生机构建立健全信息安全制度，保护公民个人健康信息安全，对医疗信息安全制度、保障措施不健全，导致医疗信息泄露和非法损害公民个人健康信息的行为进行处罚。2020 年 2 月 28 日，国家医疗保障局、国家卫生健康委员会发布《关于推进新型冠状病毒肺炎疫情防控期间开展"互联网＋"医保服务的指导意见》，要求不断提升信息化水平，同步做好互联网医保服务有关数据的网络安全工作，防止数据泄露。然而，互联网医疗中患者的隐私还面临着侵权主体多样性，法律条令的差异性，基层地区的互联网

医疗机构对于医疗信息安全法律法规执行不力等特殊考验，使得监管部门不能有效控制患者隐私数据走向，导致患者医疗信息被盗取进行商用。因此，制定系统的政策法规上，落实做好网络安全工作，在保护患者隐私安全方面尤为重要。

（二）医疗隐私保护意识欠缺

互联网医疗服务的兴起，让健康医疗服务逐步向"患者 - 互联网 - 医院"的数字化模式发展。患者个人与部分医疗机构人员信息安全意识淡薄也会导致患者信息泄露风险。公众个人信息保护意识薄弱，信息安全思维欠缺会导致患者在医疗过程中无意识地主动泄露隐私和医疗信息。同时，从事互联网医疗的机构在水平与资质上参差不齐，机构内的从业人员层次较为复杂也存在对健康医疗信息安全认识不深刻，易导致患者健康信息泄露甚至丢失。

（三）医疗信息安全监管缺位

在信息安全监管方面，主要包括医疗信息安全、医疗隐私、健康计划识别、从业人员的识别等多方面的具体规范。互联网医疗信息安全管理存在流程繁琐以及规章条例不健全易导致医疗数据滥用是信息安全面临的内部管理风险。互联网医疗行业整体面对翻新的互联网应用缺乏技术储备及网络安全管理经验，漏洞管理流程的繁琐使其不能高效追踪网络入侵行为，同时内外网数据交换范围的扩大也增加了信息的泄露风险。在互联网医疗的新模式下，医疗机构内部缺乏相关规章条例加以约束，容易导致传输过程中的患者隐私数据泄露风险加大。

（四）医疗平台信息技术薄弱

2019 年 7 月，国家互联网应急中心发布的《2018 年中国互联网网络安全报告》指出，医疗卫生行业作为国家的基础保障性行业，已逐渐成为互联网勒索软件攻击的重点目标之一。不法分子突破互联网医疗平台密码保护，对患者隐私数据进行备份并进行商业利用是其面临的技术风险。据漏洞分析和管理公司 Greenbone Networks 的专家报告，全球约有 600 个未受保护的服务器暴露于互联网中，导致医疗影像数据泄露超过 7.37 亿条，涉及 2 000 多万人，影响 52 个国家和地区的患者，其中也包括数十万条中国患者的医疗影像数据记录。

目前多数互联网医疗机构对医疗数据采集与利用并无相关规定，且多委托第三方互联网企业开发相应软件及运维，这就存在技术漏洞等造成患者隐私泄露或被用于定向营销等商业应用的安全隐患的风险。互联网医疗服务提供商、医院以及医疗信息化系统的供应商应该从技术层面提升信息安全能力，不断完善信息安全攻防、分级保护以及基于访问控制的保护策略等技术手段，以此提高自身平台软硬件的数据稳定程度和抵挡外界干扰风险。

四、健康医疗信息安全管理的优秀经验

显然，在数字化浪潮席卷全球的今天，在线医疗健康数据和患者隐私的安全问题是医疗界面临的重要挑战。在这方面，英国、美国作为率先在全民范围内实践数字化医疗的国家，其应对这一问题的丰富经验，可以为业界提供有益的参考和启示。

在英国，智慧医疗科技公司 TPP 与 NHS（英国国家医疗服务体系）一直在数字领域保持着紧密的合作，TPP 的智慧医疗系统储存着英国 2/3 以上人口的电子病历，托管了 5 000 万名患者的健康档案。而对于患者信息的安全隐私问题，从国家监管层面到企业层面，都形成了相对完善的机制和经验。在监管层面，英国实施沿袭自欧盟的 GDPR（通用数据保护条例）和英国《数据保护法—2018》等严格的数据安全保护法规。在行业及国家标准方面，TPP 不仅达到了 ISO 27001、ISO 20000、ISO 22301、网络基础设施增强认证，还提供了高于标准要求数据安全和保护措施。而作为海量医疗数据的保管方，TPP 同样高度重视信息安全技术的持续更新与完善。为应对突发状况，保持业务连续性和灾后数据恢复等程序也必须考虑在内。在用户端，TPP 也主动采取了一些设计，避免意外的数据泄露。比如在 TPP 面向个人的爱阅历 App 上，就采用了截屏警示的功能，在程序最小化时，程序还会用空白图像代替，从这些细节上防止患者隐私被意外泄露。

HIPAA 法案是美国健康医疗信息安全保护体系的核心。自 1996 年颁布以来，经过 20 多年的修订与完善，HIPAA 及其补充法案已成为一套相对完善、系统并具备较强可操作性的健康医疗信息保护专门法。法案对于健康医疗信息共享和开放过程中，相关主体的定义、范围、责任等细节都做出了详细的规定。HIPAA 将必须履行隐私保护义务的主体称为受限实体，主要包括医疗保险、医疗健康服务提供方、医疗健康清算机构、商业合作伙伴，并规定受限实体以任何形式（电子、纸质、口头等）持有或传输的"个人可辨识健康信息"，都属于条例保护的范畴，并将其统称为受保护健康信息。HIPAA 提出了使用和披露受保护健康信息时必须取得个人的书面授权，经过多轮的修改和补充，最新版的 HIPAA 明确提出在以下 6 种情况下允许使用：①当事人自己需要从受限实体处调取隐私信息。②受限实体为受保护健康信息当事人提供医疗健康服务及相应财务支付服务。③征得当事人同意，或当事人无法同意的情况之下，使用受保护健康信息对其最有益。

④在采取适当信息保护措施的前提下，对受保护健康信息进行可控的使用或披露。⑤涉及到国家安全或社会公众利益。⑥去掉可辨识身份的信息后，用于研究、诊疗、提供公共服务等。

五、健康医疗信息安全与患者隐私管理的应对对策

随着互联网医疗的迅猛发展，国家对医疗行业网络安全高度重视，无论从医院、基层医疗机构信息化建设，还是当前发展火热的"互联网＋医疗健康""医疗大数据"，到一些基本惠民便民的传统医疗信息系统建设，以及国家出台的第一部卫生健康领域基础性、综合性法律，无不强调落实做好网络安全工作。有专家指出，保障个人医疗健康信息和隐私的安全，同时也是在保护医院和医务工作者的知识产权。要切实建立起可靠的保障，需要在以下几个方面提高重视。

①健全个人信息或医疗健康信息保护方面的专门法律、法规，通过立法设立专门的部门对互联网医疗机构进行统筹管理，主要职能包括日常信息安全与隐私保护的监督、侵权事件的咨询和诉讼等，以适应互联网医疗发展的需求。②在提供互联网医疗服务或医院线上服务的过程中，应该共同提升医疗健康信息采集者、管理者、应用者以及患者本人的信息安全意识和法律意识，建立并完善责任可追溯的信息安全管理制度，从理念和机制上加以重视。互联网医疗服务提供商、医院以及医疗信息化系统的供应商应该从技术层面提升信息安全能力，实现信息"可用不可见"，解决加密交互"卡脖子"技术，包括访问控制技术、匿名技术、加密技术、安全监控和审计技术等，不断完善信息安全攻防、分级保护以及基于访问控制的保护策略等技术手段。③对医疗健康信息的保护和妥善利用并不相悖，可以通过合理的机制将患者医疗信息变成脱敏、加密、不可逆的数据，促进和规范对医疗健康数据的合理利用途径。

第七节　线上支付医保结算转型转

随着现代化社会的不断进步，互联网技术的逐渐成熟以及医疗机构逐渐智能化，"互联网＋医疗健康"高速发展，尤其是在后新冠疫情时代，线上医疗服务的潜力进一步得到释放，形成"医疗 - 医药 - 医保"的"三医互动"。以医保电子凭证、App、微信公众号等为代表的线上支付医保结算也正在逐渐转型。

一、线上支付医保结算转型的背景和意义

（一）线上支付医保结算转型的背景

党和国家保持着对民生保障的高度关切，对人民群众的需求积极响应。据《2020年医疗保障事业发展统计快报》数据，经历 70 年的发展，我国如今医疗保险已实现 95% 以上的高覆盖。国家经济升级转型，社会稳定发展，医保的基金规模及其覆盖范围逐渐扩大，医疗保障水平不断提高，呈现规范化、专业化、信息化的特点。在新冠疫情的影响下，医保支付体系受到冲击，为满足医疗市场的不断需求，国家也出台了多项政策支持线上支付医保结算的转型，拓宽就医渠道的同时，推动医保移动支付的发展。

2018 年后，国家针对互联网线上医保的相关政策相继出台。国家医疗保障局在 2019 年发布《关于完善"互联网 +"医疗服务价格和医保支付政策的指导意见》后，基于新冠疫情防控的特殊情况，又提出优化线上医保服务的《国家医保局、国家卫生健康委关于推进新冠疫情期间开展"互联网 +"医保服务的指导意见》。2020 年 11 月，国家医保局又出台了《关于积极推进"互联网 +"医疗服务医保支付工作的指导意见》，在国家战略层面肯定了完善"互联网 +"医疗服务医保支付政策在解决医疗卫生资源分布不平衡，实现医疗资源纵向流动及进一步满足人民群众对便捷医疗服务需求等方面的积极作用。2021 年 9 月国家发布的《"十四五"全民医疗保障规划》中也提到"互联网 + 医疗健康"医保服务需要不断完善，建设智慧医保。

在互联网推动社会经济发展，"互联网 + 医疗"领域不断拓展的同时，大数据、云计算等新技术的快速成熟，以互联网为基础的设备正实现互联互通，跨界融合，促进自身的发展。与此同时，互联网医院的数量和在线问诊人数也日益增长，这就对"互联网 + 医保"提出了新时代的要求。

（二）线上支付医保结算转型的意义

对于患者而言，线上支付医保结算转型意味着患者能够享受更加方便快捷的医疗服务，减少排队耗费的时间成本，降低医患矛盾概率，尤其是慢病管理等需要多次就医的人群能享受到更好的服务体验，以及外地就医的患者能够通过线上平台进行，享受远程优质的医疗资源。例如吉林大学第二医院在吉林省内率先开通"线上医保支付"功能，患者通过手机医保电子凭证，即可线上进行医保支付，

同时为方便患者及时缴费就医，减少排队时间，吉大二院与吉林大学、长春市医保局联合搭建了诊间支付平台。

线上支付医保结算转型有利于医院平台的业务开展，打通各医疗机构、部门业务之间的壁垒。同时，能够对传统的医疗服务流程进行一个优化，尤其是针对发展较为薄弱的省市级医院，通过"互联网＋"的医保模式，能够有效提升医院的运营效率，开拓市场，实现远程医疗缓解医疗资源配置失衡问题。例如山东省千佛山医院新型冠状病毒肺炎疫情期间使用医保电子凭证实现线上复诊、续方，同时利用平台系统提供网定药物配送等优质医保服务的同时，减少了医院就诊压力。

因此，线上支付医保结算转型也有利于零售药店和医药电商实现处方流转以及从线上到线下的服务形成闭环；简化异地就医备案手续，提高公关办事效率；为国家的数字化医疗提供数据支撑。总体而言，线上支付医保结算能够减少成本投入，提高就医效率，同时促进社会、技术的不断发展。

二、线上支付医保结算转型的模式、设计和优势

（一）线上支付医保结算转型的模式

国务院 2021 年印发《DRG/DIP 支付方式改革三年行动计划》，要求建立高效的医保支付机制，国家医保局于多地实行 DRG/DIP 的医保支付模式，DRG 付费是根据疾病严重程度、治疗复杂程度、成本进行分组，然后按组付费；我国原创的 DIP 就是利用大数据，疾病按照"诊＋疗"的组合及逆行付费。二者相对而言，DRG 是"粗分组"，侧重于成本数据计算，引导医疗机构提高组内病例的同质化；而 DIP 是"细分组"，更具包容性，便于进行质量、费用控制以及监管。

（二）线上支付医保结算转型的设计

泰州市人力资源和社会保障局通过研究成功的医保移动支付案例后，基于医疗机构、支付平台和人社局的互通合作，完善"互联网＋医保"结算体系的顶层设计，对结算模式进行创新，助力线上支付医保结算转型。上海交通大学医学院附属仁济医院等多所医院在医保电子凭证的基础上进一步深化改革，通过"随申办"App 签署相关协议并绑定银行卡后，即可实现脱卡就医、无感支付，极大地简化就医流程的支付环节，提高医疗服务的付费效率。浙江省嘉兴市第一医院通过互联网平台对慢性病的处方实现流转到社会药店的模式，使慢性病患者的就医体验得到改善的同时也提高了医疗服务质量。

（三）线上支付医保结算转型的优势

线上支付医保结算一方面更加科学规范，优化医疗服务，在有限参保基金的前提下，提高使用效率为参保人提供高质量的服务，另一方面引导医疗机构提高疾病诊断能力，促进技术水平提高和控制成本。同时线上支付医保结算一方面能够避免自主缴费时长时间的排队等候、实现缴费的发票和检测报告等无纸化，更加经济环保，另一方面，医院能够通过 DRG/DIP 的数字化管理系统，实现全维度的数据挖掘，实时分析住院天数、耗材使用等指标，对比同地区、同等级医院的总体医疗服务质量，进行精细化管理，控制成本、增加效益。未来有望通过智慧建设、技术发展，基于大数据的数字医疗，探索融合临床路径和临床实际的智慧医保结算模式。

三、线上支付医保结算转型的管理

国家医保局在 2020 年 10 月发布《关于积极推进"互联网 +"医疗服务医保支付工作的指导意见》，指出根据地方医保政策和提供"互联网 +"医疗服务的定点机构的服务内容确定支付范围。明确符合条件的互联网医疗机构可以通过其依托的实体医疗机构，自愿"签约"纳入医保定点范围，"互联网 +"医保支付将采取线上、线下一致的报销政策，优先报账门诊慢性病等复诊续方需求。广州市作为首批医保电子凭证试点地区，逐步推进以医保电子凭证为依托的多元化医疗服务应用场景，实现参保后患者享受高效、便捷的医疗服务。

在价格项目纳入技术规范确认后，医保定价和付费作为医疗生态闭环管理的最后一个环节，在推进区域医疗资源整合共享，降低患者就医成本中有着重要的地位。相比于传统线下的医保支付，基于互联网的线上医保支付能够实现全程信息追溯，为病患保留病历等重要信息，同时方便医院各方管理，实现平台内医疗主体之间信息的互联互通，实时共享；借助医保智能监管系统，远程收集信息，严格设置项目费用，加强对医疗服务和医保基金使用的实时监控，控制收费行为为医保监管提供一个公开透明的系统，实现真实性、经济性的统一，杜绝基金滥用、资源过度消耗的现象。

四、线上支付医保结算转型的安全性问题

在"互联网"医保服务运行过程中，由于互联网的公开性，患者及医院主体

也面临着诸多安全风险，首先是线上医保支付所处的网络环境安全性问题，一方面是病患的信息数据，尤其是在相关注册认证过程中患者的身份信息、医疗服务信息等可能无法得到有效的保护，被他人恶意盗取滥用，造成个人隐私泄露以及财产损失。另一方面，可能存在由于第三方平台的不道德行为，通过增加无效的医疗服务增加消费，提高收入来欺诈患者或将患者的信息用于其他用途的风险。除此之外，还有黑客利用网络安全漏洞窃取患者的信息后进行银行账号、医保账号的资金盗取；再者由于线上支付的监督手段有限，难免出现信息未良好对接造成的医保卡顶替、盗刷等欺诈行为，这一系列安全隐患都有可能造成医院的对账难度增加，移动支付未与医保系统良好对接，而造成医院财务系统面临风险。

针对线上支付医保结算所面临的多种安全风险，政府、监管部门以及医院主体应当建立安全等级备案，通过软硬件支撑，设置多方身份核验、基础安全防护，全流程留痕监管，数据紧密对接等多措施、全方位建立医保支付安全网络环境。

五、线上支付医保结算转型面临的挑战

《关于积极推进"互联网+"医疗服务医保支付工作的指导意见》中把常见病、慢性病患者纳入"互联网+"医保服务范围，而我国慢性病患者数量约有 3 亿人群，其中绝大部分为老年人。如果线上支付医保结算全面开放，无形中就提高老年人使用医保的门槛，老年人对于智能化互联网平台（如微信公众号、App 等）并不熟悉，需要医院、社会和国家针对老年人群的医保深入思考服务的普及度问题。

在线上线下医保支付同时推进的过程中，线上医疗中的如互联网首诊等项目，医疗设备、药物配送费以及部分药品仍未纳入医保支付范围，造成了线上线下医保的不统一，以及不同区域的医保程度不同造成跨地区就医的患者，受限于地区管理存在区别，各地医保的报销标准和比例的差异化制约"互联网+"医保的持续发展。

医保基金总体支出压力较大，同时互联网存在其自身的特殊性，线上支付医保结算的监管形势严峻。从短期来看，由于互联网的便捷性导致一些患者存在多频次、反复性就诊，一方面能够提供良好的医疗服务，但同时也会造成过度诊疗、过度用药以及医疗资源的不平衡等问题，甚至可能由于线上就诊的实名认证未落实而出现欺诈骗保等违法违规行为的发生。从长期来看，不同区域之间的医疗资源配置不均衡所带来的资源流动问题在"互联网"的基础上被放大，同时，由于

互联网医院的兴起，许多医师开始多点执业，如何对互联网医师进行管理依旧是亟待解决的问题。

由于目前各医院、药房和医保中心的系统相对封闭，"互联网+"医疗机构提供的处方只能局限于本机构的平台内，无法在药店、医保中心等医疗机构实现共享，各主体之间缺乏有效的信息沟通平台，导致患者用药、检查等医疗行为过程效率低下，阻碍了"互联网+"医疗服务的发展。

六、线上支付医保结算转型未来展望

在国家医保局已经出台多项相关政策的基础上健全"互联网+"医保服务体系，在未来互联网医疗服务领域中的重要性愈发凸显，完善医保的顶层设计形成服务闭环，建设医保信息流通共享平台，制定统一互联网医疗服务质量标准、行业规范、法律法规，控制医保成本测算，落实线上线下公平竞争医保服务，缩小地区差异。鼓励地方试点先行，并树立技术典范，引导线上支付医保结算转型。针对参保人的数据信息安全建立相关法律法规，并采取多种保护措施维护参保人的信息安全。继续推进医保电子凭证推广应用，优化使用功能，拓宽应用场景等。

管理部门落实相关监管体系，管理部门内部加强考核及明确职能，管理部门之间需加强配合，协同监管，同时加强部门之间的信息共享，规范检查项目实现医保监管。提升管理部门的技术经验，利用大数据等新技术实现多形式检查、实时全流程监管、事后抽检审核。建立信用系统，加大对于违规行为的惩罚措施，约束医保相关行为。

医疗机构应优化医保系统和支付平台的对接，提高医保支付网络的安全性；加强执业医师的培训及医疗服务的相关考察，加强患者的信息管理、药品处方管理等；同时建设信息管理平台，统一管理并与各级医疗服务单位实现数据分享；利用互联网的便捷性，为患者提供优质的医疗服务，提升老年患者等慢性病患者的复诊感受；定点医疗服务机构能够通过信息平台建立病历回溯体系，避免医疗纠纷，提供咨询用药指导等。实现医保服务的多元化、精细化、便捷化，提升患者在参保过程中的安全感和满足感。

互联网与医保的相互结合需要建立健全群众参与机制，鼓励公众了解医保政策、业务办理和咨询宣传，加大资金、人才投入，鼓励补充商业健康保险规范合理发展，主动紧密衔接商业健康保险，拓宽医保行业市场，满足群众丰富多元的服务需求。

第八节　互联网医疗互操作及易用性探讨

一、互联网医疗的互操作性

近年来，随着互联网与物联网等技术的快速发展，为打破医疗水平的时间限制和空间限制带来了解决方案。但是，医疗保健涉及的信息种类繁多，数量庞大，如医学影像数据、医学检验数据、电子病历等结构化与非结构化生物医学数据，如何组织、集成、共享，分析这类复杂的异构生物医学数据成了该领域发展的重要技术瓶颈。

医疗数据共享。2020年12月4日，国家卫生健康委、国家医疗保障局、国家中医药管理局联合发布了《关于深入推进"互联网＋医疗健康""五个一"服务行动的通知》，该通知指出，要推动区域信息共享互认，在符合医疗质量控制和患者知情同意的前提下，推动医疗机构间电子病历、检查检验结果、医学影像资料等医疗健康信息调阅共享，逐步实现覆盖省域内的信息互认。

随着互联网医疗的发展，数据社会化进展，引发了互操作性的概念。对于互联网医疗而言，其互操作性是数据完成共享的主要评价方式。互联网医疗的互操作性是指"不同的信息技术系统和软件应用之间实现整合交互、数据交换以及处理相互之间交换的信息的能力。数据交换的形式和标准应该允许临床医师、实验室、医院、药房以及患者和患者使用的应用程序的供应商之间实现数据信息的交换。"

围绕着信息共享，互操作性主要涉及7类关键技术：①国家居民健康标识。②主数据管理（元数据、术语、版本注册）。③授权用户访问数据资源的方法。④用户访问数据的认证方法。⑤数据传输与存储的加密方法。⑥数据复用的最小颗粒度方法。⑦各种数据资源处理方法（结构与非结构）。

国际上，曾经采用建议通过标准化的协议解决上述不同医疗设备、不同医疗厂家之间的医疗数据互操作性问题，HL7协议应运而生。HL7指一组用于在各种医疗服务提供者所使用之软件应用程序之间，传输临床和管理数据的国际标准。HL7 International规定了许多灵活的标准、指南和方法，各种医疗保健系统可以通过这些标准、指南和方法相互通信。

近年来，在HL7框架的基础上，快速医疗保健互操作性资源（FHIR）开源标准框架被研发用于医疗保健数据。FHIR旨在简化将医疗保健数据从一个系统移到另一个系统的过程。FHIR 将数据组织到诸如患者、病情、药物等资源中，并提供一种标准化结构来定义不同计算机系统或应用组织和解释数据的方式。FHIR 还可用于构造财务数据和工作流程数据，例如报销信息、预约等。美国的许多主要医疗保健系统已经在其健康 IT 实践中采用了 FHIR。Medicare 的 Blue Button 2.0 计划基于 FHIR，并且退伍军人事务管理局已开发了一个名为 Lighthouse 的 FHIR 平台。这两者都提供了平台，可供患者用来通过 FHIR 访问医疗保健信息。

IBM 公司在 FHIR 框架基础上，提出了 Healthcare interoperability solutions 的医疗互操作性解决方案，主要应用于 Watson 产品上。其主要目的是提供一种端到端的功能和服务，支持医疗单位遵守互操作性法规，并维护患者的隐私。在此基础上，IBM 公司开发了用于整个医院内共享和交换医学图像的 IBM iConnect© Access，可以通过专用的下载器，在本地窗口查看 DICOM 和非 DICOM 图像，并实现多达 10 个用户的图像实时协作。另外，IBM 公司建立了以储存患者病史为目的的 IBM iConnect® Enterprise Archive，患者可以存储、管理和共享任何来源、格式的，来自不同 PACS、专业、服务线和站点的所有企业范围的图像（DICOM 和非 DICOM）。医师也可以通过与 EHR 的丰富集成访问患者健康记录的综合视图，帮助医师为患者提供诊疗决策。IBM iConnect Enterprise Archive 提供了通向云的网关，可通过真正的供应商中立的企业成像平台实现跨部门/跨机构的互操作性。

在荷兰，为了促进全国范围内的电子健康记录的合作与知识、经验共享，8 家荷兰大学附属医院从 2016—2019 年制定了 CF-eHealth 计划。该计划制定并验证 22 个电子健康记录互操作性的解决方案，目前已经成功验证了 10 项。此外，该计划为患者提供了访问和下载自己医疗健康数据的途径，与医师相比，患者更热衷于下载。该项目实施主要受规划、IT 服务及相关法律法规等方面影响。这 8 家荷兰大学医院能够通过自下而上的方法、全国范围的电子卫生发展和知识共享成功地进行合作和激励，未来的推广可以显著改善全国电子健康数据分散的现状。

我国从政府政策层面，一直在医疗机构和医联体内的互操作性发展。2022 年 2 月 23 日，国家卫生健康委、国家医保局、国家中医药局、中央军委后勤保障部卫生局联合印发《医疗机构检查检验结果互认管理办法》，推动实现不同医疗机构间的检查检验结果互认。广州市从 2018 年开始建设检验检查结果互认应用平台，深入推进全市医疗机构医学检验、影像检查结果互认工作。截至 2021 年底，广州市检验检查结果互认平台接入 259 家医疗卫生机构。目前广州二级以上医疗机构和医联体覆盖的公立医疗机构分批接入互认平台，患者就诊时医师可实时调阅患者近期在其他医院做过要求互认范围内的检验检查项目及详细信息，若仍重复开检验检查单，平台将发出预警提醒并要求医师填写原因。

我国互联网医疗发展以来，形成了互联网公司与医联体合作发展的模式，从而实现互联网公司的技术充分应用于医联体建设的情况。阿里健康与常州市合作医联体＋区块链试点项目，将区块链技术应用于常州市医联体底层技术架构体系中，并已实现当地部分医疗机构之间安全、可控的数据互联互通，用低成本、高安全的方式，提高医联体的医疗信息互操作性，解决长期困扰医疗机构的"信息孤岛"和数据安全问题。

以分级诊疗就医体验为例，居民就近在卫生院体检，通过区块链上的体检报告分析，筛查出心脑血管慢病高危患者，5%左右的需转诊患者可以由社区医师通过区块链实现病历向上级医院的授权和流转，而上级医院的医师，在被授权后可迅速了解患者的过往病史和体检信息，患者也不需要重复做不必要的二次基础检查，享受医联体内各级医师的"管家式"全程医疗服务，实现早发现早诊疗的"治未病"。阿里健康利用区块链技术，将旧有的IT设备和系统将信息串联在一起，接入成本低，安全性却更高，提升医联体内医疗信息的互操作性，实现卫生院和区医院间从信息孤岛到互联互通，提升就诊便利。

二、互联网医疗的易用性

自新冠疫情暴发以来，互联网技术在健康领域的应用得到了大范围的普及。目前大多数三甲及以上医院开通了互联网预约挂号服务，提高了卫生服务的水平和利用效率，改善了患者的医疗环境，提高了医疗服务提供者和患者的满意度。虚拟诊所、远程医疗、互联网医院等技术手段应用于疾病诊断与护理并被证明具有改善患者体验的优势。

互联网医疗的易用性指互联网医疗的交互界面、相关医疗设备等产品的设计中，更好的表现对人的友好度。对于用户来说，易用性指医疗服务系统的好用程度。一般来说，设备外观或交互界面设计简洁，人性化，人机交互系统逻辑清晰，与患者心理需求相适应，是易用性高的互联网医疗服务系统的主要特征。

如今互联网医疗体量巨大，市场广阔。而互联网医疗系统的易用性直接影响患者体验。对于提高互联网医疗产品的易用性，提高患者享受互联网医疗的服务质量，互联网医疗的技术问题、可靠性、医患沟通质量、医患情感体验等方面至关重要。

技术问题和可靠性是区别于传统卫生服务提供的患者体验评价的重要维度。互联网医疗的技术问题包括使用的技术障碍和技术可及性。一项对视频咨询问诊的调查显示，技术障碍包括与服务提供方的连接问题、视频和声频的延迟问题和网络连接问题。另外，针对不同的学科，患者对于互联网医疗的使用情况也有所不同。有研究显示，耳鼻喉科虚拟诊所的患者体验在与服务提供方连接的容易程度和视频质量方面体验值评分较低，泌尿科患者普遍反映容易操作，且协助操作的人也起到了作用，患者对视频质量和音频质量都很满意，但是容易受到网络质量的影响。技术可及性是互联网医疗对于患者群体的技术普及程度，一般是针对没有智能设备或者无法独立操作智能设备的患者而言，一般是老年人和一些农村地区患者。有研究表明，与更有可能拥有和采用技术的年轻人口相比，大部分的老年人口可能从在线交流中受益较少。虽然很多研究认为互联网技术的运用会降低就诊成本，但是仍然有患者表示使用智能设备的时间成本更高，影响了技术的可及性。

患者体验的可靠性评价涉及了信息的完整性、隐私安全、结果的可靠性。互联网技术的应用减少了患者与医师的面对面交流，减少了身体检查和辅助检查，信息的传递有所限制，患者对最终的结果会产生担忧。爱尔兰学者 David O'Reilly 的研究佐证了这一点，虽然患者对整体患者体验的评分较高，但是对缺少眼神交流和身体检查也提出担心。Schumm 等学者研究的患者表示对医疗信息的存储和个人隐私安全有所怀疑，因为服务提供方并没有说明相关的政策用来保护隐私，但大部分的研究中并未涉及隐私安全。

沟通质量是患者体验评价普遍关注的维度，尤其是在视频咨询问诊／虚拟诊所的形式。在患者和医师无法面对面交流时，视频或者语音沟通可能会带来医患之间互动质量的不同。在对沟通质量的评价研究中，积极的和消极的评价都有反馈。以色列的一家虚拟诊所调研结果显示，临床医师互动质量的体验测量得出了很高的结果。鲁春桃等中国学者对移动健康 App 的患者体验测量发现，移动技术可以帮助改善医患关系，允许个人和服务提供者建立一个更有效的沟通渠道。而对美国耳鼻喉科虚拟诊所的患者而言，尽管看病的时间增加了一倍，但患者注意到沟通困难和等待看病的时间变长的问题。一方面因为网络问题导致视频的延迟，另一方面是患者难以在医师不进行查体的前提下准确表达自己的病情。

改善患者的情感体验是体现以患者为中心重要部分。区别于传统患者情感体验的内涵，广义的情感体验包括就医的舒适感、家庭支持与社会支持、使用享受和赋权。就医的舒适感具体包括患者减少外出、处于自己熟悉的环境，这会方便身体有限制的患者，降低其心理焦虑。家庭支持和社会支持是慢性病患者普遍需要的支持系统，互联网技术的应用可以为患者护理活动提供医务人员、家庭和社区的支持，改善患者情感体验。使用享受是患者在使用产品或者技术上可以享受到科技的便利，简易清晰的界面、实用的功能，是自动化、便利性和趣味性的有效结合。患者的赋权感体现在，整个服务提供的过程是可以通过信息化手段进行保存的，患者可以记录下病情、护理和各种注意事项，掌握到更充分的信息，解决医患信息不对等的情况，更有效保障了患者的利益。

三、小结

互联网医疗的互操作性和易用性，都是从互联网医疗的使用角度出发，进行系统的普适性、使用性的性能指标，是决定了互联网医疗患者服务连续性的重要因素。新冠疫情暴发以来，互联网医疗健康方案已经越来越受到重视。此外，现在国内的医疗环境已经向以患者为中心、以健康为中心转变，互联网医疗的互操作性和易用性将影响其客户群体，包括患者群体和医师群体。

第九节　小结

近年来，互联网技术的发展，为互联网医疗带来了极大的创新与发展。国家近些年的政策导向也在积极指导医疗机构科学、规范开展智慧医院建设，逐步建立适合国情的医疗机构智慧服务。而新冠疫情的暴发又推动了这一领域的深度应用。现在，互联网技术已经成为打破地域限制，实现不同地区、医联体内信息互通交融、患者就诊便利度提升的第一选择。

伴随互联网技术在患者诊前、诊中、诊后及医保支付等就诊全流程的应用，医院的信息化、智慧化建设也随之进行。建设过程中，患者的信息安全、医联体内医疗信息的互操作性、患者使用互联网医疗的易用性都在随之改进。相信最终能够实现患者在一定区域内的医院、基层医疗机构以及居家产生的医疗健康信息能够互联互通，医院能够联合其他医疗机构，为患者提供全生命周期、精准化的智慧医疗健康服务。

第四章　智慧医疗的发展及应用

党的十八大以来，以习近平同志为核心的党中央把维护人民健康摆在了更加突出的位置。2016 年，中共中央、国务院印发《"健康中国 2030"规划纲要》，发出了建设"健康中国"的号召，明确了建设"健康中国"的整体方针和行动纲领。此外，《中华人民共和国国民经济和社会发展第十四个五年规划和 2035 年远景目标纲要》（简称"十四五"规划）强调"全面推进健康中国建设"，提出"把保障人民健康放在优先发展的战略位置，坚持预防为主的方针，深入实施健康中国行动，完善国民健康促进政策，为人民提供全方位全周期健康服务"。

回顾历史，人类进化的过程就是一部人类与疾病之间斗争的历史，从远古时期的放血疗法到基于科学实验的现代医学，从"望闻问切"的古代中医到精密检测仪器的现代西医学，医疗行业逐步深度融合多产业，发展成为一个超级复杂体系。现在，物联网、云计算、大数据、人工智能、5G、生物科技、基因检测等新技术不断发展成熟，基于新技术的智慧医疗产业将得到蓬勃发展，人类的健康水平将得到有效提升。

第一节　初识智慧医疗

一、智慧医疗内涵

新世纪以来，"智慧医疗"（smart healthcare）已成为医疗行业内出现频率最高的关键词汇，智慧医疗的相关企业引起市场广泛关注，普遍认为下一个"超级巨无霸"会诞生在大健康领域中。"智慧医院"是"智慧地球"（smart planet）的衍生概念。2009 年 1 月 28 日，美国工商业领袖举行了一次圆桌会议，美国总统奥巴马受邀出席活动。席间，IBM CEO 彭明盛首次向奥巴马抛出了"智慧地球"的概念。该战略大致内容为将感应器嵌入和装备到电网、铁路、建筑、大坝、油气管道等各种物体中，形成物物相联，然后通过超级计算机和云计算将其整合，实现社会与物理世界融合。这一概念进一步推广到中国，针对六个行业领域的发展提出全新的高度，即智慧电力、智慧医疗、智慧城市、智慧交通、智慧供应链、智慧银行。

智慧医疗指在诊断、治疗、康复、支付、卫生管理等各医疗环节，基于人工智能、大数据、物联网、云计算等新兴技术，建设以患者为中心、医疗数据信息完整、多业务部门协同的医疗信息管理和服务体系，从而实现医疗数据互联、共享协作、临床创新、科学诊断等功能。

智慧医疗是融合了人工智能、物联网、云计算、大数据、移动互联网等新一代信息技术，并与传统技术紧密集成医疗和健康服务等内容的一种新型医疗健康服务。搭载先进的物联网、互联网和移动通信等相关技术，借助智能手段将医疗、健康和服务相关的信息、设备、人员和资源链接起来，实现有效的互动，确保患者可及时获得可预防和可治疗的智慧医疗服务，智慧医疗为实现我国相关的医疗政策以及改善城市生活质量方面发挥着重要的作用。

随着智慧医疗的相关理论及技术的不断发展和日趋成熟，智慧医疗正在逐渐改变人们的思维方式和生活方式。智慧医疗是借助于科学手段开拓人类智能的新技术。智慧医疗自诞生以来，相关理论知识一直处在不断发展以及完善的状态之下，应用的范围也在不断扩大。现在，医师可以使用人工智能和影像技术协助患者进行诊断，护士可以使用移动端的护理系统对患者进行护理，患者可以通过手机等设备进行预问诊等，智慧医疗的出现缓解了医疗资源紧张的问题，便捷优化了用户体验。

智慧医疗的智慧主要是在于通过使用信息技术，利用物联网发展经验，实现人物互联，进一步提升医院服务效率、提高患者的服务满意度，同时有利于解决医疗卫生资源配置问题。智慧医疗的应用对象主要有医院等医疗机构，患者群体和第三方如保险公司、医保局等。

感知、互联、智能、创新，这四个方面是智慧医疗的推动力。感知，即通过更透彻的感知，全面及时地掌握医疗卫生的信息；互联，即通过更全面的互联互通，实现跨区域、跨行业、跨机构、跨业务、的信息联动与整合；智能，即通过更深入的智能化，为用户呈现更加便捷、高效、有价值的信息聚合；创新，则贯穿医疗全过程，需要在体制、业务、管理、运营等方面进行创新，保障智慧医疗整体运作体系。

二、智慧医疗产业图谱

智慧医疗近几年的发展，主要得益于新的科学技术的创新。随着物联网、云计算、大数据、移动互联网、人工智能、生物科技、基因检测等新的科学技术被应用于医疗健康领域，目前可实现医疗资源的共享、精准的医疗服务、医疗服务流程的改善。智慧医疗是一个业务跨度广、参与多元化、技术日新月异的生态系统，智慧医疗产业涵盖诊前、诊中、诊后各环节，既包括传统的医疗信息系统，如医院信息系统（hospital information system，HIS）、临床信息系统（clinical information system，CIS）等，也包括互联网医疗平台和 AI+ 医疗的各类技术，产业链上公司众多，应用场景丰富，智慧医疗产业图谱如图 4-1 所示。互联网医疗服务、基于人工智能的辅助医疗均已逐步完善，可能改变人类发展的基因检测以及编辑技术也亮相于大众视野，可以肯定这些都是智慧医疗，但是却只是智慧医疗的发展过程。

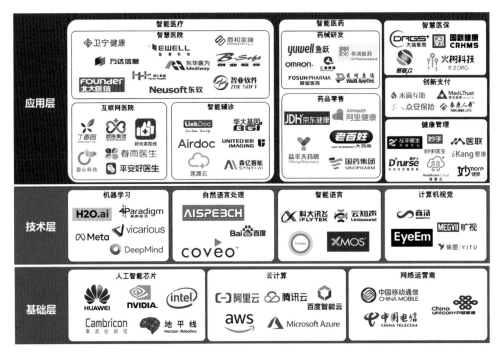

图 4-1 智慧医疗产业图谱

当前，中国已经形成了以北京、广东、上海、江苏、浙江为中心的五大智慧医疗产业集聚区，创立了四大核心智慧医疗产业集群，分别是智能硬件、远程医疗、移动医疗、医疗信息化。智慧医疗的产业链成分相对复杂，主要由政府部门、芯片与技术提供商、科研院所、网络供应商、应用设备厂商、软件应用提供商、系统集成商、运营与服务提供商等组成，各组成部分在智慧医疗的各环节中发挥着至关重要的作用。智慧医疗产业链如图 4-2 所示。

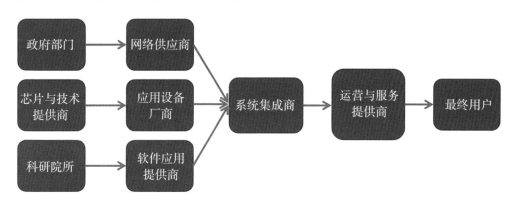

图 4-2　智慧医疗产业链

智慧医疗产业链上各方根据所属行业的特点提供智慧医疗应用各环节上的各项服务。政府相关部门制定促进智慧医疗在各省份推广应用的政策性文件，是智慧医疗产业发展的主要推动者。应用设备厂商通过技术采集和传输医疗健康的各种信息和数据，建设信息和数据的处理终端。系统集成商要实现智慧医疗设备和应用的集成，使智慧医疗形成一个协同的应用平台，实现国家、省、市等各级医疗卫生信息、医疗卫生资源的互联互通。基于整个产业链，运营与服务提供商为最终用户提供相应的智慧医疗服务。

三、智慧医疗发展历程

在中国，医疗服务主要依托于实体医院，而智慧医院的产生与医疗信息化的发展密不可分，在我国这个过程经历了 30 多年的时间，见图 4-3。2000 年之前，我国医疗信息化建设已经开始，但多以财务核算系统的收费为核心功能。2000—2010 年，大数据技术逐渐完善，医疗大数据也随之发展，医疗信息化迎来爆发期。2010 年起，国家开始对电子病历实施的探索标志着医院由信息化建设走向智慧医院的建设。2010 年开始，创新技术层出不穷，大部分医院尝试将物联网、云计算、人工智能、5G、移动互联网、AR、VR 等技术与医院内的业务场景融合，以达到提升医院运营效率、为患者提供便利就医、为医师减轻工作负担的目的。与技术发展配套产生的是相关的政策与标准规定，电子病历规范和智慧服务标准的发布都为智慧医院的建设提供了方向。由此可见，推动医院从信息化医院走向智慧医院的两大因素分别为创新技术和宏观政策。

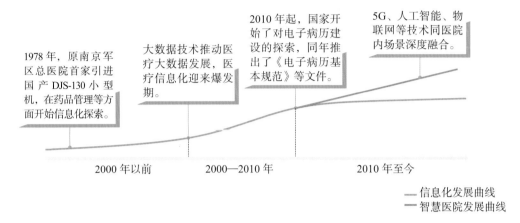

由医疗信息化到智慧医院的发展曲线

1978 年，原南京军区总医院首家引进国产 DJS-130 小型机，在药品管理等方面开始信息化探索。

大数据技术推动医疗大数据发展，医疗信息化迎来爆发期。

2010 年起，国家开始了对电子病历建设的探索，同年推出了《电子病历基本规范》等文件。

5G、人工智能、物联网等技术同医院内场景深度融合。

2000 年以前　　　2000—2010 年　　　2010 年至今

—— 信息化发展曲线
—— 智慧医院发展曲线

图 4-3　医院信息化到智慧医院发展曲线

　　智慧医院的建设是一个长期发展的过程，是医疗信息化发展的高级阶段。医院内信息共享平台是医院内电子病历建设的重要支撑，还需要引用物联网、传感设备、智能终端、人工智能、微服务等新技术，有效整合患者医疗过程的信息，为居民提供高水平、全方位、全周期的医疗服务，加快构建有序的就医诊疗新格局，推动公立医院"以疾病为中心"向"以健康为中心"的转变，不断增强医疗服务连续性。智慧医院建设还需推进医院的智慧管理，提升医院内部管理规范化水平，坚持和加强党对公立医院的全面领导，健全现代医院管理制度，凝练支撑高质量发展的医院先进文化；建立基于数据循证的医院运营管理决策支持系统，实现精细管理与决策支持功能；探索医院后勤"一站式"服务，建设后勤智能综合管理平台，全面提升后勤管理的精细化和信息化水平，降低万元收入能耗支出；提升医院运营管理水平，建立健全全面预算管理、成本管理、预算绩效管理、内部审计机制，促进资源有效分配和使用，确保医院管理科学化、规范化、精细化；全链条信息管理耗材和药品等，实现闭环管理；以大数据方法对医院病例组合指数、成本产出、医师绩效等进行从定性到定量的评价，提高效率、节约费用。高质量的智慧医院将进一步使有限的医疗资源发挥出更大的作用，更好地满足不同平台资源的共享需求，最终促使各个医疗机构之间实现医疗联动和协同发展。

　　随着技术发展及不断演变，智慧医疗将打破束缚，更加开放、融合。目前，人们对物联网技术和移动互联网技术的运用趋于成熟，互联网医疗在国家政策的培育下已经成为线下就诊的重要补充。尤其在新型冠状病毒感染疫情特殊时期，作为连接医患的重要渠道，云平台支撑的互联网医疗建设的必要性进一步凸显。

在未来，智慧医疗将会是连接医疗各业务场景的服务云平台。大数据技术、人工智能的支持将助力医疗发展，如何在疾病监控、健康管理等领域发挥重要的作用，将会是智慧医疗关注的重点。

四、智慧医疗的特征

智慧医疗在国内蓬勃发展，现阶段主要依靠信息通信技术环境，尤其基于物联网、云计算、互联网等技术的优化和自动化流程，改善现有的患者医护程序并引入新场景进入医院。对于智慧医疗的理解也是在不断地挖掘，宏观上归纳智慧医疗体现出以下几点特性：可及性、互联性、可靠性、协作性、创新性、预防性。

1. 可及性。基层的医疗服务人员和患者即使身处边远地区，也能够获取同样的医疗服务支持和医疗服务保障。例如，智慧医疗支持乡镇医院和社区医院无缝地连接到中心医院，实时地获取专家建议、安排转诊和接受培训；各医疗机构运用物联网、大数据、移动互联网等新技术延伸了服务领域的范围，拓展了医疗服务的内涵。

2. 互联性。智慧医疗技术，可使患者获取本人完整的病历信息、医疗保险信息等，这些信息可能来源于多个地域、多个医疗机构、多种健康服务提供商，并可提供给患者授权的医疗人员。

3. 可靠性。智慧医疗要求数据共享和协同过程中异构系统之间的数据能够真实反映患者的基本情况，并且能够及时地进行数据交互；要求搜索、分析和引用的大量科学知识符合药品、临床、循证医学等科学的逻辑，以支持医务人员的临床工作；最重要的是要满足隐私和法律的保护原则，以及数据所有权的监管。

4. 协作性。智慧医疗把各医疗机构内的医疗信息变成可分享的记录，整合并共享医疗信息和记录，以期构建一个专业的医疗信息网络。业务数据纵向协同，如分级诊疗机构之间的协同，医疗机构和公共卫生机构之间的协同等；业务数据横向协同，如医疗机构内跨部门协同，监督部门管理和实施的协同等业务。

5. 创新性。智慧医疗能够自动搜索知识库，根据患者的基本情况选择适当的治疗方案，监控其治疗效果，并根据治疗效果替换治疗方案。同时要求其能够更新学习知识库，并且建立新的知识体系。

6. 预防性。智慧医疗全时段覆盖医疗过程的事前、事中、事后。事前有详细的实施计划，使医疗事件能够从容地实施；事中需要实施感知、处理和分析医疗事件，从而快速、有效地做出变化的响应；事后要求完成数据收集，对于医疗事件进行主题式的统计分析。

五、智慧医疗的变革趋势

随着智慧医疗利好政策的陆续发布，顶层架构的逐步完善，以电子病历为核心的信息化建设的刚性需求，物联网、人工智能、大数据、生物科技、基因检测等新兴技术的不断发展，多重因素的联合驱动下，智慧医疗建设发展全面铺开，进入黄金发展时代。未来智慧医疗的发展将呈现出以下八大发展趋势：

1. *患者与电子病历数据互联互通*。未来患者信息将在院内乃至不同院区间实现实时流动并进行共享，实现院内以患者为中心的数据信息互联互通，使得远程医疗平台、影像辅助诊断云平台和区域健康信息集成平台成为现实。

2. *数据驱动模式将推动更个性化、精准化的诊疗方式*。标准化临床治疗方案具有普适化的特点，但针对不同个体其治疗效果未必最佳。尤其在肿瘤领域，不同效果的治疗方案或许意味着生死之差。未来智慧医疗将涵盖丰富数据，除了开发新的治疗手段和药物，还可通过大数据、人工智能及健康设备等新兴技术在医疗领域提升诊疗、管理及服务水平，实现个性化诊疗。

3. *智慧医院的在线化、移动化*。基于数字健康的创新以及手机、可联网设备的重大进步，患者急切希望在医患沟通、购买药品、获取信息、监测健康状况等领域实现在线化、移动化。智慧医疗的在线化和移动化将成为未来发展的长期趋势。

4. *推动以患者为中心的智慧服务*。传统实体医院现有的流程分散、碎片化等问题，给患者带来了就诊流程复杂、排队时间长、沟通时间短等就医痛点。未来智慧医疗将会持续推动以患者为中心的智慧服务，实现现有流程及服务的重塑再造，大幅改善患者体验，让患者获得一站式就医体验。

5. *真实世界数据的开发与管控*。获得药品在真实世界的表现数据是智慧医疗进一步发展的必要元素，真实世界数据可以助力更加有效药物的开发，让全球医疗健康系统变得更高效、更具有价值，但是如何管控和开发真实世界数据资源仍是一个挑战，需要不断探索。

6. *医药支付能力与定价改革*。越来越多的国家将医药支付能力和定价改革提上议事日程。如何在买得起药、买得到药的基础上，保证医药创新的持续性、稳定性，是智慧医疗发展的一个重要方向。

7. *智能技术赋能智慧医疗*。在医疗健康领域，各类智能技术的深度应用和不断创新，可以帮助我们开发新的药物，自主设计临床试验方案，并且创造出一系列以患者为中心的新技术，例如智能语音识别技术、生命指标监测、远程问诊、临床辅助诊断决策等。智能技术将持续赋能于智慧医疗，未来智能技术的发展也将进一步推动智慧医疗的发展。

8. 个人隐私与智慧医疗的平衡。随着大数据等新兴技术的广泛应用，全球立法机构都开始研究针对隐私保护的法律法规，在保护个人隐私与推动医疗健康企业研发创新之间找到平衡。

第二节　智慧医疗的数字化转型的必然性

一、全球智慧医疗的市场需求

在全球市场经济的推动下，全球智慧医疗在移动医疗、智慧医院、远程医疗等医疗新模式的带动下，正处于稳步发展阶段。从区域来看，全球智慧医疗市场主要集中在美国、欧洲、日本和中国，而产品生产主要集中在美国、欧洲和日本。巨大的市场需求推动着智慧医疗行业的发展。全球的各大企业正在积极地抢占市场，如谷歌作为一家搜索和广告公司也将重点转向了医疗领域，利用大数据和人工智能技术创造更强大的智能诊断系统。亚马逊利用 Alexa 语音助手 + 人工智能主打家庭保健和初步诊断的医疗市场。KTL 集团以物联网、医药产品、智能制造等产业在全球多个国家建立子公司进军医疗行业抢占市场。在国内以 BAT 为首的互联网企业也纷纷进入医疗行业，其中阿里巴巴创立了阿里健康和医疗云服务。腾讯、百度、三大运营商等企业也都通过人工智能 + 大数据 + 云中心的方式进入医疗行业，开始对智慧医疗数字医疗产业链进行布局。新型冠状病毒感染疫情期间智慧医疗数字医疗产业也作出了较大的贡献，提前预约、智能送药、线上问诊等功能避免了人与人之间的面对面接触，大大地降低了人与人之间的交叉感染风险，大幅度地缩小了新型冠状病毒感染疫情的扩散范围。

全球老龄化时代的降临。老年人口数量庞大而且增长速度很快，据官方统计2015 年世界 60 岁以上的人口达 10.3 亿，预计 2050 年突破 20 亿。目前世界人口老龄化程度较深部分老龄化的国家已达 25% 以上。如此庞大的老年人口数量，与老年疾病相关的智能医疗产品和服务的需求极其旺盛，美国率先提出了物联网的概念，并积极地促进 RFID 的实施与推广，使利用信息化技术向患者直接提供远程医疗服务成为常态化、规模化应用。日本把整个物联网技术、无线传感技术、RID 内嵌技术等都应用在智慧医疗的领域。英国也将先进的传感器和通信技术引入了医疗卫生保健的行业中，它可提供可靠和准确的数据。CenTrak 技术使实时参数监测成为现实，包括患者、医护人员和医疗设备的位置、患者安全、手部卫生遵从性以及环境／温度条件。医疗穿戴设备、远程诊断、线上问诊、远程医疗在 5G 时代的环境下发展迅速也迫使医疗信息化转向智慧医疗数字医疗。

二、以患者为中心改善患者就诊体验的信息化转型

（一）患者满意度促使医疗信息化转型

将"患者满意度"纳入公立医院考核指标，促进传统医疗信息化的转型。2019 年，国务院办公厅印发的《关于加强三级公立医院绩效考核工作的意见》，明确将患者等待时间、满意度评价等 55 个指标纳入考核体系，考核结果将成为公立医院财政投入、医保政策调整等的重要依据。提升患者满意度事关重大，每个医疗机构都非常重视。

为进一步减少患者门诊候诊时间，提高满意度。各大医疗机构通过院外信息平台统一安全接入支付宝、微信、银联、OA、MDT 等多种第三方 App 公司，实现预约挂号、诊间结算、检查预约、报告查看和医护患一体化互动。全面开启非急诊患者预约挂号就诊，实现患者"零排队"。医院还以"大平台、专科微小化应用"设计思路重构了医院信息服务体系，按照患者、医师、护士、管理者等角色个性化定制信息系统的服务界面，将医院传统信息化功能为核心转向智慧医院以用户体验为核心，真正实现信息系统以人为本的建设目标，推向数字化智能化。

对于患者而言，便利就诊是满意的基础。部分医疗机构已提供门诊全流程自助服务，从购买病历本到挂号、取号，到就诊、检查、打印报告，再到取药、打印发票，患者全程只需要在各种机具上扫码，每一台自助设备都其实就是一个服务窗口，基本告别过去长时间排队的情况。此外，在医院病房里，每个患者床旁都有一部掌上电脑（personal digital assistant，PDA）自助交互设备，为住院患者提供数字电视等娱乐功能，患者还可以实时查询本人病历、预约检查、营养膳食订餐等；应用物联网等技术，能够实现对患者生命体征的实时监测，患者的医嘱、输液进展、服药提醒等信息实时显示在护士站的大屏上，家属和患者不用再耗时全身心地盯着液体输没输完；患者一旦离床时间过长，护士站也会马上报警，防止出现患者摔倒、晕倒等事故，做到全方位贴心服务患者。

患者满意度是衡量一家医疗机构医疗质量、医疗技术、医疗服务、医院管理的重要指标之一，让患者满意是提高医院信誉度的金标准。医院应该以患者为中心不断创新，进一步提升患者感受度和满意度。传统信息化转型到数字化智慧化

也是提高患者满意度的一种方式。

（二）可穿戴设备大批量应用于临床，促进医疗信息化转型

可穿戴设备在医疗卫生领域主要应用于健康监测、疾病治疗、远程康复等方面，可实时监测血糖、血压、心率、血氧、体温、呼吸频率等人体健康指标，并可满足基本疾病治疗。其真正意义在于植入人体、绑定人体，时刻监测我们的身体状况、运动状况、新陈代谢状况，识别人体的体态特征、状态，还可将我们动态、静态的生命、体态特征数据化，其真正价值在于让生命体态数据化。目前，人口老龄化及医疗资源的紧缺，医疗健康监护备受关注，监测健康观念已深入人心，随着可穿戴设备的逐步商用化，医疗的检查、检测更贴近患者。

可穿戴医疗设备可用于各种慢性病监测，可通过传感器采集人体的生理数据（如血糖、血压、心率、血氧含量、体温、呼吸频率等），并将数据无线传输至中央处理器（如小型手持式无线装置等，可在发生异常时发出警告信号），中央处理器再将数据发送至医疗中心，以便医师进行全面、专业、及时的分析和治疗。例如，血糖无创连续监测技术、血压无创连续监测技术、血氧无创连续监测技术。可穿戴医疗设备对血糖、血压、血氧等的监测数据不仅可以与智能手机相连，还可借助云存储技术将监测数据通过云端进行存储和分析，并和医院的病历系统和监控中心相连，出现异常及时提供预警以及相应诊治意见。可穿戴医疗设备除用于生命体征的检测外，还可用于疾病治疗。例如无创治疗技术，包括电疗、磁疗、超声疗法、透皮给药，都是近年来的研究热点，也是穿戴式治疗系统的重点发展方向。传统的信息化技术仅仅是将患者生命体征数据通过穿戴设备进行采集收取，通过医师再次分析来实现监测的效果，而现在需要的是数字化、智能化地对每日监测数据进行分析的功能，以便提早判断出异常数据，为医护提供准确的辅助健康信息。

（三）物联网大规模普及，促进医疗信息化转型

物联网应用的普及，对传统就医、买药等过程进行重塑，提升了体验；主要体现在以下几个方面：①优化看病就诊流程。利用物联网技术，智慧医疗让患者就诊便利化，患者只需要动动手指，挂号、缴费、查看报告等就能便捷完成，省去了排队等候、重复缴费的辛苦。同时，借助视频远程会诊、信息化转诊平台等手段，让农村地区也能享受到优质的医疗资源。②实现智能化管理。物联网技术能够帮助医院实现对医疗设备的智能化管理工作，通过对医院医疗器械、车辆、基础设施等资源进行智能化改造，让医疗设备无线化，物资管理可视化，帮助医

院实现智能化管理。③快速收集有效数据。各种医疗设备通过物联网卡接入到智慧医疗系统中，可以有效地识别患者数据，并且将信息反馈到处理中心，及时对信息进行智能分析及处理，为医师快速提供患者精准数据，减少医师工作量。④提升医疗服务水平。物联网技术在医疗领域有着巨大的潜力，既可以帮助医院提高工作效率，降低医疗成本和开支；还可以给患者提供更加便利的服务，让更多的患者可以快速就医，享受健康呵护。这些对于提高我国的医疗服务水平有着积极的促进作用。

物联网技术的实际应用体现在以下几个方面：

1. 药品流通。应用医药企业在药品生产完成之后，贴上存储产品电子代码（electronic product code，EPC）的射频识别技术（radio frequency identification，RFID）标签，记录药品的生产日期、保质期、生产厂商、批号、单位容量、能够治疗的疾病及能够缓解的症状和禁忌人群等信息。在药品流通的任何一个环节，识读器均可以读取到药品的信息，并将药品的流向节点发送到区域卫生信息平台上，以便于药监部门随时进行药品的跟踪。药品防伪中应用采用 RFID 的唯一标识性的防伪方法，并且可以对传输的数据进行加密以保障传输数据的安全。此外还可以通过数字签名的方式来实现数据的安全性传输，这样对药品进行了唯一标识和自动识别外，还可以保障数据的安全性和不可抵赖性。药品管理中应用医院的药房和药库中的药品都可以使用 RFID 技术来管理，通过部署无线传感器网络，实时获取药品批次、入库时间、存货架位置、数量、出库时间、去向、使用药品的患者和医师信息，以便对药品进行分类存储、分发、审计和跟踪。

2. 远程监控和家庭护理。基于物联网技术的远程监控和家庭护理有许多代表性的产品和项目，如婴儿监控、多动症儿童监控、老年人生命体征家庭监控、阿尔茨海默病患者家庭保健、帕金森病患者的家庭监控、术后患者家庭康复监控、术后患者恢复监控系统、医疗健康监测、远程健康保健、基于环形传感器的移动健康监测系统、一种用于健康监测的智能衬衫、远程健康护理、远程医疗护理项目等。

3. 急救处理。通过应用 RFID 卡保存用户医疗档案和个人信息，并由医院或急救中心的服务器负责接收、处理、存储患者的医疗数据。医护人员赶到现场可以通过手持移动终端读取患者的 RFID 医疗卡信息，如过敏史和血型等相关信息，进行简单的急救处理。医护人员也可以通过手持终端将患者的伤情信息和简单的救治情况，通过无线网络或者通用分组无线服务（GPRS）网络发送到医院，使医院在第一时间做好救治准备。这样就缩短了急救的时间，提高了医院的急救效率。

4. 医疗设备的管理。通过 RFID 对医疗机构的设备进行跟踪管理，可以大大缩短设备的查找时间，并将设备的每次维护和巡检记录实时上传，不但避免了设备维护和巡检工作时的疏漏，还避免了出现与医疗设备相关的医疗责任事故中不能明确人为责任还是设备责任的问题。

5. 医疗垃圾处理。采用 RFID 技术标识医疗垃圾的来源、种类、数量、重量等信息，以网络信息化平台为基础，集成 RFID、全球定位系统（GPS）、GPRS 和视频监控等技术，经由医疗废物电子联单、收运车辆、视频监控、收运车辆路线追溯、医疗废物焚烧、监控中心平台等形成一套基于区域的医疗垃圾监控系统，实现区域内对医疗垃圾及其处理流程有效、实时、可视化的管理和监控。

6. 血液管理监控。采用 RFID 技术进行血液管理，每一袋血上的 RFID 均记录该袋血液的唯一标识，如血型、RH 值、采血时间、采血量以及献血者姓名、身份证号、性别等，对血液信息进行非接触式快速识别，减少了血液污染，提高了工作效率。在血液使用的整个过程中，还能测量整个过程中血液环境温度，周期性测量到血液的温度信息通过无线方式传送到血液监测系统中。

传统的医院信息系统（hospital information system，HIS）有许多不足的地方，物联网技术在医院信息化中的以无线局域网技术和 RFID 为底层，通过采用智能型手持数据终端，为移动中的一线护理人员提供数据应用。而且并不需要重新构建一个新的体系结构去实现物联网下的医疗信息化，完全可以与现有的 HB 系统通用，做到相互的补充。采用物联网技术的移动医疗能够明显改变传统的就医流程，进一步实现医院医疗的移动信息化。传统的门诊医疗流程将大量的时间集中在排队上，而就诊的时间被大大压缩。通过物联网 RFID 的电子标签可以让医护人员减少与患者的核对环节。同时可以自动获取化验单，增强了病患隐私的安全性。在病房，医师在查房或移动的状态下，通过手持终端可以获取完整的电子病历数据。此外，患者手上还可以佩戴 RFID 的手环，医护人员可以在读卡器上查询显示患者目前的检查进度、对比患者的病情、制定治疗方案等。

医疗技术和医疗服务，是塑造医院品牌竞争力的两大原动力。而在医疗技术处于同等水平的情况下，医疗服务则会成为决定业绩好坏的关键因素。某医院曾做过一个针对患者的专项调查，有 80% 的患者表示，希望医护人员可以详细地告知病情、治疗方案和注意事项，并且在出院后进行追踪和随访，而另有超过七成的患者希望医护人员可以讲解出院后疾病的自我保健知识。由此可见，有很多医院在医疗服务方面，还有很大的提升空间。信息化的转型迫在眉睫，只有在数字化智能化下才能更好地让患者体验到全方位的医疗服务。

三、以健康为中心的患者全流程健康管理的信息化转型

　　全流程健康管理不断升级的健康理念及对生活品质的追求，使患者需求从"医疗"向"健康"延伸，包括健康管理、健康生活、疾病预防和康复护理等全方位服务；支付方控费压力亦进一步加深了此转变。以新加坡为例，政府成立保健促进局（Health Promotion Board），通过宣传循证医学与疾病预防知识，鼓励居民养成健康生活习惯，从而降低疾病发生率与进展风险。小病由家庭医师管理，大病才去医院就诊。此外，新加坡保健促进局还重点推进非医疗机构患者护理路径，以减少居民医院就诊次数。医疗失误与过度医疗造成巨大资源浪费。美国研究表明，门诊误诊率可高达 5%，约 10% 的患者死亡由误诊造成。世界卫生组织估计，即使在发达国家，每年也有 7% 的住院患者发生医疗感染。过度医疗，仅在美国每年就造成超过 2100 亿美元的医疗资源浪费。以上数据表明，医疗服务体系急需提升诊疗质量，而医院作为医疗服务的主体需要根本转变。零售化健康服务的市场在逐渐成熟，单一医院为全体患者提供全部服务的模式正被逐步取代，医院与其他医疗服务提供方（如家庭医师、诊所、药房、康复中心等）不断深入整合，形成相互依存的生态系统。例如在美国，领先的零售药房可提供多种常规检测和治疗服务。在中国，政府正通过大力发展家庭医师服务、社区卫生中心和第三方服务机构，推动医疗服务去中心化。

　　智慧医院建设促进全流程管理，"智慧"两字代表着信息化转型的过程。为落实《关于印发进一步改善医疗服务行动计划（2018—2020 年）的通知》（国卫医发〔2017〕73 号）有关要求，指导医疗机构科学、规范开展智慧医院建设，逐步建立适合国情的医疗机构智慧服务分级评估体系，国家卫生健康委员会组织制定了《医院智慧服务分级评估标准体系（试行）》，供各地推进智慧医院建设和改善医疗服务参考。

　　智慧医院不是所有医疗服务的集大成者，而是医疗体系中提供高价值服务的卓越医疗中心。在此体系中，疾病预防及健康管理可在诊所、药房甚至在患者家中进行，简单的疾病诊疗操作可被诊所或专科医院承接，而辅助检查（如影像、检测）可被第三方机构承接。在大部分成熟市场，智慧医院的核心服务将聚焦手术治疗、重症监护及疑难病症诊治。在中国，受限于基层医疗服务能力，智慧医院角色的演化进程与成熟市场有所不同。未来十年，医院仍将在医疗服务体系中扮演最重要的角色，兼顾门诊和住院任务，带领基层医疗卫生机构形成医联 / 医共体，共同承担区域的居民健康管理。

　　跨机构互联互通医疗服务体系除智慧医院，还包含监管方、支付方、产品方及其他医疗服务提供方。在法律允许的情况下，确保数据在各机构间互联互通、实时共享，对患者获得高品质、高效率、高便捷的服务至关重要。例如悉尼 Adventist Hospital 自行开发的电子病历系统及虚拟数据中心，集成院内各维度数据，并通过移动应用为医务人员及患者提供"秒级"数据读取。跨机构互联互通要点包括个人健康档案汇集初级诊疗数据、第三方服务数据（如体检、检验）及医院病历数据。信息系统支持智慧医院及其他机构实时数据联通共享。如法律允许，个人健康数据还可与保险支付数据，甚至个人行为数据（如可穿戴设备、互联网平台数据）进一步整合。医院与各机构建立统一的数据标准及结构，就数据采集、存储、传输、使用等操作建立规范，确保数据在安全私密的前提下被合理使用。在某些生态体系中，智慧医院是信息整合方，但数据整合范围可能受限于个体医院的数据覆盖及影响力。在其他生态体系中，政府部门或支付方扮演信息整合方角色，此时智慧医院有望获取医院外的全场景健康服务数据，最大化数据价值。无论何种情形，跨机构互联互通都是赋能智慧医院的基础。

　　自动化高效运营。传统医院属于劳动密集型机构，而智慧医院将利用自动化设备优化运营及流程，大幅提升医院生产效率及精度，例如：利用 RFID、条形码等物联网感知技术优化医院内部资产管理流程，支持人员及物资实时可识别、可追踪、可溯源。利用自动化流程及设备取代传统人工操作，在患者端（如开具处方、检查化验、取药收费）及医院后台端（如药品、器械、样本等物流传输及管理）提升效率。基于互联网的住院管理、电子排班可精益化医院人员及流程管理。全球领先的智慧医院均在不断提升自动化水平。如北美第一家全数字化运营医院，多伦多 Humber River Hospital 利用物联网技术、自动化设备、机器人、智能工作流及运营管理系统等，实现约 80% 的后台操作自动化，大幅缩减药品发放及临床检验时间，提升工作人员效率。全流程重塑体验利用技术手段，医疗机构更能践行以患者为中心的理念，从而提升患者满意度。医疗服务将突破医院的物理边界，延伸到诊前、诊中、诊后每一个环节。

　　居家智能就医已成为现实。随着社会发展，社区居民越来越关心自己的身体健康，希望可随时了解自身的健康信息，并能及时便利地就医。我国在 2018 年研发了一套每天都可在小区进行常规体检，远程与医疗专家对话解决疑难杂症的医疗系统。该系统通过穿戴测量设备，测量居民的体重、身高、血压、血糖、血氧含量等健康参数。后台的服务系统会对这些数据进行分析，并为居民做出常规的健康指导建议，提供远程诊疗服务等，同时还会不断完善居民的家庭健康档案，为完善和提升整个社区的健康服务提供建设性的数据支撑。通过该医疗系统，居民可及时掌握自己的健康信息，免去了频繁去医院或者耽误就诊的烦恼。

互联网医院通过利用最先进的互联网信息技术，打造健康档案区域医疗信息平台，从而实现患者与医务人员、医疗机构、医疗设备之间的互动，逐步达到信息化，打造数字化智能化大数据平台。

家庭签约医院。实施完善家庭签约分级诊疗，建立基层首诊、双向转诊、急慢分治、上下联动的分级诊疗制度。实施家庭签约制度需要医疗服务体系中各级医疗机构的合作与配合。各级各类医疗机构要明确其功能定位，不同层级的医院要找准其在服务体系上的位置，尽心尽力发挥自身优势，切实将常见病、慢性病患者下转基层。

建立家庭签约制度，需实现常见病、多发病、慢性病基层首诊和转诊、并构建布局合理，层级优化，功能完善，协调联动的城乡医疗卫生服务体系，结合疾病诊疗特点围绕患者预防、治疗、康复、护理等不同需求提供科学、适宜、连续、高效的诊疗服务。

家庭医师签约服务，是以健康为中心的全流程管理中最重要的一环，全面的以健康为中心的全流程少不了家庭医师日复一日数据写入；同时开展家庭签约服务是推进分级诊疗进行的重要保障。通过开展家庭签约服务，能最大限度合理截留基层普通患者基层首诊，发现需要上转治疗的，由家庭医师负责联接上级专家及医疗机构给患者提供快捷、高效的专业服务，在解决基层"看病难看病贵"的同时，也极大提高大医院优质医疗资源效益，实现医疗全流程管理闭环。

以上这些都离不开信息化的支持，而传统的信息化已满足不了目前患者的需求，促使信息化转型数字化智能化是必然的。

四、经济发展中智慧医疗的基础

既往人们常用反映经济增长的指标来分析经济因素对健康的影响，主要包括国内生产总值（GDP）或国民生产总值（GNP），以及人均 GDP 或人均 GNP 等。随着各国经济的快速发展，人们逐渐认识到在经济增长的过程中，优化经济结构、调整收入分配、消除贫困，以及资源与环境等可持续发展问题更影响了人类的生存、自由以及权利等，见图 4-4。

经济发展促进医疗卫生发展，发展的改变离不开信息化转型。人口结构变化。老年人慢性病患病率远远高于其他年龄组，卫生服务需要数量显著增加。而且老年人因失能、致残造成的特殊护理需要，使卫生服务需要的结构类型发生了重要的变化。疾病模式发生了变化。随着经济的发展和生物技术的突破，人类有效控制了急慢性传染病、寄生虫病，随之而来的是以心脑血管疾病、恶性肿瘤、糖尿病为代表的慢性非传染性疾病成为影响健康的主要疾病。

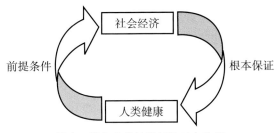

社会经济与人类健康间的双向作用

图 4-4　社会经济与人类健康之间的双向作用图

经济发展促进医疗服务智慧建设进程。各地 2022 年政府工作报告出炉后。其中，"智慧医疗"成为屡次出现的关键词。以北京市为例，其 2022 政府工作报告提出，要进一步做强新一代信息技术、医药健康"双引擎"，推动人工智能等领域"卡脖子"技术实现新突破，以推进智慧医疗等建设为示范，以开展数字化社区建设为试点，大力提升城市服务管理水平；四川省政府工作报告亦提出，将培育数字应用新业态，打造智慧医疗、智慧康养等数字应用场景。

智慧医疗旨在解决优质医疗资源稀缺、医疗资源配置不均等医疗供给侧问题。不过医疗人才的培养周期漫长，也意味着行业必然要靠数字化带来新的驱动力。在此背景下，互联网及人工智能技术的发展所催生的"数字医师"潮流涌现。

医疗 AI 逐步成熟所带来的"数字医师"解决方案，为医疗供给侧结构性改革提供了新思路，有望解决医疗资源供给配置不充分不平衡的难题，大幅提升医疗全流程的效率和体验，让普罗大众不再"看病难"。

医疗影像为起点"数字医师"爆发式成长。数据是开展医疗数字化、智慧化的关键。资料显示，医疗影像数据占全部临床数据的 80% 以上，影像科室是医院体系中最忙碌的科室。而现有医师趋近饱和的工作量，直接影响到传统影像检查和诊断效率。以心脏 CTA 影像诊断为例，按"扫描－后处理－诊断－初写报告－报告审核"的流程，医师至少需要 30 分钟到 1 小时才能完成一位患者的影像资料阅片及报告完成工作，而病患取得报告需要等待 1 ~ 3 天。而利用 AI 影像产品，能实现一天内完成预约、检查、取报告全流程，时间大幅缩减，患者就医体验得到改善。

用人工智能技术赋能，以数字技术对诊疗流程中大量病患数据做快速处理，是"数字医师"的第一阶段。"数字医师"能够辅助人类医师大大提高诊断效率，缩短工作时间，并提高诊疗质量。作为新物种，医疗 AI 企业从软性体验切入，和西门子、飞利浦、GE 等大厂在硬件上的研发投入异曲同工，都是为了赋能新时代的智慧医疗，这或许是医疗行业的共同愿景。

政策已有顶层设计或成医疗供给侧结构性改革突破口。一线医师对 AI 产品的使用已经常态化，部分较为成熟的产品，医师已经比较信任甚至是依赖。人工智能"数字医师"协助人类医师，为患者提供更高效、更精准、更一致及更可及的医疗服务，经过近几年的发展，已逐渐从梦想走进现实。从更长远的目标来看，"数字医师"或许能成为医疗供给侧结构性改革的关键。除优质医疗资源总量不足外，医疗供需还存有明显的城乡剪刀差。国家卫生健康委员会数据显示，截至 2021 年 3 月底，我国医院 35 394 家，其中三级医院有 2996 家，仅占 8.46%；然而，三级医院就诊人数高达 179 824.5 人次，占全国总人次的 54.12%。病患的高度集中问题，不仅导致了基层医院患者不足、农村供给相对匮乏的局面，也拉低了我国医院诊疗效率，据弗若斯特沙利文报告数据，中国的患者平均花 3 小时用于门诊就诊，而其中诊症的实际时间仅 8 分钟。与此同时，大城市"挂号难""看病难"的现象逐渐滋生。医疗 AI 技术逐步成熟之后，"数字医师"不仅能协助人类医师大幅提升诊断效率，也可以有效提升医疗资源落后地区的诊疗水平。

2021 年 12 月 28 日，由工信部、国家卫生健康委员会等 10 部门联合发布的《"十四五"医疗装备产业发展规划》中，也将诊断检验装备列为七大重点发展器械领域之一，并明确提及了"发展新一代医学影像装备，推进智能化、远程化、小型化、快速化、精准化、多模态融合、诊疗一体化发展。"同样，在 2021 初年发布《关于推动公立医院高质量发展的意见》《深化医药卫生体制改革 2021 年重点工作任务》两大政策文件中，均明确提到了智慧医院建设和医院信息标准化建设的问题。

顶层设计上，2015 年发布的《中国制造 2025》文件也将 AI 摆在了重塑国家经济和工业生产能力关键组成部分的高地位；2017 年国务院发布《新一代人工智能发展规划》，将 AI 设定为重要国家战略，并呼吁在涉及改善民生的迫切需求（包括医疗）中应用 AI；2018 年国家卫生健康委员会发布《国家健康医疗大数据标准、安全和服务管理办法》，为中国医疗大数据的收集、处理和存储提出了相关的网络安全要求、定义和监管规则；"十四五"规划更是强调了智慧医疗、医疗物联网和智能医疗设备的重要性。

第三节　智慧医疗应用价值

智慧医疗融合了人工智能、物联网、云计算、大数据、移动互联网、传感器技术和其他新一代信息技术，并与传统技术紧密集成医疗和健康服务等内容的一种新型医疗健康服务。搭载先进的物联网、互联网和移动通信等相关技术，借助智能手段将医疗、健康和服务相关的信息、设备、人员和资源连接起来，实现有效的互动，确保人们及时获得可预防和可治疗的医疗服务在实现我国的智慧医疗政策以及改善城市生活质量方面发挥着重要的作用。

智慧医疗起源于国外，模式多样，依托信息化手段，一是提供以患者为中心的健康咨询、挂号、在线问诊、在线诊断、院后康复等服务；二是致力于院内外各医疗业务环节的智慧化建设，提升医务工作者的效率与质量；三是依托于强大的信息平台，探索将"云、大、物、移、智"等前沿技术融入智慧医疗中，为医院精细化管理提供强有力的数据支撑；四是针对城市医疗集团和专科联盟，建立具备远程会诊、双向转诊、医技协同、远程教学、远程诊断等服务的医疗协同平台，为实现区域协同一体化，推行临床路径管理等提供技术支持。

一、面向患者的应用价值

2019 年，国家卫生健康委办公厅发布《医院智慧服务分级评估标准体系（试行）》，明确将按照患者诊前、诊中、诊后各环节应涵盖的基本服务内容，对医院应用信息化为患者提供智慧服务的功能和患者感受到的效果进行分级评估。在国家推动"互联网＋医疗健康"发展的政策引导下，医院以互联网、大数据、人工智能技术为载体，陆续引入移动支付、智能分诊导诊、预约挂号、预约诊疗、信息提醒、信息推送、诊后疾病管理等服务。

智慧医疗服务能够充分发挥信息化、数字化、智能化的优势，打破信息的区域性和时间的局限性，通过线上、线下服务的交互，让信息多跑路，让患者少跑路，有效促进医疗资源的流动以及信息的快速流转。这种服务模式的创新，有效缓解了患者和医院之间信息不对称问题，实现精准匹配。智慧医疗实现多渠道的信息联动与消息推送，使得进度查询、就医指引等提示更加明确细致，同时，患者能主动参与就诊流程，有效缩短等待时间，优化患者就诊体验和群众获得感。

以四川省人民医院为例，重点建设内容与效果如下。

（一）改善患者诊前就医体验，提高就诊效率

医院门诊是医院为患者提供医疗服务的关键组成部分。医院服务质量与医院门诊服务流程优化密切相关，是提升患者就医获得感的关键基础。新时代背景下，

利用大数据、人工智能等信息化手段，加快促进"互联网＋医疗健康"应用发展，在现有的患者就医平台上持续扩展服务内涵及内容，完成患者预问诊、智能客服、刷脸支付、信用支付、医保线上结算、在线取号、医患互动、智能陪诊等服务，满足患者线上就医的核心需求，可以优化门诊服务流程、强化就医信息推送，有效缓解门诊"三长一短"和患者出、入、转院环节的繁复无序现象。从而改进就医体验、营造和谐医患关系、提高医疗服务效率。

1. 电子健康档案

患者可以通过微信服务号提交相关证件，远程办理电子健康卡。居民电子健康卡将记录个人所有医疗信息，形成全生命周期患者健康档案，实现医疗健康的精准化应用服务；患者只需扫描二维码即可完成挂号、缴费、就诊、治疗等就医全流程，不需携带实体就诊卡就诊，大大方便了患者，节约了医院成本。

2. 智能导诊

在患者就医之前，实现微信公众号、支付宝、医院 App 等多方式在线挂号。为了指导患者精准挂号，特别是病情复杂的患者，可选择"智能导诊"，根据患者所填信息，推荐最适合的医师，作为挂号的参考。2021 年，微信总挂号量占比 70%，通过此种服务方式，大大缩减患者在医院就医时间，节约医疗资源和社会成本。

3. 智能客服

基于自然语言处理、智能交互和医学知识图谱等技术，结合权威医学知识库，为患者提供精准答复，有效解决患者对医疗、健康类咨询或客服的多样化需求，包括药物使用、疾病知识、健康管理、就医流程、医院科室位置等。

4. 信息推送

患者挂号信息、候诊信息推送，让患者候诊区得以延伸。

5. 线上预约

除了预约挂号外，还可进行检查、检验、入院预约。患者通过微信服务号或自助机进行检查、检验预约，审核通过后即可完成线上预约。患者同样可以线上进行入院登记，登记完成后，患者信息自动进入入院中心排队系统，由入院中心负责人员统一安排入院，患者无需在医院等待办理入院，有效地解决了患者排队办理预约手续的情况，提升了患者的满意度。

（二）提升诊中智慧化程度，发挥信息效能

对标国家智慧服务评估的标准体系，借助微信公众号、支付宝生活号、掌上医院 App 等媒介为患者提供网络问诊、在线医嘱、在线开单、在线审方、电子处方等服务线上诊疗服务，对于患者而言，智慧医疗中的重要组成部分——互联网医院满足了因时间、地域等限制不方便在线下实体医院就诊的人群的就医需求；而对于医院而言，互联网医院在一定程度上缓解了大三甲医院的接诊压力，同时也促进了远程会诊，跨地域调动与整合优质医师资源。

1. 智能预问诊

一方面在正式就诊前采集患者的患病信息，有效利用患者的诊前等待时间，另一方面能够有效释放医师的问诊时间，让医师更加专注于诊断和治疗，同时预问诊内容与电子病历或 HIS 系统可灵活进行对接，帮助医师节约书写病历时间。预问诊还可应患者要求，为患者提供信息推送的服务：检查注意事项、疾病健康宣教知识等。患者通过系统录入的症状、病史等信息可供医师参考。2021 年，线上问诊达 13.8 万人次。

2. 全流程缴费

患者可通过手机端微信支付检验、检查、药物及门诊治疗费用以及完成住院金预缴。

3. 医保支付

2017 年在省内率先实现了医保微信支付，实现了对自费用户和医保用户的全覆盖，只要患者在微信上绑定社保卡，在线支付各项费用时，系统会自动核算医保和个人支付比例，选择"医保支付"即可完成一键支付。

4. 院内导航

通过微信服务号为患者提供智能化全景导诊，更好地服务患者，让广大患者有序、轻松就医，提高了医院服务水平。

（三）加强患者诊后管理，拓展智慧服务范围

通过诊后智慧服务应用为患者提供健康咨询、健康宣教、随访管理、探视管理、健康监测（基于物联网）等健康管理服务。通过全院级应用系统的整合实现患者信息的整合，满足患者多层次的就医需求。

1. 智能用药管家

患者离院后的用药管理，以及效果自动跟踪，利用信息化手段提高医院的药事服务水平，消除患者用药困惑，指导患者科学用药、安全用药。

2. 智能随访管理

为方便医师实时掌握患者病情变化，开通了微信随访服务。基于微信服务号和企业号，在患者和医护人员之间架起了一座沟通互动的桥梁。

3.智能康复监控

糖尿病、心脏病等慢性病管理，需要在院外长时间地监控患者相关指标。通过智能硬件系统，一方面，可以长期跟踪患者生命体征情况，在必要的时候可以通知患者复查或者住院治疗；另一方面，在突发情况下，如心脏病突发，会及时通知患者家属或者医院，采取急救措施，防止意外的发生。

4.全病程管理服务

从患者入院前的院前准备至在院的医疗照护，出院后的持续追踪，建立一套系统的评估、照护、个案自我照顾能力提升的方案，透过规范制定、流程建立、信息介入使得患者的照护过程得以连续，并且健康信息得以数据化收集，建立全病程管理的数据库、以作为医疗科研、医疗流程改进的依据，进而回馈医疗机构于医疗、服务过程的质量监控。全病程管理服务是由专业团队为患者提供连续性整合照护的全程闭环管理模式。优化服务体验，增强业务协同，重新分配资源，增强患者对优质医疗资源的可及性；对于提高医疗体系总体经营服务质量、改善就医条件、缓和医患矛盾等方面具有重大意义。

二、面向医务工作者的应用价值

目前，我国医疗资源分配不均、布局结构不合理等问题突出，医疗卫生行业面临巨大的服务需求压力。利用人工智能技术辅助开展医疗过程，对数据进行整合分析，为提高医疗卫生服务能力，解决医疗资源紧缺带来了新契机。通过移动互联网使患者、终端、医院达到良好的循环状态，实现医院、医师与患者间更畅通和针对性的高效连接，增加就医灵活性，使就医流程和机制更加便捷和易于调整，有利于促进解决看病难、看病烦等当前医疗服务的诸多难题，提升医患之间友好度和患者就医体验。有序的就医环境和可量化的资源预测计划，使得相对有限的临床支持资源投入可以在整个周期服务更多患者，从而提升服务效率和效益。典型的应用方向如下。

（一）患者认证

基于实名就诊和人工智能技术动态调整患者信用，对于影响诊疗质量和有重大诊疗风险的重点防范对象、医闹、爽约率高的预约患者、曾有意隐瞒重大隐性临床缺陷的患者、号贩子等群体，信息系统能够根据大数据和人工智能模型筛选，结合生物识别，如人脸、指纹等识别验证技术与多家医院联动形成整体卫生信用体系，通过有效提示，降低医护工作者可能被纠缠和伤害的风险。

（二）掌上医师

掌上医师可充分发挥互联网技术，释放线上医疗服务价值，实现医护人员的移动化、多场景、多场地办公，满足医护人员随时随地随心的工作需求。

（三）移动护理

移动护理主要价值：一是有效避免感染风险。移动护理PDA是一款专门为医疗领域研究的智能化设备，可以协助护士更好地照料患者，适合在手术室、病房、救护途中、诊室等场景使用，只需要使用设备扫描各种信息码，可以有效避免感染风险。二是大幅度提高工作效率。使用设备以后，可以轻松地扫码录入信息，减少人工录入的时间成本。三是节约时间降低成本。护士使用移动护理PDA后，可以有效地提高工作效率，同时也避免医疗事故的出现，可以保障药物的使用遵守医嘱，同时还可以实现全程无纸化的工作，环保的同时也可以减少各类型成本的消耗。

（四）智慧病房

智慧医院建设的目的在于实现医院对医疗质量的实时监管，保障医疗安全，提升医疗工作效率和精细化管理水平，并为患者提供优质的医疗服务，住院期间的医疗服务是智慧医院建设的重点环节。因而智慧病房进入大家的视野，智慧病房信息系统是以"患者为中心"的一站式医疗信息平台，集医疗服务、支付、休闲娱乐等功能为一体，以电子床头卡代替传统手写床头卡，方便医护人员进行信息采集、信息查询、风险评估等操作，且通过物联网技术实现患者体征采集。床旁智能终端为患者提供了院内信息查询、诊疗安排查询、床旁缴费、电视直播、健康宣教、院内订餐等生活服务功能，极大地方便了患者。护理交互大屏与医院HIS系统进行对接，呈现患者状态并实时更新，实现患者叫醒提醒，输液监测呼叫，护士交接班等功能，提高护士管理效率。

（五）线上医疗服务

基于对话理解的数据结构化提取，让医师快速了解患者病情、推荐处理建议/辅助诊断，提升医师决策效率，并可自动产生患者建档信息，生成患者画像标签，智能生成病历，满足监管要求，根据上下文理解，智能生成回复候选，供医师选择，替代输入，极大提升回复效率，根据医师的诊断或者医嘱，智能推荐患教知识。根据患者档案、病情诊断智能推荐处方，根据医师处方自动生成用药指导报告。

问诊服务是整个诊疗过程中最关键的一环，也是患者流量最大的环节。通过对话理解与人工智能提升患者诊中服务，有效连接诊前与诊后服务是不断追求的目标。提升医师书写门诊电子病历效率的同时，助力专业程度的提高。

（六）智能语音交互

在医师与患者进行正常对话交流的同时，使用硬件设备全程无打扰式倾听医患对话并记录医患对话内容，进行语音识别。通过智能算法实时地动态进行智能分析，在文本内容的基础上，进一步生成结构化数据，该数据可以直接进行存储、传输、分析和处理，自动生成专业病历辅助问诊。该应用提升患者就医体验，解放医师双手，提升门诊效率；针对医患纠纷为医师提供问诊质控依据，降低因不规范问诊带来的医疗风险；实现临床科研线下线上一体化，助力医师线上服务，增加收入。

三、面向医院管理者的应用价值

注重医院内涵管理，统筹推进人、财、物建设，营造医院移动在线化办公环境，实现医院的组织在线、沟通在线、业务在线、生态在线。实现移动端的 OA 管理，一方面，可保障院内人员随时随地在线调阅、在线查询、在线审批，另一方面，可以实现移动端的运营决策分析，让决策者随时掌控医院的运行状况，不断优化医院的管理流程。

以四川省人民医院为例，该医院在以下几个方面的实践具有重大的应用价值。

（一）移动办公

建成基于微信的协同办公平台，连接医院、医师、医联体，提供公文、申购、内部通信、文件共享、后勤管理等功能，每天约 90% 的职工使用平台进行常态化办公，实现医院管理流程高效、及时、动态、可控，效率显著提升，为医院每月节省大量办公成本，减少纸张消耗 2 万张 / 月，显著提升审批效率。

同时，微信企业号还具有良好的信息共享功能，可以使教职员工方便快捷地共享信息、高效协同工作，显著改变了过去复杂、低效的手工办公模式，实现高效迅捷、全方位可视化流程管理，医院内部沟通成本显著降低、办公效率大幅提升。

（二）"人"的全周期管理

基于人员全生命周期管理模式，围绕人员的变动：入职、调动、出国、晋升、培训、辞职、退休等一系列的人事活动来进行数据记录，形成人员全生命周期记录，构建人员在院期间的活动地图，便于定位与追溯，通过预警、工作流等机制的应用，及时发现问题，规避风险。人力资源管理系统的建设帮助医院建立标准化的人力资源管理体系，提高人力资源管理工作效率，有效整合、合理配置人力资源，提高员工工作技能和工作满意度，加强医院凝聚力和竞争力。

（三）"财"的全方位管理

打造集会计核算、成本核算、报销管理、全面预算管理、合同管理、电子票库于一体的财务综合管理平台，实现对医院总体战略规划的分解，根据医院发展目标，参照全成本核算的运营基础数据确定医院年度预算，以计划为主线与核算紧密衔接，实现全面预算与财务核算的一体化。通过智慧决策分析系统，医院管理者可根据需求动态配置医疗资源，既可以解决看病难的问题，又能够高效利用优质医疗资源，透明绩效考核和绩效管理决策过程，提升医护人员主观能动性，还可以降低医疗管理成本。

（四）"物"的全流程管理

建成集医用耗材管理、医辅耗材管理、资产管理与验收管理的物资供应链平台（HRP），着力打造囊括耗材采购、供应、分装、配送的物流供应链管理系统（SPD），实现医院院内物流的精细化、全程化、可视化管理，需要从采购到付款实现业务流程重组，物资申领、计划、采购、入库、出库、消耗的全过程透明可控，需要实现对物资效期、批次、货位的有效记录，保证质量与安全，有效降低物资成本。

（五）医疗安全管理

智慧医疗在医院安全、医疗质量方面发挥着重大作用。如借助医疗物联网技术，实现患者体征信息采集，建成母婴配对管理系统等。通过电子围栏技术，实现风险预警。运用人工智能等技术实现病灶信息识别，大大提升阅片效率。通过大数据技术建成精细化医疗质控系统，对全院医疗质量进行全方位管控。

四、面向区域医疗联盟的应用价值

大型公立医院往往牵头或参与组建城市医疗集团和专科联盟，因此，基于城市医疗集团和专科联盟的互联网医院建设是必然趋势，如图 4-5 所示，具备远程会诊、双向转诊、医技协同、远程教学、远程诊断等服务的医疗协同平台为实现区域协同一体化，推行临床路径管理等提供技术支持。基层医疗机构可以在互联网医院平台对接更多的专家资源的同时，也推动慢病管理、健康管理、大病康复、社区康复、老年养老在基层医疗机构完成。建设重点包括以下几方面。

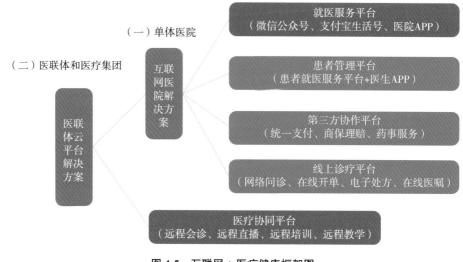

图 4-5　互联网 + 医疗健康框架图

（一）基于互联网医院的医疗协同平台

实现区域内医疗信息共享和医疗服务协同，分级诊疗平台与已有的区域卫生信息平台、各级医疗机构、区域医疗中心等业务系统实现互联互通，医师可以方便地调阅患者既往病史和诊疗的具体情况，为分级诊疗的落实提供数据支撑。在此基础上，实现智能分诊、预约挂号、预约诊疗、远程门诊、远程会诊、双向转诊/转检、远程教学、医患、医医沟通等医疗服务。互联网医院不但推动上下级医院的医疗协同，还成为基层医疗服务能力提升和基层人才培养的有力辅助工具。

（二）基于互联网医院的医技协同平台

依托互联网医院，设立医联体内的影像、心电、检验、病理等区域医技协同平台，有利于整合有限的医疗资源，最大限度发挥医疗资源和资金的效用，让百姓在社区卫生服务中心就诊，通过互联网医院远程连线到市区二、三级医院专家，获得其心电、影像、病理、检验诊断及相关指导，减少重复检查和往返大医院次数，切实减轻患者医疗费用负担。在优化医疗资源配置、提高大型医疗设备的利用率，提升基层医疗机构服务水平和能力的同时改善患者"看病难、看病贵"问题。以区域影像平台为例，平台通过连接区域内所有医疗机构的放射科、超声科、内镜科等影像科室，实现对下级特别是基层医院影像检查的集中诊断和审核，通过建立区域医疗机构之间影像存储、共享和管理机制，优化和高度共享区域内医学影像资源，降低影像检查成本，实现患者在基层医院就诊、拍片后即可享受到远程影像会诊的专家级诊断服务。

（三）基于互联网医院的健康管理平台

依托互联网医院建立健康管理平台，实现患者体征监测数据在医联体内实时共享，打通院前健康管理、院中诊疗和院后随访的全病程管理服务，提升基层对慢性病患者和院后康复患者进行长期跟踪管理和惠民服务能力，进一步推动从医院到基层医疗机构、家庭的，以患者为中心的整合式医疗体系的建立，实现治未病和分级诊疗，从而使医疗资源有效利用，提高服务水平。

第四节　智慧医疗主要应用模式

一、医疗服务信息化

（一）临床诊疗

一体化的电子病历系统覆盖了临床诊疗工作的绝大部分场景，包括患者诊断管理、医嘱和处方管理、电子病历书写、诊疗措施记录等。根据电子病历系统相关应用评价标准的要求，临床诊疗部分的应用也与检查检验管理系统、临床用药审核、护理及其他操作记录等相关系统高度集成，以满足诊疗过程中医疗数据的完整性需求、用药合理性的及时审查以及临床决策支持的要求。

在临床诊疗应用场景中，结构化的病历数据录入是电子病历系统的基本要求，无纸化归档系统和移动设备包括移动查房推车、平板电脑和智能手机等则可以满足多场景便捷化的应用，而语音录入辅助系统可提升病历书写速度。

（二）药事管理

药事管理是贯穿患者整个就诊周期的药学相关服务，除院内常规配发药操作外，更重要的作用在于基本药物监管、辅助和指导临床用药计划、指引患者正确使用药品、保障用药安全、实现临床药学服务闭环管理，合理用药可将医院既往用药经验和处方管理、药物使用说明等相结合，建立医院个性化、精准化的用药审核规则库，辅助临床的处方和用药医嘱审核。同时将药师服务延伸到患者服务，为患者提供精准用药指导。利用互联网技术和服务，可实现药物配送和个性化的患者用药提醒。

（三）医技管理

医技管理涵盖了检验、检查、治疗、输血和操作等诊疗环节，为临床提供日常医技相关申请和结果查询比对等功能。

实验室信息管理系统可完成患者标本全流程追踪、实验数据存取、报告审核分发、实验数据统计对比分析和危急值报告等。

影像信息管理系统覆盖了放射、超声、内镜、CT、MRI、病理和一些特殊科室（如耳鼻咽喉、眼科和口腔科等）的检查部门，为临床提供诊断依据和病灶详细描述定位，其中超声和内镜系统又交叉了部分临床操作，可完成一些必要的病理取材和病灶处理；借助日趋成熟的智能 AI 影像辅助诊断系统可提高影像判别正确率和报告质量。

心电管理系统完成各类电生理设备的数据采集、数字图像分析、诊断报告管理和质量控制等。

治疗管理系统主要针对透析、康复、高压氧和中医治疗等，作为临床诊疗的辅助，记录患者治疗操作过程和前后状态评估。

输血管理系统则完成医院血液全闭环管理，从入库、申请、配型、检验、发血、用血到血袋回收完成关键节点记录。

（四）护理管理

护理管理包括护理操作记录和护理医嘱文书及相应的护理质量管理等内容，可根据患者入院诊断提供个性化护理计划制定，完成日常生命体征监测、用药治疗和护理操作执行、护理评估等。通过系统对构成护理质量的各要素进行计划、组织、协调和控制，通过疑难病例讨论、护理查房、各类检测指标上报、不良事件上报等，可使护理过程按标准满足服务对象的需求。

结合无线网络或 5G 以及物联网技术，移动手持终端、无线监护设备、智能可穿戴设备、智能护理终端、精准输液设备等的应用，可提升操作执行准确率和精确度并提高执行效率。

（五）手术麻醉管理

手术麻醉信息管理常规应用包括手术申请、相关排班、设备调配、患者运送、接台、巡回及术中护理和耗材使用，麻醉术前访视、术中监护信息记录、麻醉状态评估、术中麻醉用药和观察记录，术中医嘱下达和执行等。

借助物联网技术的应用，手术室行为管理也为围手术期闭环提供了有效的支持，完成手术室医师身份识别、手术衣管理、手术室拖鞋管理与医师更衣柜管理功能，结合门禁系统实现整个手术室工作流程自动化、智能化。

（六）急救体系

危急重症救治体系包括院前急救、急诊留观、分级分诊。

院前急救需要完成院前急救机构和救护车的信息采集，在突发事件群体性伤病员或危重症患者送达医院前提早了解患者基本信息和疾病信息，做好患者运送途中的救治信息支持，并支持根据现场状况和疾病情况进行医疗处置指导。5G 技术可以很好地完成医院与救护车之间信息交互和音视频联通、急救车定位、车内救治措施记录和车内监护设备信息传输等必要的操作。

急诊留观系统则主要完成留观患者的医嘱和病历管理，会诊、转科或转院管理等，这一部分应用于一般临床诊疗系统以及其他医疗相关系统有许多重叠和交互的部分，实现患者在急诊留观这一阶段的诊疗处置记录。

急诊分级分诊需要完成自行来院急症患者的基本信息、生命体征与病情临床表现等数据的获取，基于智能化的病情评估模型对患者进行初步的分级和分科处置，并安排就诊次序。

（七）重症医学

重症监护管理系统对各类生命体征监护设备的数据密集采集、出入计量的监测、管路的护理和记录、皮肤压伤和口腔状况的观察评估要求较高，近 50 种与重症医学相关的医学评分项需要对各类数据进行提取作为其基础，对医护协同支持和设备运行状态监测和调配的要求更为精准。借助无线网络和物联网技术甚至 5G 技术，构建急危重症患者预警监测与快速反应体系，对重症医学体系中的各类突发救治和移动过程中不间断监测尤为重要。

（八）体检健康管理

健康体检全流程包括个人与团体体检人员档案建立、预约排检、检前提醒、体检报到、检前咨询、健康档案建立、健康评估、趋势分析，以及检区控制、体检报告、总检评价、报告发布等。借助物联网技术、自动拍照技术，可提供更为便捷的检验和影像等数据的采集、传输和存储。

（九）医疗质量管理

医疗质量管理评价体系包括日常医疗权限管理、院感管理等诊疗流程管理，以及病历质量控制、不良事件管理和医疗运行数据决策支持系统。

日常医疗权限包括医师处方权管理、日常排班管理、手术分级和授权审批、抗菌药物分级授权和审批等。

院感管理系统对医疗过程中发生的感染相关情况进行监测预警、分析和反馈，针对医疗过程中发生的感染相关情况进行监测预警、排除与确认上报，对手术、ICU 等重点监测人群进行综合检测和目标监测，对高危新生儿感染、耐药率进行监测等。

病历质量控制定义电子病历书写的质控目标、时间点、关键节点等质控内容，并实时反馈电子病历书写的质控问题，实现医疗流程中的实时监控管理。

不良事件管理针对诊疗过程中发生的不良事件，包括医疗信息、医技检查、手术和治疗、护理、药品、输血、仪器设备和医疗器械、医院感染暴发等，对不良事件的环比统计分析、同比统计分析、趋势分析及某一具体事件的上报及处置信息分析，可帮助质量控制管理部门对诊疗过程中可能出现的问题进行预防和提前处置。

医疗运行数据决策支持系统更多地面向管理决策层，将门急诊就诊量和分布、出入院人数和病床使用率、手术工作量和接台率、危急值数据统计、抗菌药物使用等相关数据呈现给管理层，为各临床科室运营提供数据支撑。

二、数字健康管理

（一）互联网医院

互联网＋医疗健康是医疗服务借助互联网技术的扩展和延伸，更多的是面向医疗机构和患者提供与线下同质化的医疗服务和技术支持。

面向患者的互联网医院，借助各类智能终端，通过医疗机构专属 App、微信公众号、微信小程序或网站服务等形式，向患者提供线上问诊咨询、影像会诊、慢病复诊续方、检查检验预约、护理上门预约、线上健康宣教、慢病定期随访等服务，尤其在新型冠状病毒感染疫情反复、需要减少人员聚集的情况下，可以保证特殊时期必需的诊疗服务。

（二）个人健康档案

患者个人健康档案，通过有效的患者主索引管理，将医疗机构乃至区域信息平台中患者个人的健康信息、历次就诊记录、治疗措施、住院相关病历等进行归集，形成患者个人的完整记录，在进行患者病史追溯、疾病分析和健康管理时可提供完整的医疗数据支持。

（三）公共卫生管理

公共卫生管理体系主要应对突发急性传染病防治、突发公共卫生事件应对准备与应急处置，以及对自然灾害、事故灾难和社会安全事件的紧急医学救援等信息进行有效管理，具备应急资源管理、辅助决策、指挥调度、应急方案编制工具、安全模拟演练与培训等功能。

三、智能医疗支付

（一）统一支付管理

医疗机构统一支付平台的建设，能够实现医院信息系统统一对接 MISPOS 刷卡、支付宝、微信、银联、网银、医院预交金等各类金融支付渠道，为医院 HIS 系统、自助服务系统、医院 App、微信公众号、支付宝服务窗、网站等其他各类涉及预交金充值、缴费和结算的系统提供一体化的支付界面；从财务管理的角度，平台为医疗机构的财务人员提供统一的电子对账平台和各类财务管理相关的报表，并可根据实际需要与医院财务软件对接，协助财务工作人员更方便地管理各类现金、电子类交易，降低对账及差错账处理的工作量和难度，提高工作效率；在患者服务方面，则可统一管理社保卡、健康卡或医院就诊卡等任意身份识别介质，打通医保和商保线上结算和支付渠道，减轻收费窗口的人工压力。

（二）自助体系

智能医疗自助服务体系是借助具备特定功能的医疗机构内固定终端和各类移动智能设备，为患者提供更为便捷的就医流程处理手段，完成从病历本发售、预约挂号、就诊报到、自助缴费、发票打印等一系列原本需要医疗机构特定工作人员完成的线下操作，节省患者就医过程中的等待时间，也可一定程度上缓解医疗机构的人力和空间压力。

（三）信用支付

信用支付原本在金融行业中是指一种在交易过程中，货款由实力雄厚公信度良好的第三方托管和监管的支付方式。在智慧医疗建设进程中，有医疗机构开始尝试引入"支付宝""财付通"等受众较多的第三方网上交易支持机构，实现患者先诊疗后付费的就诊流程。

四、远程医疗教育

（一）远程会诊

远程会诊是远程医疗中使用最为广泛的服务，远程会诊平台借助互联网完成跨区域的医疗机构间病例讨论、会诊和医疗技术讨论，也支持患者自主申请的诊疗服务；通过信息技术的支持，甚至可以实现多医疗机构参与的疑难病症多学科联合会诊，一定程度上缓解医疗资源分布不均、诊疗技术水平差距较大的问题，实现跨区域分级诊疗和后续的转诊服务延伸。

（二）远程手术指导

远程手术指导使得基层医疗卫生机构在进行 B 超、内镜、放射介入等检查以及手术操作时，可获得上级医疗机构或跨地域医疗机构专家的在线实时指导和辅助，完成检查和相应操作的同时获得必要的操作指引和技术培训。

（三）远程培训

远程培训可通过远程平台或其他网络会议的方式，为各级各类医疗机构提供护理类、医技类和手术类的操作示范和教学指导，并通过实时交互的形式，供教学双方进行技术讨论和要点讲解，打破区域界限，实现医疗技术的交流培训等。未来借助虚拟现实的技术，更可让教学双方获得与现场交互几乎一致的教学体验。

第五节　小结

智慧医疗产业不断发展，催生出一批提供集智能硬件、诊断工具、医药商业、医保服务等一众产业链公司。以"感、知、行"为核心的，借助云计算、大数据、物联网、移动互联网、人工智能等新兴技术，加速了传统医疗行业与新兴技术的融合，促进了医疗行业的变革。

智慧医疗需要服务患者、医务工作者、医疗管理者、区域医疗联盟。服务群体对于智慧医疗的要求是不同的，智慧医疗致力于构建一个以患者为中心的医疗服务体验，以健康为中心的医疗服务流程。通过在服务成本、服务质量和服务可及性三方面取得一个良好的平衡，智慧医疗将优化医疗实践成果、创新医疗服务模式和业务市场以及提供高质量的医疗服务。

智慧医疗提供全面的信息化、实时化、智能化、自动化的动态服务，融合管理部门、医疗机构、服务机构的医疗资源及设施，创新健康管理和服务模式，建立全息全程的医疗健康动态监测与服务体系，实现医疗信息化、数字健康管理、智能医疗支付、远程医疗教育等各业务场景的应用，解决各方存在的信息不对称问题，从而实现多方共赢。

未来几年将是中国智慧医疗建设飞速发展的时期，在新医改方案的指导下，各地方政府将会加大智慧医院建设的投入，将会有更多的医疗机构参与到智慧医疗建设中，致力于建设更为先进的医院管理系统，提升自身竞争力，给广大居民带来更好的医疗体验；建设"以患者为核心"的临床管理系统，医学影像数据中心的发展也将进一步展开，网络技术的持续发展为远程医疗系统的推广提供了有力的支持，智能医疗支付服务得到推广，中国的智慧医疗产业将有更广阔的发展空间和投资市场。

第五章　智慧医疗驱动下的医院信息化建设

第一节　医院信息化建设的主要模式

一、医院信息化建设模式分类介绍

我国医院信息化经过 30 多年发展历程，在建设模式上呈现多元化发展，从软件来源角度主要存在成品软件、自主研发、定制开发、购买服务等模式。

（一）成品软件

医院通过采购医疗信息化软件行业中符合自身应用需求的成熟软件，并由软件供应商负责安装上线和售后服务。随着医疗信息化软件行业日趋成熟，成品软件已经成为医院信息化最重要的建设模式。

（二）自主研发

医院设置软件研发团队，设计和开发满足自身应用需求的信息系统。

（三）定制开发

医院引入第三方研发机构或开发团队，设计和开发满足自身应用需求的信息系统。

（四）购买服务

医院通过购买服务的方式入驻第三方已经建成的软件云服务平台，从而实现自身信息化。

由于当前医院信息化范围广、应用深，单一模式较难满足医院实际应用需求，所以往往存在多种建设模式有机结合，如在购买成品软件的基础上实现局部定制化开发或自主研发，或一部分自主研发、一部分购买成品软件进行集成。

随着我国医药卫生体制改革的推进，医疗集团、医联体、医共体、区域化等医疗机构组织模式得到发展，信息化从建设主体角度上看存在单体建设、联合共建等模式：

1. 单体建设。以独立法人机构的医院单体（含多院区）为主体，建设满足自身应用需要的信息系统。

2. 联合共建。集团化、医联体、医共体或区域中多个独立法人机构联合建设一套信息系统，满足各机构自身业务和机构间业务协同应用需要。

在集团化、医联体、医共体或区域医疗机构中，也存在部分系统单体医院建设、部分系统联合共建进行结合的建设模式，如医联体中的各个机构业务系统各自独立建设，但建设统一的医院信息平台和运营管理系统。

二、医院信息化建设模式的特点

医院信息化建设模式不同，其特点也不同，各有利弊。

（一）成品软件

现成产品，建设周期短、难度小，且往往这些产品是经过长期、大量医院实际应用发展而来的，在流程、功能、性能等设计上都比较完善和成熟，但其不足的一面是不能完全满足医院的个性化需求，系统上线后运行维护与厂商关联度高。

（二）自主研发

可完全按照医院自身需求进行开发，与医院实际业务和流程吻合度高，系统开发和维护自主性好，但建设周期长、难度大，系统设计不周全、成熟度差，且容易受到医院研发资源和能力的限制。

（三）定制开发

定制开发与自主研发的特点基本一致，可完全按照医院自身需求进行开发，与医院实际业务和流程吻合度高，但建设周期长、难度大，系统设计不周全、成熟度差，同样也会受到第三方研发资源和能力的限制。

（四）购买服务

建设周期最短、投入低，但一般此类系统设计比较简单，很难满足大体量的业务应用要求，较适用于小型医疗机构，在运行方面容易受到网络因素的影响。

（五）单体建设

最普遍的建设方式，系统建设和运行独立，信息化发展不受其他机构限制和影响，与其他医疗机构互联互通需通过专门的协同平台。

（六）联合共建

多个机构在同一系统内运行，通过机构 ID 区别各自业务，其优势是系统建设集约化、业务运行同质化，可降低系统建设和维护成本，机构之间互联互通程度高，数据共享和业务协同灵活，可支撑集团化运营管理，其不足是成员机构个性化需求较难得到满足，一般用于医疗集团或紧密型医共体，不适合松散型医疗组织。

三、医院信息化建设的困难及展望

随着医院信息化建设的深化，尤其是公立医院高质量发展要求建设电子病历、智慧服务、智慧管理"三位一体"的现代医院信息系统，传统的信息化建设模式越来越难以满足医院实际需要，主要存在几个方面建设的困难：

（一）缺乏统一的技术架构

不论是哪种建设模式，传统的医院信息系统是逐步按照业务需要碎片化、补丁式发展而来，系统之间彼此独立、互操作性差，缺乏统一的技术架构，相同的业务模块不具备可复用性，通过集成平台也很难实现系统之间的融合，各种系统外挂严重影响了操作体验和系统性能，系统在个性化开发和运行维护上也存在局限性，整体上制约了信息化进一步发展。

（二）缺乏统一的数据标准

推进医疗机构数字化转型是新时期医院信息化的重点任务，但传统医院信息化数据质量普遍存在问题，最大原因是不同系统之间未建立统一的数据标准，系统之间同类数据名称不同、字段不同、代码不同、属性不同、内容不同，不能得到有效识别，制约了数据的进一步开发和利用。

（三）缺乏统一的知识图谱

知识帮助、辅助决策是智慧医院的典型特征，电子病历分级评价、智慧服务分级评估均对知识应用提出较高的要求，但传统医院信息系统本身并具备知识内涵，为此需要通过各种外挂的知识库进行补充，如合理用药知识库、临床知识库、预检分诊知识库等，外挂式的知识库除了影响操作体验和系统性能之外，基于规则的辅助决策并不能切合医疗本质。

为此，构建新一代医院信息系统成为近些年医疗信息化专家和行业的共识。随着云计算、大数据、物联网、移动互联网、人工智能、区块链等新兴技术的迅速发展和广泛应用，新一代医院信息系统通过实现系统的高度集成、数据的高度融合、应用的高度智能、流程的高度优化，系统后端实现高度融合的知识管理，使前端应用呈现高度专业的智能化。

未来医院信息化建设势必需要打破系统边界，这就需要一个稳定高效、高度集成、适应性强、可持续优化的核心平台架构，并建立统一的数据标准和知识图谱，数据资产化并为业务充分赋能，在支撑前端智能化应用的同时，也为个性化需求的快速开发、第三方系统的标准整合、互联网生态的有效衔接、多机构应用的灵活扩展奠定坚实的基础。

第二节　智慧医疗驱动医院信息化转型

一、医院信息化建设基本原则

为推动公立医院深化医药卫生体制改革，推动公立医院高质量发展，国务院办公厅提出了《关于推动公立医院高质量发展的意见》（以下简称《意见》）。《意见》中指出，公立医院高质量发展要构建新体系，引领新趋势，提升新效能，激活新动力，建设新文化，坚持和加强党的全面领导，加强组织实施。《意见》中要求强化信息化支撑作用，推进电子病历、智慧服务、智慧管理"三位一体"的智慧医院建设和医院信息标准化建设。

中共中央、国务院发布的《关于促进"互联网＋医疗健康"发展的意见》《"健康中国 2030"规划纲要》《国务院办公厅关于促进和规范健康医疗大数据应用发展的指导意见》及国家医疗卫生"十三五"规划的精神，都反复强调了作为我国基本医疗卫生制度的"四梁八柱"之一的医疗信息系统建设的重要性。

近年来，随着计算机技术的迅猛发展，医院信息化需求日益增多，建设目标逐渐走向集成化、一体化、智能化。为推进智慧医院建设和医院信息标准化建设，真正落实"以评促建，以评促改，以评促管，评建结合"，医院信息化建设需注重顶层设计，明确信息化建设的基本原则。

1. 软件架构的前瞻性

保证架构可以支撑未来至少 5 ～ 10 年的建设要求。医院信息化建设一方面需要在技术上满足前瞻性要求，设计结构良好的应用架构，支持持续变更，最大限度地减少技术投入。互联互通成熟度测评指导标准中提到的微服务架构具有独立部署、敏捷开发、高度解耦的特性，可确保信息平台的标准化、开放性、定制化和可持续升级能力，符合前瞻性要求。另一方面，在对标智慧医院建设的相关评级要求时也需具有前瞻性，在建设信息系统时，以相关评级标准为指导进行建设，根据评价等级制定建设计划，真正做到"评建结合"。

2. 数据标准化

保障业务系统产生的数据不仅可以完美适配各项数据上报上传，还能为医院数据中心以最大价值保留数据资产，满足后期数据统计分析。医疗数据种类繁多，数据量大，涉及系统也多，为了最大限度地提升数据价值，避免数据孤岛的出现，需进行数据治理工作，而数据标准化是医疗数据治理的核心，也是实现智慧医院数据支撑平台的前提条件。

3. 系统的高可用及高性能

从硬件层面、网络层面、软件层面、数据库层面均设计高可用及高性能方案，保障业务，不因某一项或几项故障而中断业务。随着信息系统渗透到医院的各个工作环节中，医院信息系统时刻保持安全运转成了使用者的基本要求，在高可用方案不断推陈出新的现在，应选择高可用与高性能并举的方案。

4. 保证信息安全是医院信息化建设的最基本要求

医疗数据涉及大量的隐私信息，临床资料，是黑客眼中的"香饽饽"，对医院信息人员而言，信息安全是一场持久战，需要不断提高信息安全技术，抵御随时面临的数据泄露危机。但同时也要强调，信息安全更多的是靠管理，而非技术，信息安全最薄弱的环节往往是人，因此，信息安全管理制度的完善、落实、督查是每个医院的管理者和信息部门都应该重点关注的。

二、医院信息化建设方法与流程管理

医院信息化建设是一项长期而复杂的系统工程，医院应抓住医药卫生体制改革提供的良好机遇，以科学发展观为指导，全面贯彻落实国家信息化发展战略和卫生信息化发展规划，按照统筹规划、统一标准、资源共享、突出重点、分步实施的战略方针，依托医疗信息平台实现医疗资源的联通、共享，提升医疗服务水平，在深化医改的大旗下，积极推进医院高质量发展。

为此，医院需加强信息化建设方法与流程的管理，规范信息化建设的各个环节，避免无效、重复的建设，保证信息化建设持续、稳定、高质量发展。

岗位职责和工作制度的确立是规范信息化建设工作的第一步，建立信息化工作领导小组及工作小组，明确各角色成员的工作职责，确定责任管理、追溯机制。为确保信息化建设有计划、有落实、有督查的开展，应针对各个角色制定工作规程与流程，保证信息化工作小组内部组织结构和职责分配能够充分满足全院的信息化建设需求。

除了信息部门内部的制度建立，为了更好地推进信息化工作，信息部门主要负责的工作也要确定工作流程并制定相关管理办法，例如信息化需求收集、信息化系统采购、网络安全、数据申请等。工作流程一旦确立，该项工作对应的信息化工作小组需以此为依据开展后续工作，工作涉及的科室及部门均应严格遵循相关工作规定，积极配合信息部门的工作，保证信息化建设规范、高效地开展。

信息化工作领导小组定期对信息化建设方法与流程的落实情况进行督查，并根据落实情况提出整改意见。对于信息化工作的薄弱环节，应进一步明确工作流程，制定更严格的管理制度。对于经过实施之后流程中存在的不合理、冗余的节点，应及时进行调整、纠正，并更新相关工作流程及制度。医院信息化建设方法与流程管理是随着信息化建设进程不断修改、完善的过程。

医院信息化建设方法与流程管理是医院信息化建设的重要保障，各医院应根据医院的实际情况，结合相关部门对卫生信息化建设的具体要求，制定符合医院的信息化建设管理办法，通过改进管理办法，优化业务流程，充分发挥信息化技术在医院高质量发展中的作用。

三、医院信息化建设内容

2008 年 IBM 提出了"智慧地球"的概念后，我国住建部在 2012 年率先提出了

《智慧城市试点》，伴随着医疗体制的改革深化，逐步衍生出智慧医院。智慧医院旨在解决用户就医全流程痛点，兼顾细分群体差异化就医需求。

智慧医院在立足于信息化建设、互联网化建设、物联网建设的基础上，通过对就医过程、医疗流程、管理系统、医教科研的优化，解决例如诊前选择困难、诊中多次无效折返耗时耗力、院外医患沟通渠道少、老年人面临"数字鸿沟"、特殊群体体验欠佳、职场人士就医时间难协调等一系列的问题，尽可能地使得医院流程更便捷、服务更高效、管理更精细。其服务可以突破医院的边界，延伸至诊疗前中后的每个环节。2019 年，国家卫生健康委印发了关于医院智慧服务分级的评估标准，明确了智慧医院的定义和内涵（图 5-1）。智慧医院是一个宏观规划，当前在我国医疗领域圈定的智慧医院范围主要包括三大领域：①智慧服务；②智慧医疗；③智慧管理。

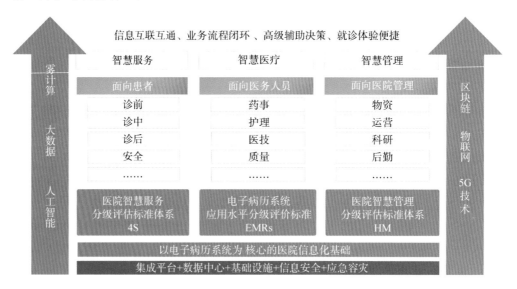

图 5-1　智慧医院定义

面向医务人员的"智慧医疗"是以电子病历为核心的信息化的建设，该项工作在 2010 年开始便已经在全国开始推进，国际上通行的一个做法是以电子病历为核心进行一个分级，通过这种分级来引导智慧医疗的建设，其内容涵盖了药事、护理、医持、质量等医院临床业务开展的方方面面。

面向患者的"智慧服务"自 2018 年国务院办公厅印发了《关于促进"互联网+医疗健康"发展的意见》以来，在医院里面的发展非常迅速。很多医院的一体机、自助机，包括手机结算、预约挂号、预约诊疗、信息提醒，甚至包括衍生出来的一些服务，比如停车信息的推送、提示等，都是面向患者的智慧服务，目前主要是以《医院智慧服务分级评估标准体系》为参照指导来进行建设。

面向医院管理的"智慧管理"主要帮助医院开展精细化管理，提高医院综合管理水平。2021年国家卫生健康委员会发布了《国家卫生健康委办公厅关于印发医院智慧管理分级评估标准体系（试行）的通知》，对智慧医院管理的内容进行了全部的指导，内容不仅包括人力资源、财务、物资管理，还包括医疗质量与护理质量管理、科研教学和后勤管理以及医院辅助决策等在内的医院全流程管理。

（一）面向医务人员的"智慧医疗"建设

智慧医疗建设是医疗服务流程优化与能力升级的重要引擎，在早期是一个以财务、收费及管理为核心，覆盖从挂号系统到医院信息系统所有功能模块，是一个非常广泛的概念。经过多年的探索应用与实践，其功能随着医院内部业务流程不断梳理与整合，由分散走向深化，与LIS、PACS、RIS、EMR等偏临床的模块逐渐融合，目前已成为医疗行业业务驱动、流程整合、服务能力提升的核心引擎系统。

1.HIS系统

HIS系统，即医院信息系统，其利用电子计算机和通信设备，具有为医院所属各部门提供患者诊疗信息和行政管理信息的收集、储存、处理、提取和数据交换的能力，并满足所有授权用户的功能需求。HIS系统是一个庞大而复杂的现代化信息管理系统，它包含住院、门诊、挂号、医技、收费、分诊、药品管理等多个子系统。经过多年的发展，HIS系统被赋予更多的功能，同时随着医院内部业务流程的不断梳理和整合，HIS系统与EMR、PACS、LIS等系统的部分模块不断融合。可以说HIS系统已成为医疗行业业务驱动、流程整合、服务能力提升的核心引擎系统。

（1）门急诊医师工作站

门急诊医师工作站用于医师处理门急诊记录、检查、检验、诊断、处方、治疗处置、卫生材料、手术、收入院等诊疗活动。具备自动获取或提供患者基本信息、处方录入、治疗处置单录入、检验/检查申请单、门急诊手术申请、工作日志、申请住院、就诊管理、传染病报告卡、死亡报告卡、患者信息等功能。

（2）门急诊护士工作站

门急诊护士工作站是协助门急诊护士对门急诊患者完成日常医疗工作的计算机应用程序。其主要支持护士处理医师下达的注射、治疗、换药、手术等工作，对注射治疗等执行情况及卫生材料、药品等进行管理。具备患者皮试结果登记并划价计费、输液执行、120出诊登记、抢救登记及划价计费、急诊留诊室观察患者、护士排班等功能。

（3）门急诊挂号收费系统

门急诊挂号收费系统主要用于完成门诊患者基本信息的登记、修改和维护，完成门急诊患者的预约挂号工作，同时能对操作员的挂号发票进行完善的跟踪管理，操作员可以随时结账，班组向财务交款前执行班组结账，财务按操作员结账单和班组的结账单做账，按结账单形成门诊财务收入报表。

通过刷卡或手工输入卡号调出患者的电子处方，划价收费，依据患者身份（医保、自费、公疗等）进行费用结算，已收费的处方或申请单传送到医师站、门诊药房、检查、检验等相应科室。具备基础代码的设置、号表处理、挂号处理、退号处理、查询、门急诊挂号收费核算、门急诊患者统计、收费处理、门急诊收费报销凭证打印、结算、统计查询等功能。

（4）门诊分诊排队叫号系统

通过挂号系统提供给各科室挂号患者信息、分配患者到各个医师（手工或自动分配患者）、针对每个医师有患者等待队列，医师叫号，患者到诊室就诊。具备显示本科室的挂号信息、当日号信息、分诊（手工或自动分诊）、叫号、查询、检查检验结果查看、实时显示患者检查状态、与语音叫号系统及显示屏系统衔接等功能。

（5）住院医师工作站

住院医师工作站是辅助医师处理诊断、处方、检查、检验、治疗处置、手术、护理、卫生材料以及转科、出院等信息，查询患者费用，查询药物、检查、检验、医保相关信息，具备自动获取患者基本信息、医师信息、费用信息；检查、检验、处方、治疗处置、卫生材料、手术、护理、转科、出院等医嘱处理；常用临床项目字典；处方的自动监测和咨询；长期和临时医嘱处理；历次门诊、住院信息、检验检查结果查询；可依照国际疾病分类标准下达诊断（入院、出院、术前、术后、转入、转出等）；疾病编码、拼音、汉字等多重检索；自动审核录入医嘱的完整性；医嘱备注；医嘱和申请单打印等功能。

（6）住院护士工作站

住院护士工作站是协助病区护士对住院患者完成日常的护理工作的计算机应用程序。其主要任务是协助护士核对并处理医师下达的长期和临时医嘱，对医嘱执行情况进行管理，同时协助护士完成护理及病区床位管理等日常工作，具备床位管理；医嘱处理；护理记录、护理计划、护理评价单、护士排班、护理质量控制；费用管理等功能。

（7）住院登记收费系统

住院登记收费系统主要用于处理住院患者费用相关事宜，同时还能够办理患者入院、出院、转院等手续。具备住院预交金管理、住院退费管理、住院费用结算、住院结账管理、医保业务处理、入院管理、出院管理、转院管理等功能。

（8）门诊药房管理系统

门诊药房管理系统主要用于进行门诊药房药品的出入库、盘点、调价、批次管理、台账管理等工作，可维护供应商信息与药品信息。具备药品基本信息维护；执行门诊患者的处方划价；门诊收费的药品明细执行发药核对确认；门诊收费的药品金额和药房的发药金额执行对账；自动生成药品进药计划申请单，并发往药库；本药房药品的入库、调拨、盘点、报损、调换和退药；药房药品的日结、月结和年结算；查询药品消耗及入出存明细账；药品有效期管理、库存量提示；对毒麻药品判断识别处理等功能。

（9）门诊药房排队叫号系统

门诊取药排队叫号系统主要是通过患者自助排队取药，药房摆完药后通过语音提醒患者到窗口取药，让药房取药更有秩序、更加人性化。实现医师录入完处方，患者通过门诊自助取药系统进行配药确认后，药房后台进行处方打印，并摆药，药房前台由发药药师扫描处方条码，上屏呼叫患者来取药。系统需要支持药房前台呼叫患者取药后，系统自动将患者信息通过多媒体显示屏进行显示；患者凭取药凭证或卡取药。发药药师确认患者处方后发给患者药品同时扫描处方标签下屏。

（10）住院药房管理系统

住院药房管理系统主要用于进行住院药房药品的出入库、盘点、调价、批次管理、台账管理等工作，可维护供应商信息与药品信息。具备自动获取药品基本信息；自动生成药品请领单；药品的退药入库、盘盈入库、领用入库、调拨入库、处方出库、报损出库、退药出库、盘亏出库等；可用库存数量及库存量预减管理；药房药品的日结、月结和年结算；查询任意时间段的入库药品消耗；药品的有效期管理和自动报警；毒麻药品、精神药品的种类、贵重药品、院内制剂、进口药品、自费药等特定的判断识别处理；药品批次管理；相关统计、查询和打印；药品条码管理；根据药品分类摆药（如大输液、片剂药品等）；出院患者带药等功能。

（11）药库管理系统

药库管理系统实现对药品信息、药品价格、药品出入库、库存情况进行管理，以最小资金占用保证药品供应。支持中草药、西药、成药等多个药库库存单元，能自动生成采购计划，支持采购入库、退药入库、盘盈入库、赠送入库、调拨入库、领用出库、报损出库、退货出库、盘亏出库、调拨出库等多种出入库类别，支持药品库存的日结、月结、年结算，可追踪各个药品的明细流水账，支持药品的有效期管理、自动报警和统计过期药品的品种数和金额，并有库存量，全院库存分布提示。

（12）电子申请单系统

电子申请单系统是对检验、检查、治疗、病理、输血、放疗等医技项目实现电子申请单管理，支持门诊、住院申请单的录入；申请单录入时需有注意事项提醒；自动从病历获取病史及疾病诊断等相关信息；自动调用患者病史、疾病诊断、相关的历次报告等信息；申请单打印，符合有关医疗文件的格式要求；可实时查看申请单执行反馈情况和收费等相关信息。

（13）传染病上报系统

传染病上报系统为医院传染病上报提供统一的管理平台，提升供给侧结构性改革疫情上报的准确性和及时性，使卫生决策和疾病控制部门更快、更准地掌握传染病供给侧结构性改革疫情动态，以便及时有效地进行传染病的预防和控制，支持传染病上报登记；医师在录入诊断时，系统判断是否传染病，若是则弹出传染病登记卡进行上报登记；传染病诊断及相关信息维护；自定义条件进行统计查询。

（14）临床路径管理系统

临床路径管理系统主要包括临床路径的制定、调用、质量管理与控制及费用控制等日常业务。支持定义路径进入、排除条件；定义路径内容（主路径和子路径）；子路径进入条件判断；变异记录；临床路径告知单；判断进行/退出路径的条件并执行；预约安排、路径执行判断、变异记录等；在执行路径过程中标记各项评估指标，用于生成各种报告；路径使用统计、路径执行情况统计、变异记录统计等。

2. 电子病历系统

（1）门急诊电子病历

门急诊电子病历实现门诊病历管理电子化，包括书写（结构化）、检验系统报告调阅（含历史）、检查系统报告调阅（含历史）。

门急诊电子病历是在门急诊医疗活动中，医护人员通过问诊、查体、辅助检查、诊断、治疗等医疗活动获得有关资料，并进行归纳、分析、整理形成的医疗活动记录。

门急诊电子病历系统按照《病历书写基本规范》要求，确保病历书写及时、完整、规范。支持初诊电子病历、复诊电子病历、急诊电子病历、电子传染病报告、电子出生证明和电子死亡医学证明等；所见即所得的医疗记录编辑；结构化模板辅助录入，自由文本录入；病历记录中允许嵌入图片、表格、多媒体数据并进行编辑；可输入常用字符、特殊字符；常用术语词库辅助录入；电子传染病报告填写和上报；

电子死亡医学证明填写和上报；病历记录双签名；疾病诊断采用 ICD10 疾病分类编码作字典，可对疾病诊断补充说明；医院可自定义诊断，对应到 ICD10 疾病分类编码；自动从门诊医师工作站中获取门急诊处方和处置记录加载至病历中，不需重复录入；可从患者本机构及跨机构的诊病记录中引用相关信息，包含个人身份识别的基本信息、急诊预检信息、检查检验信息、处方处置信息、既往病历信息、疾病知识库相关知识文本等；可在既往史中引用患者既往门诊诊疗有关信息，应当至少包括就诊日期、就诊科室、诊断等；针对复诊患者，可选择初诊病历进行复诊续写；自动引用初诊病历的主诉、现病史、既往史和体格检查等信息；病历指定内容中可复制、粘贴患者既往病历相同信息；禁止复制、粘贴非患者本人信息；在病历记录中可插入来自于系统内部或外部的疾病知识资料库相关知识文本；结构化病历模板、内容段落模板两级模板；针对有传染病史、过敏史等患者及疾病诊断为传染病的患者，自动给予提醒和警示。

（2）住院医师病历系统

住院医师病历系统按照《病历书写基本规范》要求，确保病历书写及时、完整、规范；覆盖医疗机构各种医学文档的内容，用于协助医务人员方便快速地处理在医疗活动过程中形成的文字、符号、图表、影像等资料。可以集成到医疗机构的门诊医师站系统中，采用结构化结合自由文本的录入模式。

主要内容包括住院病案首页及附页、首次病程、病程记录、出院小结、住院记录、医嘱单、化验单（检验报告）、医学影像检查资料、麻醉记录单、手术记录单、病理资料、出院记录（或死亡记录）、病程记录（含抢救记录）、疑难病例讨论记录、会诊意见、上级医师查房记录、死亡病例讨论记录等。

支持创建住院病历各组成部分病历资料，并自动记录创建时间（年、月、日、时、分）、创建者、病历组成部分名称；自由文本录入；在住院病历指定内容中复制、粘贴患者本人住院病历相同信息；禁止复制、粘贴非患者本人信息；住院病历记录双签名；防止对正处于编辑状态的住院病历在另一界面打开、编辑；在住院病历记录中插入患者基本信息、医嘱信息、辅助检查报告、生命体征信息等相关内容；结构化病历模板、内容段落模板两级模板。医师可自定义维护内容段落模板；允许在住院病历记录中嵌入图片、表格、多媒体数据并进行编辑；常用术语词库辅助录入；自定义短语辅助录入；结构化（可交互元素）模板辅助录入，并在病历记录中保留结构化模板形成的结构；自动记录、保存病历记录所有修改的痕迹；上级医师审签病历，允许上级医师修改下级医师创建的病历记录；电子传染病报告填写和上报；电子死亡医学证明填写和上报；按模板自动生成交接班记录等。

（3）护理记录

护士根据护理规范，编辑维护护理记录模板，如体温单、血尿糖观察记录单、血压脉搏观察记录单等，实现结构化录入。支持各类专科的特殊表单录入。在录入的同时实现患者检索，并能补充患者相关信息，能插入图形图像，并对图形图像做标注，实现病历内容图文混编；根据体温单自动生成护理记录单，并根据护理记录单自动生成体温单，自动生成体温、血压等曲线图的功能，并能用颜色区别；从相关系统获取患者基本信息、患者诊断、入院情况等信息，并支持补充和修改；常用医学术语引用；根据预先定义好的验证规则，对患者体征（体温、血压、呼吸）、诊断等进行验证；对于护理记录必须书写但未进行录入或操作的项目给予自动提醒；支持对结构化模板进行编辑与元素自定义；护理记录归档、封存、解档；提供符合医院护理管理部门、职能管理人员要求的统计护士工作量、危重患者情况、压疮评分、护理质量情况、分类等报表。报表形式能够以柱状图、折线图等多种方式灵活呈现。

（4）病案管理与统计

病案管理与统计为电子病历系统提供病案管理的服务与支持，主要包含病历编码、归档、回退、冻结、借阅、监控、统计查询等功能。支持通过出院时间、编码时间、归档时间以及患者姓名、住院号或者是病历状态、编码状态、编码人员、出院科室等条件进行病历查询；数据校对、回退、预编码、首页编码、签收、归档；病案借阅管理，包括借阅申请、借阅审批、借阅确认、超期提醒、借阅延期、病案归还及借阅权限管理等；病案复印管理；病案封存／解封；统计报表与分析。

（5）病历质控管理

病历质控管理用于定义电子病历书写的质控目标、时间点、关键节点等质控内容，并实时监控电子病历书写的质控情况。通过病历三级质控体系，强化病历质量管理，在事前、事中、事后环节持续病历质量控制，实现医疗质量的持续提升。

1）病历三级质控

病历三级质控指医师质控、科室质控和职能部门质控。

医师质控：医师自行对病历质量进行检查，结合病历质控规则，自动生成病历质量报告。

科室质控：根据预设条件抽取病历，对病历质量进行检查，结合病历质控规则，自动生成科室病历质量报告；针对发现的病历质量问题，可实时反馈给责任医师；责任医师收到病历质控消息提醒后，进行整改；整改确认完成后，整改情况再返回科室质控组审核确认。

职能部门质控：职能部门根据预设条件抽取出院病历，对病历质量进行检查，结合病历质控规则，对病历进行评分。特殊情况下，可退回病历，要求责任医师补充或整改。每月定期生成病历质量报告。

病历质控的闭环管理：通过消息的方式实现对医师、科室质控组、职能部门之间的贯通，实现病历质控闭环管理应用。

2）病历质控规则设置

根据国家或省市《病历质量评价标准》，设置病历质控规则。

时限质控规则：根据住院病历书写的时限管理要求配置质控规则定义和扣分规则。内容质控规则：基于结构化的信息节点进行逻辑组装配置，主要是内容完整性、内容一致性判断、数值大小判断等质控规则。提供便捷的质控规则自定义工具，根据医院实际管理要求自定义缺陷项目。

3）病历质量监控

时限质控：根据病历时间质控设置规则，对住院病历记录完成情况进行自动检查，并对未按时完成的病历记录向责任医师和病历质量管理人员进行提示的功能。

内容质控：根据质控规则设置，对不同病历的完整性、规范性提供自动检查和提醒。可根据专科病历、诊断等进行差别化的质量控制项目。根据质控规则进行自动判断处理并产生相应控制报告内容。病历质控人员对病历质量进行评价与记录缺陷，并反馈给责任医师的功能。对经病历质量管理人员审查的病历记录审查时间和审查者。病历质控人员可对病历缺陷内容的纠正情况进行追踪检查。

4）病历质控分析

根据病历质量检查和评价结果，可自定义生成不同维度的统计分析报告，指导职能部门有针对地进行病历质量检查和评价。

3.临床决策支持系统

临床辅助决策以临床知识库，提供警示、干预等临床辅助决策支持。临床辅助决策为临床医师提供大量的医学支持，帮助临床医师作出合理诊断、优化治疗措施。在诊疗过程中提供科学准确的信息支持，也可以作为临床医师学习和补充医学知识的专业工具。出现复杂、罕见病例或者诊断者缺乏经验时，根据患者的数据对病例进行诊断分析，给出解决方案。可以寻找现有治疗计划存在的矛盾、错误和缺陷，根据患者的特殊情况和已有的治疗方针制订新的治疗计划。可以对临床医师所开具的检查检验信息、治信息等给予科学、权威的操作提示。

（1）临床知识库

1）文档知识库

文档知识库指供全院范围医务人员使用的文本图像资料，辅助医务人员进行医疗决策，提供检验资料库，包括检验标本种类、采集注意事项等说明内容的知识库，及检验适应证、标本、作用等，供临床辅助诊疗使用；检查资料库，包括检查项目的准备工作、适应证、作用、注意事项、检查意义等；药品指南，包括药品的使用指南，对药品的规格、分类、毒理、用法等内容进行描述，供临床参考；疾病诊疗指南，包括疾病治愈、好转标准、医学资料等内容。

2）逻辑知识库

逻辑知识库是将已配置完成的规则保存在知识库中，可通过调用知识库中规则或根据设置的条件触发引用知识库中的规则实现智能逻辑检查，实现智能提醒、智能推送等功能。包括用药合理性知识库；用血知识库；检查申请合理性知识库；检验申请合理性知识库；检验报告审核知识库；检查报告审核知识库；临床路径知识库；外科手术评测知识库等。

3）专题知识库

专题知识库能够根据逻辑知识中心联合搭建针对诊断合理性、用药合理性、检查合理性、检验合理性、治疗合理性、手术合理性等临床诊疗过程所建立的专题知识逻辑平台，给予临床诊疗提供循证医学诊疗计划建议，提升临床诊疗服务质量。专题知识库应包括症状辅助诊断专题库、症状推荐检查专题库、合理用药专题库、检查合理性专题库、治疗合理性专题库等。

（2）临床辅助诊断

基于主诉、现病史中提到的症状(包括症状的诱因、持续时间、部位、性质、程度、加重缓解因素)、疾病，以及体格检查、检验结果推荐最相关的疾病（包括概率）、相关症状及体征。可查询诊断疾病详情，如疾病详情、疾病概述、临床表现、病因学等信息。鉴别诊断分析：基于主诉、现病史中提到的相关信息，来对初诊诊断进一步做鉴别分析，引导医师进一步确定是否有其他可能性。相似病例查看：从症状、诊断、治疗三个维度，推荐与当前描述情况相似的病例，为医师提供诊断、治疗的佐证。

（3）医嘱项目推荐

提供检查检验项目推荐、用药推荐、评估表推荐、手术推荐。支持根据症状、初步诊断、已经完成的检查检验项目推荐进一步的检查检验项目，并给出对应的理由，辅助医师更好地决策；支持根据个人基本信息、主诉、现病史、既往史、过敏史、检查检验结果、诊断结果等内容推荐合理的用药，并给出对应的理由，辅助医师更好地决策；可基于主诉、现病史、初步诊断等推荐医师需要的评估表，方便医师做下一步工作；可基于个人基本信息、主诉、现病史、过敏史、症状、初步诊断推荐医师可以进行的手术治疗方案，并列出手术适应证、禁忌证。

（4）逻辑错误提醒

当出现明显的基本信息错误或者疾病描述方面语义矛盾的情况时，系统给出相应提示。

（5）检验风险警示

新开检验项目风险因素（性别、年龄、妊娠状态、高危症状）的提醒。系统根据病历中的关键信息进行判断，如有检验风险，会触发预警机制。

（6）检查风险警示

新开检查项目风险因素（性别、年龄、妊娠状态、高危症状）的提醒。系统根据病历中的关键信息进行判断，如有检验风险，会触发预警机制。

（7）合理用药提醒

通过自然语言解析技术可以合理地根据患者信息，全面地评估用药方案的风险，当出现不合理用药情况时，会智能提醒医师。包括：人群禁忌、配伍禁忌、过敏禁忌、症状禁忌、疾病禁忌、用法禁忌、高危用药警示等。

（8）手术风险警示

根据个人基本信息、主诉、现病史、初步诊断等推荐医师可以进行的手术治疗方案，并列出手术适应证、禁忌证，让医师进一步了解手术中的注意事项。

（9）输血适应证提醒

根据输血适应证知识库，结合患者的检验结果、诊断等信息进行判断，患者目前是否具有输血适应证。

（10）护理决策支持

提供基础体征异常提醒、出量异常提醒、护理评估、护理计划。在保存体温单或护理记录时，对于异常的体征（如体温、呼吸、心率、血压），自动发送通知给全科的医师和护士，让其对患者采取必要的措施；对于一段时间内异常的出量（如尿量、排便次数、术后引流管导出的体液），发送通知给全科的医师和护士，让其对患者采取必要的措施；护理在对患者进行各类评估，发现患者有某类风险（压疮，跌倒，疼痛，康复……）时，提示护理选择相应的护理措施，同步记录到护理记录中；根据患者存在的体征推荐相应的护理问题，护士根据实际情况，选择护理措施，可根据需要修改。

4.移动查房系统

移动查房系统是结合移动互联网技术和平板电脑的优势，通过无线网络或3G/4G通信网络保持与医院信息系统的实时连接，形成一个实时、动态的工作平台。医师通过便携的平板电脑进行移动查房，可以随时在患者床旁调阅患者医嘱、病历、检验检查报告单，实现了将医疗信息系统延伸到患者床边，使医疗服务真正做到"临床"，从而获得高效率、高质量的床边探视。支持患者管理；医嘱浏览；医嘱开单；病历浏览；检验/检查报告获取；查房备忘；检查检验报告提醒、危急值提醒；病历集成视图浏览；用血申请；手术申请单填写；病历书写；检查申请单填写；相关知情同意书进行患者签名等。

5. 移动护理系统

移动护理系统遵循国家医院电子病历评级标准，基于物联网、移动应用、数据集成，结合无线通信技术、条码识别及 PDA 移动终端的优势，无缝对接医院 HIS、EMR 系统，将护士工作站延伸到患者床旁。提供患者身份的智能识别、体征数据的现场采集，自动生成体温单及医嘱执行过程的全程跟踪等功能，实现医嘱闭环管理，保证护理质量的同时，提高了护士工作效率。同时借助移动设备，将护士长关心的护理业务和信息移动化，提升了护理质量的管理水平和效率。支持本科室患者展示及定位；责任组患者管理；查询患者的基本信息、费用情况以及位置状态；护理巡视记录；查看长嘱、临嘱、当日新开/停止、住院处方、执行完的医嘱以及医嘱执行时间、执行护士、执行状态等信息；口服药医嘱执行；输液流程全过程记录；体征录入、体温单、体征查询、护理记录、病历浏览、血糖录入、表单等护理文书录入；皮试登记、班次登记、物品清点、科室取药、摆药单等。

6. 移动输液系统

采用条形码技术实现对患者身份和药物进行条形码核对的功能，实现门诊输液室从收药、配药、输液执行到输液结束以及对输液过程监控等全过程的可移动的医疗闭环管理。以新一代无线网络技术为载体，结合移动终端优势，将医院 HIS 整合延伸到患者床旁，形成一个高效、实时、动态的工作平台。

（1）配药班：通过条形码扫描的方式代替原先的手工签名操作，记录当前药品是属于配药班的哪个护士配药，记录护士工作量，防止出错，消除了以手工书写方式生成输液单和输液袋标签，可能造成的配药错误等安全隐患。护士对当前药品配药操作后扫描药品瓶签，记录为当前护士配置的药品；如果药品配置或记录错误重新扫描该药品条码清空配药。

（2）注射班：注射班的护士通过扫描患者标签卡查看患者的药品信息，再扫描药品瓶签，核对正确后给患者做穿刺动作进行输液。避免人为核对信息出错，防止医疗事故的发生。

（3）巡视班：巡视班的护士扫描患者标签卡巡视患者药品的滴数、患者点滴情况或进行拔针、续瓶操作，通过扫描核对记录护士工作量。有利于及时查看患者的不适反应以及进行输液护理等操作，避免输液室环境的嘈杂，维持输液工作有序进行。

（4）床位管理：提供护士查看当前床位占用情况，及时给患者进行转床、清床等操作，便于床位管理、避免床位信息混乱、床位资源浪费等情况。

（5）工作统计：记录护士详细具体的工作情况，提供护士查看本月内的工作量统计，以及所属领导查看部门所有人的工作量统计。解决了过去护士的工作量没有统计报表，需要整理纸质文档，护士出现差错和工作疏忽等信息无法记录，导致领导考核护士的工作量和差错率变困难的问题。

7. 合理用药系统（含处方点评、审方系统）

（1）合理用药监测

合理用药监测系统是在处方药品输入完毕后，立即对药物医嘱中可能存在的药物相互作用、过敏药物、注射液体外配伍、用法用量、禁忌证、副作用、重复用药、给药途径和特殊人群用药等潜在不合理用药问题进行自动、实时的审查和监测，将监测结果信息提示给医师或药师，使其更好地考虑用药方案、防范用药风险，达到合理用药的目的。

药物相互作用审查：两药物联用可能产生的不良相互作用。这些相互作用可能导致毒性增强、药效降低等，使药品的实际使用效果发生改变，导致不良反应的发生，是临床用药中需要密切关注的问题。

注射液体外配伍审查：检查注射剂药物配伍使用时，是否存在理化相容或不相容的情况。本模块审查关注的是注射剂药物配伍时是否有足以引起不良后果的理化改变（如颜色改变、沉淀、混沌、微粒增加、酸碱性变化等）。

剂量审查：审查用户输入的药品用法用量是否处于参考资料所提示的正确的范围内。能对最大、最小剂量（次剂量、日剂量）、极量（次极量、日极量）、用药频率、用药持续时间、终身累积量进行审查，但只是提供一个药品的正常使用范围，不考虑适应证和用药类型。

药物过敏史审查：药物过敏史审查功能是在获取患者既往过敏原或过敏类信息的基础上，提示患者用药处方中是否存在与患者既往过敏物质相关的、可能导致类似过敏反应的药品。

禁忌证审查：本审查功能将患者的疾病情况与药物禁忌证关联起来，如果处方药物的禁忌证与患者疾病情况相关时，说明患者存在使用某个药物的禁忌证，系统即发出警告提醒医师可能需要调整患者的药物治疗方案。

副作用审查：本审查功能将患者的疾病情况与药物的副作用关联起来，如果医师处方的药物可能引起某种副作用，而患者恰好存在相似的疾病情况时，系统会发出警告，以提醒医师注意药物的副作用可能使患者原有病情加重。

重复用药审查：重复成分审查提示患者用药处方中的两个或多个药品是否存在相同的药物成分，可能导致重复用药问题；重复治疗审查提示处方中的两个或多个药品（带给药途径）同属某个药物治疗分类（即具有同一种治疗目的），可能存在重复用药的问题。

给药途径审查：本项功能提示处方药品中可能存在的剂型与给药途径不匹配的问题，如片剂不可注射、滴眼液不可口服；并收集某些药物不能用于某些给药途径的数据，如胰岛素注射液不能用于口服，氯化钾注射液不能静推等。临床上如果有此类用药不规范的情况，即予以提示，并提示用户可能有处方录入错误。

老年人用药审查：帮助医师或药师更合理地对老年人用药，防止不必要的不良医疗事件发生。

儿童用药审查：提示当患者为儿童，其处方药品中是否存在不适于儿童使用的药品。

妊娠期用药审查：提示妊娠期妇女用药时，其处方药品中是否存在不适于妊娠期使用的药品，从而帮助医师或药师在患者妊娠期间合理用药，提高妊娠用药安全性。

哺乳期用药审查：哺乳期妇女用药时，药物除对母亲产生影响外，还可通过乳汁进入婴儿体内，从而对婴儿也产生影响。本审查功能可提示医师或药师处方中是否有哺乳妇女不宜使用的药物，从而减少针对哺乳妇女的不良医疗事件发生。

（2）处方点评

定期或不定期抽查门诊处方或住院医嘱，对抽查样本提供审核和点评功能，以事后审查方式降低用药风险。

1）处方点评规则设置

处方点评规则设置功能，包括预判规则项设置、问题扣分项分值自定义设置。不规范处方判定规则设置：包括不规范使用数量或剂量单位、未按照抗菌药物临床应用管理规定开具抗菌药物处方等。

用药不适宜处方预判规则设置：主要指不合理用药，包括适应证、选用药品与剂型、用法用量、给药途径、无正当理由不首选国家基本药物、重复给药、重点患者用药交代与指导、重点患者处方审核、用药监测等。

超常处方预判规则设置：主要指无正当理由、超出一般常规的不正常用药现象，包括无适应证、开具处方与个人或者科室经济利益挂钩等。

专项点评规则设置：包括对特殊患者用药、超说明书用药等。

2）处方数据抽取

依照设置的抽取条件，随机抽取符合条件的处方供点评。数据抽取条件包括时间、科室、医师、处方金额、处方类别、抽取数量等。

3）抽查处方样本点评

基于处方点评规则对处方进行自动点评预判，根据扣分规则给予处方相应评分，可查看预判结果及人工确认或修改预判结果。

4）处方点评/超常处方统计

处方点评/超常处方多维度统计分析，包括单张处方的药品数量、药品使用是否符合适应证、国家基本药物的使用比例、抗菌药物的使用比例、注射剂型的使用比例、不合理用药比例等分析，通过直观的分布图形展示并提供总结报告、详细分析报告。

（3）审方系统

1）医嘱（处方）审核

支持展示患者的基本信息给审核提供参考，包括患者姓名、年龄、身高、体重、诊断、过敏史等；结合合理用药系统，查看审核医嘱（处方）相关的警示信息，供审核药师参考；按医嘱（处方）问题的严重程度选择让医师"修改医嘱（处方）"或"双签名"操作，并能记录医嘱（处方）未通过理由；标记有问题的医嘱（处方），在以后遇到相似处方时，会给予提示；查看患者上次住院时的医嘱（处方）信息，以及审核情况；查看药师自己审核任务的医嘱（处方）列表，可优先审核紧急的医嘱（处方）；查看有问题医嘱（处方）的打回记录，并可撤销打回或是修改审核建议。

2）审核设置

支持针对某些药品的相互作用提示，可能产生的不良反应提示等；可根据医院实际人力及工作量等情况，由管理者设定审核范围，针对重点科室进行医嘱（处方）审核；可根据合理用药系统的警示信息等级进行针对性医嘱（处方）的审核。

3）后台管理

支持统计药师医嘱（处方）审核工作量；对标记的问题医嘱（处方）进行回顾、分析；多维度分析药师审核医嘱（处方）的质量，有效建议、建议采纳率等。

8.检验系统

检验系统的主要任务是协助检验师对检验申请单及标本进行预处理，检验数据的自动采集或直接录入，检验数据处理、检验报告的审核、查询、打印等。系统实现常规检验、生化检验、免疫检验、微生物检验、分子检验等全流程信息管理。

（1）申请登记、标本接收

支持各检验中心前台纯手工登记申请单、打印条码标签，登记时可输入患者基本信息、送检单位、申请、采样、接收、登记时间和相关经手人；可方便的选择申请项目（图形化界面和助记符输入两种模式），同时支持常用套餐。支持通过 Web 在线提前登记样本申请信息（可以由物流人员、外送医院相关人员预先登记）。预装外送标本模块接入送检医院 LIS/HIS，直接下载相关申请信息并上传至检验中心 Web 数据交换平台。实时下载申请信息，扫描条码核对标本接收并与申请信息匹配。接收标本时，更新申请单状态为已接收，记录送检人，接收人，接收时间（或登记人、登记时间）。可在登记/接收时根据申请项目所属组别自动判断是否需要分单（分管）。可设定分单标本标签打印策略。可打印接收标本清单（签字确认）。可重新打印条码标签等。患者信息核对、修改管控等。可剔回不符合要求的标本，剔回标本需要提供剔回原因。异常标本可进入作废流程（如：实验室内部剔回，标本异常等，在与送检客户联系并确认后，可进行作废）。支持 CA 认证。

（2）样本分拣、移交

可提供独立的分拣流程管理（也可将分单，分管流程集成在标本接收，登记环节）。标本分拣、移交通过批量扫描条码标签得以快速实现。可针对项目所属组别进行分单、打印分管标签。所有标本前处理完成后移交实验室，实验室应仅保证日常检验工作，一切对外沟通环节不应介入。移交过程双方签字（可电子签字确认），提供移交列表打印功能。标本一经移交，即进入实验流程。进入实验流程的申请单如果需要修改，会有权限管控（如：患者信息是否可以修改，申请项目是否可以修改，和修改消息通知机制）。不合格、异常标本在进入实验流程后随时可剔回到前处理，由前台确定后续处理（如：重新采样、作废等）。

（3）样本检验

支持集成化标本检验管理界面，单一页面可实现涵盖日常工作 95% 以上内容，真正实现操作人性化、合理化和便捷化。多个自定义区域在不同工作阶段，可选用不同页面配合当前标本页面进行查看。标本检验前，进入系统可在"待检"页面查看当前组（或仪器）所有待检标本。在标本编号后可在"列表"页面可以查看所有编号标本，便于核对和纠错。在"收费"页面中可以查看到当前标本的申请项目相关信息。部分血细胞、电泳、病理等报告，结果中带有图形信息，可在"图形"页面中查看或编辑，骨髓细胞报告模板，可进行文字描述编辑；血细胞分析、尿沉渣分析结果中可以进行细胞形态的文字描述和编辑。"比较"页面可显示同一个患者的历史检查结果或其他设备检测结果。标本结果异常，如果进行过复查，则会在"复查"页面展示复查记录和复查前后结果比对。上机项目实现数据自动采集，采集过程和相关仪器通讯信息可在"通讯"页面查看。手工项目可通过"输入"页面上事先设定的输入模板，实现批量快速结果录入。"信息"页面可输入标本相关补充信息，补充信息类别可自由添加、定义，并可针对不同类别设定常用的文字结果。标本合并、单项合并、批量审核、打印功能都简单易用，并在集成画面下直接使用。全自动生化、免疫等仪器实现双工通讯，无需在仪器端下达申请，LIS 自动指导仪器进行样本测试，既提高效率，又避免差错。非法结果在编辑或录入时会即时提醒或直接禁止录入，危急值结果和标本都有明细颜色醒目区分，并在标本审核时予以提醒、确认。提供完备的医学审核条件避免了 LIS 报告的审核差错。结果遗漏可自动提醒，根据标本申请项目和最终报告项目的对照关系，在标本编号时就已经确定了最终的报告项目（预先设定结果为"未做"，在仪器完成后由实际结果替换）如果仪器异常（如：试剂不足、样本不足等）导致部分结果没有完成，在审核报告时会自动提醒，避免漏做。超时未完成报告自动提醒和汇总，标本一经登记或接收，就进入检验中心，标本一经移交，就进入待检状态，可为各大类或具体项目提供执行计划，在到时之前或超时时自动提醒，确保结果按时完成。报告召回需经过授权，召回需提供召回理由。提供多达几十种格式报告单（还可由用户自定义报告单格式，自由调整）。可以在检验科以外远程查询和打印报告单。可以根据检验项目，提示对应的临床意义。具有标本合并、糖耐量合并、批量修改等功能。微生物标本接种、处理、鉴定、过程描述记录，该描述记录仅在 LIS 系统中体现，检验结果中不体现，医师工作站中不体现。

（4）报告发布查阅

支持实验室通过报告审核确认检验完成。报告一经审核、前台即可发布、打印、查阅。可依送检单位、日期、类别分组发布、批量打印。提供报告清单打印，便于数量核对和物流交接。报告自动发布到 WEB，便于客户在线调阅。提供报告数据导出到文件的功能。提供种类多样的报告单样式。客户可自由调整报告格式。

（5）标本入库、调出、遗弃

提供对冰箱，样本架，库位统一编号管理。标本检验完成后应进行入库操作。如有疑义、纠纷发生，可随时查阅标本所属库位，快速调出标本进行处理（如复查等）。标本过期遗弃时应做出库管理。可随时查阅当前标本库存情况。所有移交过程均有经手人、时间等信息记录

（6）标本监控、痕迹管理

提供对标本整个过程的监控，可随时查阅标本状态，所处的地点和责任人。可查阅标本整个异动过程，便于针对突发、异常情况的快速处理。所有患者信息、检验结果的修改删除都会记录在案。同时可以记录所有仪器原始检验结果，提供原始结果和当前结果比对功能，可快速查阅所有编辑过的结果

（7）质量控制

支持每台仪器每个项目最多可支持 6 个以上质控品。质控规则可自由设定。可联机自动采集质控数据。无质控位仪器，可为质控标本设定固定标本号，然后当普通标本检验，结果也叫自动入库质控。可查看任意时间段的质控图。支持 WestGuard 多规则、Grubbs 等多种质控规则和多种形式的质控图。多个水平可反映在同一张图表上。可针对质控图录入质控评价。提供失控处理方式、结果等相关信息记录。图形上可标注所有未参与画图点（如失控点）。画图点可选择如平均值，当天最后一次，当天最好的一次，所有点，或者指定的次数等多种方式画图，没有参与画图的点也可以标注在图表上；图形下方有质控品信息，画图点数据，和质控评价和失控处理措施说明。对于某天出现的失控点，可以在质控图上双击该点弹出窗口录入失控说明和处理措施，并可体现在质控图上，同时提供质控靶值计算，质控评价录入。提供质控月汇总表，并可导出为 Excel 文件。

（8）统计报表、学术统计

支持报告查询提供大量字段条件，部分字段条件支持模糊查询功能。提供传染病（阳性）报告、检验科自查表等查询统计报表。强大的医学统计功能：正态分布，线性回归，ROC 曲线，动态均值等。灵活自由、功能强大的模糊组合查询、统计功能，动态生成统计结果。可以实现按患者、项目、日期、操作员等关键字的查询。可以按时间段进行比较分析，为科研提供实用的数据资料。提供强大的微生物统计报表：如阳性率统计，抗生素、敏感度统计，常见菌属构成图，菌属分部走势图等。所有细菌检验结果可直接导入到 WHONET 系统，实现较为全面的统计分析。

（9）仪器双工

支持大型自动化生化仪、免疫、血凝等仪器，仪器带自动进样架，支持条码识别标本，支持双工。双工指仪器端无需输入检验申请，直接从 LIS 系统下载工作列表实现自动检验。由于所有标本配备条码标签，在进入实验室前已经登记其申请项目。实验室内部通过申请项目和仪器检验项目的对照关系和双工码的设定即可实现双向控制。对于常见半自动酶标仪，也能通过软件对仪器进行全控制，可直接在 LIS 软件中实现项目参数（如阳性判断公式、Cutoff 值公式、拟合曲线等）设定，布板，测试和最终结果运算，达到全自动仪器的实际操作效果。

9.病理系统

通过病理标本识别,实现医院患者病理标本送检全过程的规范化、精细化管理。

（1）病理登记

可按病例库进行分库登记，如组织学（常规）、细胞学、液基细胞等，用户也可以自定义病例库。信息录入界面提供常规和用户自定义两种方式。本地申请单录入，录入过程采用提示选取、拼音代码、数字代码等快速输入方式。连接HIS，接收临床发送的电子申请单。通过条码扫描或直接录入患者相关编号从HIS中提取信息。病理号按当前病例库的编号规则自动升位，也可手工调整。打印病理号条码。登记时出现病理号重号系统会自动提示。标本签收。记录不合格标本及不合格原因。系统自动检索当前患者的历次检查记录。可打印门诊患者回执单、原始申请单底单等。

（2）病理取材

支持通过色标自动提示已登记未取材的病例记录或是有补取医嘱的病例记录。取材明细表记录任务来源、取材序号、取材部位、材块数、取材时间、取材医师和记录人员等信息。系统自动计算蜡块数和材块数。提供"标本处理"记录，包括"常规保留""永久保留""教学标本""科研标本""全埋""脱钙""已用完""销毁"等内容，也可输入剩余标本的存放位置。向诊断工作站提供病例的取材明细、状态及取材医师的信息。采集大体标本图像，进行大体组织描述。提供录音功能，记录取材医师的口述录入，便于取材医师校对录入员的大体检查信息。大体图像的标注、测量。提供切片工作表打印功能。提供工作移交或医嘱需要的在线式留言功能。

（3）病理制片

支持自动接收取材室发送过来的所有待包埋的材块信息，供技术员在包埋时进行核对和确认。自动接收所有待切片的包埋记录。自动接收诊断室下达的重切、深切、免疫组化、特殊染色、分子病理、电镜检查等的医嘱记录。系统按照切片要求自动生成切片条码标签，用户可以进行手工编辑。批量打印切片条码标签。切片完成后，通过条码扫描进行切片确认。提供制片交接表打印功能。提供工作移交或医嘱需要的在线式留言功能。

（4）病理诊断

支持自动提示打开病例的状态信息以及历次检查的情况。采集显微图像。输入光镜所见。书写诊断报告、打印或向临床发送确诊报告。提供三级医师诊断模式，上级医师可对病理诊断进行复查、书写修改意见并单独保存供原报告医师查看。向取材和制片站点分别发送补取、重切、深切、特检等医嘱申请，可查看内部医嘱的执行情况。可对疑难或特殊病例进行追踪管理，系统在"随访病例"列表自动进行提示。可对感兴趣的病例进行收藏管理，在列表"我的收藏记录"中可检索这些记录。支持批量打印、批量审核、批量发送等批处理功能。向临床批量发送已审核的报告。对记录的修改与删除操作，系统通过日志表功能自动记忆修改前的内容，确保数据安全。提供 ICD10 疾病编码的统计检索。提供肿瘤疾病报告的标准常用词、模板与范本词库。提供工作移交或医嘱需要的在线式留言功能。提供病历导入、导出、转存与远程发送功能。支持图像采集卡、VFW、WDM、TWAIN、DirectShow 协议（驱动）接口；视频 32bit 真彩色 1024×768 分辨率 256级灰阶图像一比一采集转换显示；NTSC/PAL 制式实时显示；实时 / 静态单帧采集；大体采集：脚踏开关控制变焦、单帧采集；扫描方式采集；图像浏览窗（可方便查看当前病例的全部病理图像）；会诊、读片时通过投影仪实时显示显微镜或网络调用服务器存储的图像。储存格式：JPG/BMP/TIFF/DICOM 可选；系统将病理图像存储于病理科前置服务器，待用户审核并发送时自动转换为 DICOM 图像存储至 PACS 影像服务器。图像批量读入 / 输出。

（5）病理归档

蜡块、切片、资料归档借还片管理。科室工作量统计、取材医师工作量统计、技师工作量统计（蜡块数、切片数统计）、报告医师工作量统计标本来源统计（可按送检单位、送检科室、送检医师进行分类统计)报告阳性率统计、报告及时率统计、免疫组化分类统计、切片分类评级统计。即时实现打印预览，打印时实现所见即所得。所有查询、统计结果均可输出至 Excel 文件。用户可任意设定各种报告格式，文字 / 图像 / 图文混排等。文字项目位置、字体可调。图像位置、大小可调。报告单打印时间设定。

10. Full-PACS 系统

实现医学影像信息资料电子化传输、存储、后处理与应用调阅。

（1）影像服务器管理

支持建立 PACS 影像数据存储中心平台；能够管理磁盘阵列等海量数据存储；支持大任务量并发请求，支持医院日后进行新设备连接不需再升级 PACS 服务器软件。存储图像格式为 DICOM 标准，符合 DICOM3.0 标准；图像存储 SCU/SCP，DICOM 工作清单，DICOM MPS，DICOM SOP，PATIENT/STUDY ROOT QUERY/RETRIEVE SCU/SCP；支持符合 DICOM JPEG2000 国标标准压缩格式进行存储；支持影像有损压缩（LOSSY）和无损压缩（LOSSLESS）两种常见格式；自动将影像与 RIS 系统中的数据进行匹配、统一；通过脚本语言灵活地对影像的分发、获取、存储机制进行设置；查看存储系统的影像并对影像进行简单处理；提供并支持汇总和统计，跟踪患者状况、检查报告以及资源使用情况；对 PACS系统中的设备以及站点进行综合的管理，支持在线管理方式；所有设备影像直接发送到服务器，不经过其他工作站中转，患者所有影像可以集中阅片；支持完整的 DICOM Worklist 工作清单；患者数据管理，记录、修改和查询任意患者记录；

患者预约管理；能够将患者中文检查信息自动转换成 DICOM Worklist 并能为各影像设备去调用；提供详细的系统日志记录和管理功能，易于进行系统维护。

（2）临床服务器管理

能定时检索符合条件的影像科室检查信息，并负责上传到影像中心。支持配置发布报告的间隔时间。支持客户端允许连接的用户与访问口令，以及连接端口的设置。支持选择应用是否需要另存影像的设置。各临床客户端浏览器可以通过 web 站点或电子病历/HIS 系统界面直接提出报告浏览请求。各临床应用端的每个用户均可以自行更改或设置登录密码。支持对已发布报告数据的维护。支持选择使用手工或自动审核及发布报告程序。

（3）临床浏览

提供图像显示控件，能够直接嵌入到医师工作站等应用软件中，方便调阅当前患者的相关图像及历史图像与诊断提供按人、按病区、按检查类别、按申请医师、按日期等检索，能够显示患者所有的检查申请及处理状态可以显示患者的各类检查图像，具体有以下需求：能够显示静态图像，能够支持动态图像回放支持灰度和彩色图像显示，经特殊授权的用户可以把图像以 JPEG 等格式另存到本地介质，显示患者的文字报告快照可以在同一界面内，任意切换看到各影像科的原始图像及报告。支持对数据的模糊查找；支持基础的影像处理功能，如图像的缩放、旋转、灰度调节、基本测量等。

（4）预约登记叫号

可根据不同设备类型进行分类排队、叫号；支持扩展为二级分诊叫号模式。根据先后顺序自动排队叫号。可急诊优先和人工干预。支持等离子电视机显示排队、叫号信息。叫号信息显示格式："请 **** 号到第 * 诊室就诊"；并可自定义显示其他内容。配备专门的窄纸打印机打印排队流水号和检查类型，并能打印排队信息。适用于普放、CT/MR 的患者集中登记功能；排队叫号系统可与技师工作站紧密集成，可由技师工作站直接叫号。用于患者登记、预约及预约管理；预约模块可按月、周、日视图模式工作；各可定义影像号的分配策略及起始编号；可识别并调用复诊患者登记信息；支持扩展申请单扫描、支持多种信息录入方式；患者达到确认并进行排队；具有对于急诊患者以及其他特殊情况的处理；候诊叫号单可以用于报告领取。

（5）放射医师阅片

符合 DICOM3.0 标准，图像存储 SCU/SCP，支持 JPEG2000 压缩 DICOM 影像文件；确保能快速调阅图像普放图像 ≤ 2 秒，CT/MR 序列首图像 ≤ 1 秒；支持单屏及多屏显示，支持高分辨率灰阶及彩色医用显示器显示处理；旋转：进行各种翻转（左、右、水平、垂直）；伪彩色：改变图像颜色（各种色彩）；反色：使图像呈相反的颜色显示；影像缩放：图像整体缩小、放大；局部放大：放大镜功能；图像漫游：当图像放大以后不能完全显示时，可移动画面查看任意部分；框大小显示：图像被放大、缩小后，恢复原始大小；掩膜显示：遮住图像其他部分，只显示感兴趣部分；动态播放：同时打开多个图像或多组序列时，连续播放图像；线灰度图：显示一条直线下的图像灰度值和频率；点灰度值测量：随着鼠标的移动，可以实时测量并显示图像上某个点的精确灰度值（CT 图像应给出精确的 CT 值）；重新加载：对图像进行了缩放、反色显示、翻转、平滑、锐化、去噪或窗宽窗位调节等操作后，可以使图像还原到操作前的状态；标注：在影像上标注线条、箭头、各种形状及文字；各种标注、箭头等可整体移动，各热点端亦可灵活改变，改变后能实时显示相关信息；测量：进行角度、长度、面积及灰度值测量，测量线可整体移动，两线段亦可灵活改变，改变后能实时显示相关信息；窗宽窗位值调整：鼠标动态调节、选取感兴趣区（ROI）调节，快捷键调节（在系统中可预设）；影像比较：在同一屏幕上，可同时方便地调阅一个患者或多个患者不同诊断序列、不同影像设备、不同时期、不同体位的影像进行同屏对比；可按不同的影像模式对常规的图像处理按钮进行自定义定制，并且在调图时，常规用的功能按钮能按预先定制的方式自动设为默认方式；时间轴管理功能：打开患者检查时，患者在本院所产生的历史检查信息以时间轴的方式显示，鼠标指向任意历史检查，可查看历史诊断信息简要描述，双击鼠标左键即可调取历史检查图像；显示 CT、MR 定位线：所有定位线或单图定位线；支持 CT、MR 图像联动定位功能，支持不同序列定位同一层（或相似层）功能；针对 CR 及 DR 等普放片子提供专业的"影像图像增强"功能，可根据不同部位设置专业参数；严密而灵活的报告审核制度，用户可以根据实际情况选择使用三级审核机制、二级审核机制或无级审核机制进行工作；诊断报告留痕功能：能把进入系统的患者流程及报告修改流程详尽地记录下来；系统提供模板，可在此基础上修改另存；并能提供专用的报告模板编辑器，使用者可以建立全新的模板；内置标准的专家术语库和常见词组（症状和检查所需的数据字典），供用户选用；从系统专家术语库选取词条完成报告或手工编辑报告，可在报告中添加影像、设置文字颜色和字体，并可查阅相关病史进行参考对照；打印得出"所见即所得"的报告。

（6）三维可视化

支持三维可视化模块在放射科任意端点均可使用，且所有端点具备科室业务高峰期同时并行运算的能力；三维可视化模块需与 PACS 系统为同一厂家生产；支持最大密度投影（MPR）及最小密度投影（MIP）功能；支持 CPR 功能，可提供 CPR360 度旋转显示；支持新建 3D 布局，以适用于 MPR/MIP/CPR/MinIP 等的三维功能显示；支持三维平面重建、曲面重建、斜面重建；三维显示体重建，支持一键去床；支持一键去骨；支持一键金属物检出。

（7）放射统计及管理

支持放射科室设备管理功能；设置系统的用户信息以及权限、角色；支持放射科室人员管理功能；支持临床科室开申请单人员管理功能；方便设置系统的工作流程。患者数据管理，记录，修改和查询任意患者记录；检索管理患者的历史信息，基于"患者 ID""患者姓名"等的检索；科室管理统计；科室工作量统计；科室每月的收入情况；阳性率统计；支持统计权重预设功能；支持智能化统计报表，可向下钻取数据；每台设备的使用情况统计；不同临床科室申请检查情况的统计；不同时间段的统计情况；支持多种报表显示模式，如图表、饼状图、柱状图等。

11. 一般治疗系统

实现康复、针灸、理疗等一般治疗项目的治疗申请、预约、记录、评估等的电子化管理和数据共享。支持对已安排的定期治疗计划进行记录，包括治疗科室提前做好准备（如事先准备好放射治疗的体模或遮挡器）提醒患者治疗的时间。时间安排表可供其他部门查询共享，方便医护进行治疗准备。治疗登记，有每次治疗的登记或执行记录，内容包括时间、项目等，对患者的每次治疗记录均可进行跟踪处理。治疗全流程记录管理，治疗人员根据申请信息，完成治疗的安排。同时根据相关表单进行电子化记录，方便后续对数据的统计分析。治疗过程中建立治疗记录单，直接保存在患者的就诊记录中，纳入全院统一的医疗档案体系中，以便临床各业务科室查看。治疗过程中能进行患者治疗情况评估，包括治疗效果、治疗用量等，能根据病情变化进行治疗方案调整，结合完成的治疗工作进行评估。质控系统中能查看治疗全过程数据，每一步的执行者执行时间等，实现全流程的监控。治疗科室能将治疗的过程共享给其他部门，在出现意外情况时医院能够及时掌握情况、组织应急救治的力量。临床科室也可以通过对治疗过程的实时了解，为后续的治疗做好准备。

12. 血透系统

本系统主要用于实现患者在临床血液透析、腹膜透析全过程管理。支持医师透析前查询患者基本信息、历史透析记录、检查检验结果等信息，对患者进行透析评估，包括透析血液通路评估、适应证及禁忌证评估、一般护理评估、前次治疗后专科评估、心理社会评估等。透析实时监控，监控及记录患者透析治疗中的信息，包括透析前体重、透析后体重、血压变化状况、心率变化情况、体温变化、肝素量等信息。透析数据实时监控，自动记录透析详细结果信息，生成透析治疗记录，包括透析前情况、治疗记录、透析后情况等。根据历史透析治疗记录、患者各项透析评估、实时生命体征等信息，提供透析治疗方案的制订，包括：透析方式（腹膜透析、血液透析等）、开始透析时机、透析频次，透析用药、血液通路、评价透析充分指标等治疗方案的制订。记录患者每次透析的用药情况，耗材使用情况，并能在不同条件下查询统计用药数据和耗材数据。

13. 手术麻醉系统

支持术前、术中、术后必要的手术、麻醉全过程管理。自动采集监护仪、麻醉机、呼吸机等设备上与患者有关的医疗临床数据。人员、手术室的基本信息维护。支持对麻醉医师、手术科医师、护士等人员进行手术排班管理，生成排班情况表。同时实现手术室状态信息的监控，并关联各类显示终端。术前手术科室护士长通过系统进行手术的安排、手术申请的接收。系统从 HIS 系统提取手术患者的基本信息、诊断信息和检查检验结果，为医师提供术前访视的依据，同时记录访视单信息。术前麻醉评估，包括麻醉计划的生成和确认、麻醉治疗同意书的确认、有创治疗知情书确认、特殊病情会诊等。手术期间，系统支持对麻醉患者的体征、用药、输血、事件、体液出入量以及患者护理记录、器械清点结果、麻醉文书等的录入，根据院内模板自动生成麻醉记录单。系统通过设备采集数据后直接记录在麻醉记录单上，自动绘制体征趋势，提供体征报警功能。术后管理包括术后复苏记录、术后手术登记、术后访视记录、麻醉总结、术后麻醉评分 5 个部分。术后复苏记录支持对术后复苏过程中的麻醉用药、事件、生命体征、患者入室时间、复苏时间等的记录，能与麻醉记录单衔接无断点。手术补录，对术中的信息进行修正、补录。支持对患者术后的镇痛记录，包括镇痛方式、镇痛药使用情况、镇痛泵和镇痛总结等信息。支持 APACHE、TISS、PRAS 等麻醉恢复评分。麻醉计费，根据记录的所有麻醉用药、器械等信息生成计价清单，并转到收费管理功能（HIS 收费系统）。手术麻醉相关的各类统计分析报表。

14. 重症监护系统

重症监护信息系统针对重症患者监测和治疗密度大的特点，整合了重症监护的全过程，密切和连续地记录危重患者相关临床数据。支持自动采集各项生理参数（心率、血压、体温、血氧等指标），可接入不同厂商的监护仪、呼吸机、输液泵等床旁设备上自动采集，采集的间隔和频率可以视患者的情况设置，可设定自动报警，发出呼叫信息。根据每条医嘱不同的执行情况，选择医嘱的执行状态并记录出入液量，还可对调泵、换泵、血滤、冲洗、输营养袋等不同情况分别进行处理。包括个人护理记录、护理措施、护理提示、生命体征、体征记录修正、非医嘱出入液量、护理整体记录等。包括执行单、特别护理记录单、生命体征观察单、危重患者护理记录、基础护理记录、液体营养排泄记录、体温单等。包括医师医嘱、检查报告、检验报告、麻醉记录、手术记录、患者生命体征趋势图、患者在某时间段内的异常体征数值等。包括患者查询、补液平衡计算、体征查询、病情报告查询、患者流动统计、出入量统计、设备使用情况统计。对异常体征提示报警、并可依据实际情况进行手工修改；可对典型病例进行查询、统计、分析；建立危重疾病评分体系，可以依据疾病的一些重要症状、体征和生理参数进行加权或赋值，可量化评价危重疾病严重程度。多种方式输出各种信息，如患者医嘱执行单、基础护理记录、特护单、生命体征观察单等。

15. 输血与血库管理系统

支持对患者验血后的血型鉴定和输血前检查结果的报告处理，系统从 HIS 系统直接下载患者的信息。根据库存、血型档案对血样标本进行备血、发血管理，支持发血单打印、预览，支持自动计费管理，在血型检查时自动收取血型检查相关费用，在发血配血时自动收取血袋费、配血费、辐射虑白灭活等费用。可生成产前免疫、抗体鉴定、Coombas 实验、血小板抗体、新生儿、IGg 抗 A 抗 B 等报告。

（1）血库管理

支持血袋出入库的信息化管理，库存量临床提醒，对血库库存血袋使用有效期限和血库血袋库存量预警提示，与血站数据联动。对于已经使用过的血袋有处理过的血袋的记录，详细地记录处理的时间、处理人员等，便于血袋包装袋使用记录跟踪。每个病区或科室按血液成分类型制定年度用血计划，输血科可依据各病区或科室用血计划制定每个月份各类型血液制品的采购量和备血库存量，在保障临床用血的前提下，实现合理备血。根据库位设置，入库的血袋存放进行库位划分，配血发血时能快速查找血袋的存放位置。血制品流向的过程跟踪，记录采集、入库、出库、报废等全过程时间、经手人。自体血出入库管理，当患者配血时，如果血库有患者自体血，系统会自动提示是否采用自体血，快速地定位，极大地提高效率。当患者需用血时，系统自动提示操作者，用血患者存在亲友互助献血。用血审证记录及管理。临床发血、科室用血、血液报废、血袋出入库、库存、科室费用等各种综合查询、统计分析功能，并以表格和图形等形式展现。

（2）用血管理

支持打印申请单的关键信息（含申请单唯一号、患者姓名、病区、床号等）。支持护士领血单管理，包括血制品采集、条码绑定、领血单打印、标本运送。输血科申请复核，可审核申请单填写是否规范；申请内容是否合理，库存是否充足等申请内容，审核不通过可通过消息回报临床。

（3）用血安全管理

支持用血安全管理（条码校验），输血科在接收护士送来的申请单和血液标本时，同时扫描持有的纸质申请单条码和血液标本条码，保证申请单和血液标本属于同一个患者；在输血科领血时，扫描领血单条码和申请单条码，确保领血和发血属于同一个人。采集提醒，临床医师开单时，系统识别该患者是否签署知情同意书，对没有签署知情同意书患者，系统将给予提示。无纸化流程，输血科在接收护士送来血液标本时，系统自动显示医师开具的申请单，与血液标本条码进行对照，确保申请单与血液标本属于同一患者；护士至输血科领血时，输入唯一申请码，系统同时显示领血单与申请单，供护士查询。该流程避免了纸质单据可能会出现的破损、丢失等情况，在节约资源的同时，确保了流程的顺畅、准确。

（4）输血管理

支持手术室输血核对，手术室输血前信息核对及记录。临床用血后评价，用血后疗效评价，自动获取患者输血前后各项生命体征及检测指标，并对结果进行分析评价。输血不良反应记录及反馈，记录确认患者输血中出现的不良反应，并通过系统之间的无缝集成，将患者不良反应信息通过网络上传至电子病历系统和输血科管理系统，实现临床和输血科实时的信息交互，支持对不良反应进行统计。

16. 院感系统

支持院感染病例监测，感染病例登记、查询，各类医院感染报表，从医院信息系统（HIS）中自动获取或手工补录入患者基本资料及感染相关信息。手术部位感染监测：由手术室人员在手术信息登记时填写，并自动传送到院感管理系统中；也可以由院感工作人员补录入。根据相关参数，自动计算出感染危险等级、感染率、调整后感染率等，打印监测报告单和各类统计图表和报表。支持 ICU 监测患者感染监测，主要对于成人及儿童重症监护病房的患者进行目标性的监测。计算导尿管病使用率和与导尿管相关性尿路感染率、中心静脉导管使用率和与相关性原发性菌血症感染率、呼吸机使用率和与相关性肺部感染率。除此之外，还可根据患者的不同危险等级来调整感染率的计算。支持高危新生儿感染监测，主要对于高危新生儿（HRN）的患者进行目标性的监测，计算中心静脉导管使用率和与相关性原发性菌血症感染率、呼吸机使用率和相关性肺部感染率，可根据患者的平均住院人数来调整感染率的计算。支持抗菌药物监测，自动统计抗菌药物的使用人数、使用目的进行监测，记录联合用药的信息，输出相关统计分析图表。支持环境卫生学监测，由检验科人员或院感工作人员录入医院消毒卫生学监测的检验结果，系统对监测结果自动评价，并打印监测报告单和各类统计图表和报表。

支持现患率调查，供感染科做现患率调查时录入数据，基本上是仿照现患率个案调查表的形式来做的，重点用于统计各科室调查时的感染情况、抗菌药物使用情况、细菌培养等情况。相应的报表有按科室汇总报表、按疾病系统分类汇总报表、按易感因素分类汇总报表、病原体与抗菌药物情况统计、抗菌药物使用情况、抗菌药物使用剂统计等。支持针刺伤录入及处理提示，录入职工针刺伤的详细情况之后，系统根据关联患者的情况做出处理提示。相关报表有按科室汇总、按关联操作汇总、按工别进行汇总，可以从多个角度分析职工针刺伤的情况。支持职业暴露录入及处理提示，录入职工的血液体液暴露情况之后，系统为此次暴露评级，并根据关联患者的情况做出处理提示。相关报表有按科室汇总、按关联操作汇总、按工别进行汇总等。支持暴发预警，此暴发预警会从当前日期开始，向前推算一定的天数内，自动计算同一科室、同一感染诊断的次数（或感染同一病原体的次数），达到用户设定的次数时，给予提示，双击记录时可以自动打开该患者的详细感染记录。感染诊断、病原体、监测的天数、同时发病的人数等都可以由用户自己设置。用户还可以设置时间，每天到了设定的时间，系统就会自动计算一次，有暴发情况就自动提示。

17. 电子签名系统

电子签名系统用于为电子病历系统提供数字签名功能，并结合电子签章系统，实现患者对知情文书的数字签名，同时以电子病历的数字签名验证确认电子病历的有效性。

（1）时间戳应用

数字时间戳服务器通过与国家授时中心时间源同步，在执行数字签名时，向时间戳服务器申请数字时间戳，由时间戳服务器对请求数据进行数字签名。数字时间戳保障了数字签名内容与签名时间的安全可验。在检验报告、病历、病案的电子签章中加入数字时间戳，保障电子签章文件时间的权威性。

（2）服务端自动签章集成

服务端电子签章集成的目标是，通过自动签章服务器接口，批量实现各种检验报告、电子病历、电子病案的电子签章。

（3）知情同意书患者/家属"手写"电子签名

CA 中心发放 USBkey 证书给医院科室；患者或家属知情文书的无纸化签署，采用手写电子签名模式，根据当事人手写签名笔迹数据，当前可靠时间信息，签署时权威采集指纹的数据，再盖上医院科室的电子印章，完成对电子文档的数字签名。

18. 历史病历数字化系统

将原始纸质病历拍摄或扫描生成电子文档，并通过病案数字化管理系统完成日常的管理、查询、调阅、打印等。

（1）病案加工

支持高拍仪拍摄和高速扫描仪扫描两种模式；系统拍摄过程中可维护系统分类；系统拍摄过程中能够预览拍摄效果；支持黑白、彩色拍摄；拍摄过程中能够对所拍图片进行编辑修改；使用高速扫描仪扫描病历支持正反两面扫描方式。

（2）病案打印

打印支持黑白、彩色两种打印方式；读取患者身份证自动获取图片信息；能够追溯每个复印者打印的详细病历信息；病历内容支持加密导出到无网络计算机浏览；病案打印时支持二代身份证读卡器，可以直接扫描患者及代理人的身份证；具有打印记录，能够记录病案打印过程的所有操作，包括所打印病案的病案号、患者姓名、打印时间、打印页码等。

（3）病案管理

具备完善的审核机制，可对病历内容进行整体、单独图片的审核、病案漏扫情况审核；能够查询未扫描病案明细；支持 C/S、B/S 同步浏览病案；具有完善的病案保密级别机制；具有完善的工作量统计模块，能够统计人员工作量、重拍工作量等；系统能够自动记录用户在系统内所有操作的详细日志，并可形成报表，便于回溯追踪病案浏览时具备多条件复合查询功能，实现首页快捷检索，快速查找病案信息；首页具有病案申请状态、以时间轴形式显示（病案当前处理状态、当前位置、历史操作）；自动分析出病案加工的工作量，以及申请、复印的工作量；病案在查询浏览时显示的病案图像具有水印，防止非法拍摄，屏蔽非法拷贝。

（4）系统设置

在审核权限控制中，可以控制到科室、人员，支持按时间范围（永久、年、月、日、小时）授权；支持用户管理，管理数字化客户端用户信息及 B/S 浏览用户信息，可以对用户信息进行查询/添加/修改/删除操作，可以配合病案设置保密等级权限，可以限定用户查看及申请科室权限；支持权限组管理，对用户所拥有的系统功能进行设置，并可限制该权限组所对应的相关科室。

19. 危急值管理系统

在患者的检查、检验结果表明患者可能正处于有生命危险的边缘状态时，可对危急值数据进行智能提醒并及时将检验、检查信息通知于临床科室医师，提示临床医师迅速给予患者有效的干预措施或治疗，并对危急值传报过程实现全流程追溯。

（1）危急值设定

在检查、检验等系统中设定危急检验项目表与制定危急界限值，并可对危急项目表、危急界限值进行定期总结分析，根据分析结果可增加、删除、修改危急检验项目及危急界限值。

（2）自动筛查

当检查、检验结果达到或超过危急值界限时，系统自动筛查出危急值，并提醒技师进行危急值复核，经复核确认为危急值后，即刻审核发布。如复核可能有样本、试剂、操作等影响因素时，可取消危急值提醒，但需即刻通知临床科室重新取样送检或检查。

（3）消息通知

通过短信、系统消息、电话等多种方式进行危急值提醒和通知，通知内容包括患者病案号、姓名、科室、危急值结果等信息。

（4）临床干预反馈

医师在接收到危急值通知后，在规定时间内做出对患者处置的诊疗意见，进行危急值处理登记，结束危急值通知。如在规定时间内没有危急值的处置反馈，危急值消息则按管理部门规定的流程通知发送给上级医师、科主任、主管院长等相关人员，直至完成危急值处理登记。如医师复查确认危急值报告结果不当，可通知医技部门相关人员取消危急值报告。

（5）危急值追溯

各临床科室、医技科室按照危急值管理部门的相关规定，对危急值处理的过程和相关信息做详细记录，支持危急值管理部门对危急值传报全流程进行追溯。

20.核医学管理子系统

（1）影像阅片

核医学管理系统影像诊断工作站符合DICOM协议标准，支持多屏显示。在多屏显示模式下可以指定一台显示器用于MIIS界面的显示，其余显示器用于图像显示。在核医学管理系统影像诊断工作站中，可以设置一组特定的信息作为过滤器来查询存档数据库，产生工作列表。工作列表可以以患者、检查、序列和影像四种层次提供信息，可以根据工作人员需要来显示层次，工作列表可以显示从DICOM文件头中摘录的信息，如检查状态、技师注释、对比度、诊断医师和检查优先级，所有这些数据字段均可以被排序。可在工作列表中使用条形码扫描器选择患者。

工作列表的患者选择和影像浏览器中的患者信息是同步的。工作列表浏览界面可以提供快捷的过滤器设置和影像布局方式的选择。使用条形码扫描器或通过连接其他第三方信息设备可以自动选择相关的历史数据。

核医学管理系统影像诊断工作站具有完善的挂片协议设定。支持按 Exam、Series、Stack、Single 四种（含）以上影像显示模式。

挂片协议可以在影像浏览或者工作列表显示中选择，每种类型的检查可以分配一个默认的挂片协议，挂片协议可以根据优先级分类。

（2）报告编辑与管理

诊断报告工作站主要用于书写、审核、打印诊断报告，需具有严格的分级用户权限定义和人性化的设计。系统具有患者诊断报告修改标签，保留并记录修改痕迹，用于诊断报告质量控制和教学研究。

（3）权限管理

1）安全审计机制：每位用户必须有规定长度医师的用户名和密码才能进入系统，系统会自动记录登录用户并保存在相关输出文件中。

2）用户权限管理：通过服务器的用户权限设置进行多级别权限定义与管理。

（4）病历追踪管理

核医学管理系统可以选择性地针对特殊病例设置追踪标识，将诊断结果与其他各功能科室和临床科室的诊断结果（如出院小结、病理诊断结果等）进行对比，并作出诊断符合率的评定，更好地提高科室的超声诊断符合率。

21. 化疗信息管理子系统

支持患者预约登记管理，化疗的患者登记、获取患者基本信息和诊断信息、补充化疗需要的关键信息并保存。支持化疗剂量方案制订，医师查看患者的所有门诊、住院病历、历史医嘱、处方等，并可根据患者的病历、检查结果、历史化疗记录、患者各项评估、实时生命体征和医嘱等信息，为患者制订化疗剂量方案。支持化疗输液管理，化疗过程中对患者的实时监控，对患者进行全程化的输液信息监控管理，包括患者输血药品信息、输液操作人员、输液时间、输液速度、患者生命体征等信息。支持分次化疗前评估，分次化疗前根据患者的病历、检查结果、历史化疗记录、患者各项评估、实时生命体征和医嘱等信息对患者进行评估，可根据患者的病情，进行 TNM 分期、ECOG 评分、KPS 评分和调整药物剂量。支持化疗疗程结果评估，患者化疗疗程阶段性结束时，可对患者该阶段的化疗治疗效果进行评估，记录患者化疗。

22. 高压氧信息管理子系统

支持高压氧治疗方案及计划，医师根据患者信息判断是否存在高压氧舱治疗档案，并可生成高压氧治疗档案编号。根据患者的本次和既往医嘱处方、病程记录、检查检验结果、治疗处置记录等对治疗申请进行确认，制订出符合患者病情的治疗方案并可形成高压氧治疗计划表,确认后自动生成高压氧治疗知情同意书。支持分次高压氧治疗记录,记录患者每次治疗的操舱记录包括氧舱氧气浓度、持续时间、压力等并可提供本次治疗患者的治疗情况表,书写高压氧治疗病程记录,包括高压氧治疗病程、高压氧治疗不良反应、高压氧治疗小结、高压氧治疗评估等。支持不良反应监测报告,该仪器、设备可在患者治疗过程中对患者不良反应自动监测,同时可生成不良反应监测报告。支持电子病历查询疗程结果评估,调阅患者电子病历,并提供患者整个疗程包括体征信息、不良反应情况以及患者恢复情况、疗效情况等记录信息;提供查询患者治疗情况及治疗结果评估报告。支持患者治疗状态监控,通过仪器、设备可在患者治疗过程中对患者不良反应自动监测,同时可生成不良反应监测报告。支持统计分析质量控制,患者完成一个治疗疗程后,能够把患者整个疗程的治疗记录、不良反应报告进行归档保存,并提供多种条件的统计分析和质量控制。

(二)以患者为中心的智慧服务建设

以患者为中心的智慧服务整合公众诊前、诊中、诊后就诊医疗健康服务,可以微信公众号、支付宝生活号、微信小程序等互联网应用平台为载体,利用互联网、物联网等信息化手段,为患者提供预约诊疗、候诊提醒、院内导航、检查检验结果查询、划价缴费、多点结算(包括诊间结算、床边结算等)、健康教育等服务,使医疗服务流程更便捷、更高效。医院智慧服务的主要目的是方便患者,一切诊疗行为要'以患者为中心',站在患者角度考虑诊疗环节存在的问题及可以不断优化的措施。

1.患者管理

医疗记录与医疗管理所必需的患者基本信息和既往史信息的管理。包括:姓名、性别、出生、年龄、婚姻、地址、职业,身份识别信息(居民健康卡、身份证、军官证、驾驶证等)、既往史信息、医保信息(新农合号、社保卡号、商业保险号等)等。具体功能包括:基本信息采集、既往诊疗信息采集、数据质量控制、基本信息变更管理等。

(1)基本信息采集

通过居民健康卡、身份证、军官证、驾驶证、护照等身份证件识别和人工录入患者个人信息,包括姓名、性别、民族、籍贯、出生地、出生日期、婚姻、户籍地址、现住址、工作单位、职业、联系电话(本人)、联系电话(家属)等方式进行基本信息采集。

（2）既往诊疗信息采集

既往诊疗信息采集提供患者既往诊疗信息的收集、管理、存储和展现的功能，使医护人员能够全面掌握患者既往诊疗情况。

（3）数据质量控制

通过校验和跟踪对数据质量问题进行管理，从数据格式、数据值域、数据间的逻辑关系等角度做质量审核，如可按照空值校验、重复校验、格式校验、一致性校验和逻辑校验等审核规则对患者基本信息数据进行质量控制。

（4）患者主索引注册

根据录入的患者基本信息，注册生成患者在院的唯一主索引，作为患者在本院就诊的唯一标识，可与院内各系统之间进行关联，也可关联患者历次就诊的诊疗信息。

（5）基本信息变更

对已录入的患者基本信息进行修改并同步更新，实现患者基本信息的变更管理。

对患者基本信息的录入、修改等变更操作，可自动记录相应的操作内容、操作人员和操作日期，用于对操作的追溯和审计。

（6）基本信息查询

对患者基本信息进行多条件组合查询，以及对患者基本信息进行多维度统计。

2. 身份识别系统（虚拟就诊卡）

虚拟就诊卡"二维码"实现社保卡、健康卡、市民卡、就诊卡"多卡合一"，患者只需要携带手机便可以完成就医，能够有效促进实名制就医。通过"二维码"实现患者诊前、诊中、诊后全流程就医一码通，为患者提供全新的、更为便捷的就医体验。

虚拟就诊卡管理系统一般由各省卫健委统一建设，医院信息系统实现对接并能支持虚拟就诊卡应用即可。

3. 全预约系统

（1）门诊资源预约

1）排班管理

排班系统，为网上预约平台、电话预约平台等提供排班管理。支持科室管理；医师管理；排班维护；排班信息查询。

2）预约管理

支持预约登记，患者就医前通过电话预约、网上预约、自助终端预约等多种预约方式；在符合预约取消规则的情况下可通过网络、电话、自助终端进行预约取消，取消后的预约资源可自动释放；当出现科室或医师停诊的情况时，通过短信等方式将预约取消的信息发送给患者，需患者进行确认回复，患者未回复的通过电话再次确认。医师停诊后，医院也可根据与患者沟通情况为患者进行医师调配，方便患者就诊。

3）排队叫号

门诊分诊、检验、检查、取药、输液、门诊治疗、体检、收费等服务窗口的排队叫号服务。支持规则设置按照医院业务实际情况，设置分诊规则，可按出诊医师、专家、诊室、时间段、序号和初诊/复诊等条件配置。自动获取患者挂号或就诊信息，包括姓名、性别、身份证号码等患者基本信息以及挂号科室、预检（如体温）、历史就诊信息等。队列管理根据签到自动生成排队队列。可根据实际情况为患者设置优先、撤销、暂离等状态，同时支持手工调整队列和诊室分配。取号服务患者可在自助服务机或导诊台取号，挂号凭证上显示排队序号、诊室号、预计就诊时间、就诊医师、注意事项等信息。语音播报多屏、单屏语音播报叫号。根据部分地区实际情况，需支持多语种语音播报，播报应注意患者个人隐私保护和伦理规范。信息展示叫号屏幕上显示诊室信息和就诊、待诊患者信息，患者姓名显示应注意个人隐私保护和伦理规范。

4）预约量统计

支持预约时间段统计、预约数量统计、预约明细查询、预约号源统计。

2. 医技预约

（1）科室管理

支持医技科室维护用于管理平台的医技科室的基础信息，包括维护科室编码、科室名称、归属院区、详细地址等。诊室维护，每个医技科室都会对应一个或者多个诊室，诊室管理主要是将科室与诊室关系进行关联。诊室的设置至关重要，影响到排班、预约、签到、诊室是否受时令影响等环节。诊室维护的主要信息包括诊室编码，诊室名称、归属科室、排班模式、预约签到模式等主要信息。该功能定义了医技科室中包含的可预约的医技项目分类，为后续医技预约中诊室的排班提供支撑。

（2）医技项目管理

项目管理是对医院具体的医技检查项目信息进行管理，包括项目明细编码（His收费项目编码）、项目明细名称（His收费名称）、检查分类、标准编码（医保编码）、所属检查部位、注意事项等。支持医技项目关联，将项目分类与医技项目（即His收费明细项目）关联管理，用于对检查项目明细进行分组，能够让用户更快速地查询相应分类下的医技项目明细，并通过分类，对项目组进行快速的维护管理。

（3）排班管理

支持固定排班管理，根据时间段进行开始时间和结束时间设置，支持根据号源数和时间间隔进行排班，为了快速维护排班，固定排班资源应支持复制功能。支持动态排班管理，通过设置每天的开始和结束时间来设定，动态排班无须设置号源数量及间隔时间。支持临时排班管理，允许排班人员对已完成的排班及已生成号源的排班信息进行追加及覆盖，追加是在原有排班号源不变的情况下增加新的临时排班号源，覆盖则要判断现有号源是否已经被预约，被预约号源在覆盖前先要进行转诊操作，所有号源都未被预约才允许进行覆盖。号源信息管理，排班信息需要生成号源才可以进行后续的预约操作，号源信息管理可以对排班进行生成，可以查看具体诊室的具体号源信息（号源使用情况）及预约情况（号源具体预约情况），已经被预约的号源需要调整排班的，需要在此进行转诊处理。

（4）签到管理

支持签到查询，在医技科室分诊台、医师工作站、PACS 系统中可查询诊室已签到人员数据。预约签到，凭预约凭证在分诊台、自助机、医师工作站、便民服务小程序等签到排队，根据签到顺序分配到候诊队列最短的诊室，加入该诊室的排队叫号队列中。签到顺序规则只在预约号源所在时段内有效，超过号源所在时间段签到，则自动顺延参与下一时间段内的签到排序。取消签到，签到后可到分诊台取消签到，成功后退出签到队列并取消当前预约号。支持取消后重新预约下次检查时间。

（5）医技预约

支持门诊预约，门诊医师开单后，患者凭就诊卡到医技分诊台进行预约，平台通过读取患者的就诊卡号获取到患者信息及医技申请单信息，对于多项检查的患者可以选择智能化一键批量预约，也可以根据患者的时间安排进行选择性预约。支持住院预约，住院预约与门诊预约类似，在住院医师为患者开单后，由医技窗口工作人员完成预约。支持组合预约，组合预约是针对同一个检查科室、同一个检查诊室的检查项目进行组合预约，组合预约在该患者检查时一次性完成，只占用一个预约号源。支持特殊预约，对于需要执行紧急检查的医技任务或进行占位预约时，使用特殊预约功能。转诊记录查询，通过预约时间及转诊的患者信息可以查看到历史转诊情况，包括原诊室信息现预约信息及新的诊室信息。预约资源查询，预约资源查询可以查看某时间段内的诊室资源使用情况，包括门诊及住院预约人数、剩余号源情况、总号源数、已预约未签到人数及相应的特殊预约情况。预约日志，查询不同的诊室历史预约情况，包括预约信息、操作人信息及患者信息等。

（6）统计报表

支持预约时间段统计、预约数量统计、预约明细查询、预约号源统计。

4. 预检分诊系统

支持病情评估模型建立，建立符合急诊医学并基于临床表现、体征信息、评分体系、既往史、过敏史、伴随症状等客观数据的病情评估模型，设置急诊患者病情分级的医疗资源架构。支持基本信息获取，自动获取或人工录入包括患者姓名、性别、出生、年龄、婚姻、地址、职业、身份识别信息（居民健康卡、身份证、军官证、驾驶证等）、医保信息（新农合号、社保卡号、商业保险号等）等基本信息。支持生命体征采集，急诊护士对患者的生命体征数据（心率、呼吸、血压、脉搏、氧饱和度、体温等）进行测量和录入（自动获取或人工录入）。可通过与仪器设备对接，自动采集患者生命体征数据。支持急诊分级，对患者病情进行分级分区管理。根据患者的多角度客观数据（临床表现、体征信息、评分体系、既往史、过敏史、伴随症状等），录入主诉及其判定依据，自动进行病情分级：A濒危患者、B危重患者、C急症患者、D非急症患者。必要时可人工修订分级，并注明修订分级原因。支持队列次序设置，根据急诊分级结果，决定患者的就诊及处置的优先次序，自动生成队列次序，允许人工设置调整，使患者获得合理分流和诊疗服务。支持诊室分配，根据急诊分级结果，决定患者的急诊诊治区域。提供多种诊室分配方法，允许急诊护士对已经生成的队列次序进行诊室分配。急诊医师可以从队列次序选择患者接诊，可专科诊室接诊。

5. 院前急救系统对接

实现医院门急诊与院前急救机构（救护车）的信息对接，提供现场急救信息技术支持，在突发事件群体性伤员及危重症伤病员送达医院前提早了解患者基本信息和疾病信息，做好患者运送途中救治信息支持，并支持根据现场状况和疾病情况进行医疗处置指导。支持院前急救数据与院内急诊信息交互，院内门急诊部门可通过院前急救机构平台，实时共享院前急救患者的基本信息、生命体征、评估表单、病情分级、处置记录等数据。支持急救车与医院音视频对接，提供音视频功能，实现院内医师对急救车上的医护人员开展远程急救处置指导，对患者病情实时分析与监控。支持急救车定位，通过与急救机构平台数据的实时共享，监控急救车辆的实时情况（包括车辆所处地置、运行速度和方向等实时数据），便于医院适时准备接收患者和开展救治活动。支持院前处置知识库，为急救车上的医护人员提供院前急救医学支持，并辅助做出合理诊断，采取处置治疗措施。急救车上的医护人员根据患者的基本信息、生命体征、病情分级等信息，与院前处置知识库进行匹配，了解该疾病在诊断和治疗方面的推荐方案，提高院前处置的效率与质量。

6.互联网医院

互联网医院是依托实体医院，通过互联网在线方式为患者提供在线就诊服务，患者可以通过系统预约医院医师，采用音视频交互的方式获取在线就诊服务。支持就诊申请，用户通过系统选择医院的医师，并提出就诊申请，医疗服务人员完成相关申请受理及信息反馈。支持就诊咨询，患者可以通过系统，采用文字、图片、语音等方式向医院的医师咨询康复、治疗的相关问题。支持医师排班，通过与医院排班系统进行对接，实现对医院科室的医师排班情况进行管理和查看，支持医师提交和调整门诊出诊科室、时间等。支持患者信息查询，主要实现对患者基本信息、疾病史、家庭史、过敏史、历史用药、历史检查、健康数据等信息的查询。支持在线就诊，患者与医师在约定的时间，采用图文、语音、视频的方式进行在线就诊，医师根据问诊情况向患者提供诊断结果的相关信息，支持在线开具诊断报告。支持电子处方，医师在就诊结束后，可根据诊断结果开具电子处方，并支持处方的查询、作废。支持药品配送，医师开具药品电子处方后，通过系统自动流转到药品配送关联方，药品会通过第三方配送直接送到患者家中。支持用药管理，用药管理包括药品用药提醒和药品查询。系统可根据处方中设置的用药频率和时间，以短信或微信的方式提醒患者用药。同时，也可以在此获得所属医师的用药指导。同时系统支持海量药品信息库，关联相关疾病和症状，直接了解用药指南。支持健康知识推送，医师根据患者的病情为患者推送有价值的健康教育信息，或者为公共用户进行健康知识教育。同时能实现各种医疗知识传送，包括药品知识、疾病知识、慢病讲座、国家医疗政策等。

7.满意度调查系统

患者对预约、接诊、收费、药房、检查、陪护等就医过程进行评价，有益于医院持续改进对患者的服务。支持评价内容，满意度评价内容涵盖门诊服务、医技服务、药房服务、收费服务、陪护服务、医院环境等多个环节。为保障患者隐私，评价可实行匿名方式，也可根据评价需要，在取得评价者许可的情况下实名评价，便于后续反馈跟踪。支持评价方式，患者对医疗满意度的评价方式包括自助评价设备、医院网站、个人移动终端等。支持意见反馈，患者提出评价意见经医院采纳并改进后，可将改进情况反馈给患者，提高患者满意度。支持评价结果统计分析，医疗机构可按照评价类型、评价方式、评价科室、评价时间等条件对评价结果进行统计分析，为医疗机构改进服务模式、提高患者获得感提供数据支持。

8.随访系统

实现诊疗、康复过程中的患者随访管理，了解和记录患者对医院服务的评价和治疗效果，包括日常随访、专病随访、护理随访、家庭随访等，满足各类临床业务及科研教学的实际需要。支持随访计划管理，查看随访计划基本信息，以及随访名单、今日随访列表、已过期列表、已完成列表、待随访列表、已结案列表等。可以根据部门、病区、患者信息、分娩情况、手术情况、抽样方式等条件筛选随访名单。支持随访问卷发送设置，对随访时间的自定义，通过配置好的自动随访规则，当患者符合随访要求时，自动将随访问卷、表单发送给患者，由患者完成随访。随访问卷可采用手机 App 方式。支持随访提醒，对随访人员的任务提醒，包括出院随访、门诊随访、转科随访、建档随访、签约患者随访、体检患者随访等，支持短信、App、电话等随访方式。支持随访量表制定，对随访量表进行自定义编辑，随访量表有阶段随访、定时随访、普通随访、新增随访任务等类别。支持随访跟踪，根据患者回复的随访问卷自动识别异常随访患者，同时支持人工设置，识别异常患者；查看患者全息档案及所有随访计划任务，可以查看所有随访计划任务的状态，填写随访表单。支持随访记录，对电话、短信、App 等随访结果的记录，记录通话内容并存档，并可以检索随访通话记录、回放录音。支持随访记录在同部门或跨部门的共享。支持随访数据与临床数据整合，实现患者基本信息、健康数据、诊疗数据、随访数据的一体化管理，可以查看患者最新的诊疗数据和随访记录，可以实时跟踪患者状态。支持随访工作量和分析，从不同维度和粒度对随访数据进行统计分析，用于管理层对随访工作量的考核。统计分析支持多种图表展示，并提供打印功能。

9. 统一支付及对账平台

（1）统一支付

实现与医院信息系统的实时连接，提供安全、可靠、标准、便捷的支付通道和对账服务，形成统一、高效、实时的支付管理和对账体系，实现支付接口的标准化、信息交互的安全化、财务管理的精确化、便民服务的多样化。

1）统一扫码付

统一扫码付主要针对患者线下的多渠道预交金充值，包括窗口付款码支付与扫码支付，扫码付二维码支持聚合支付（包括微信及支付宝等），收费人员无需选择支付渠道，患者可以自由选择由微信或者支付宝完成预交金充值。

2）支付渠道接入

提供对微信支付、支付宝支付、POS 支付及其他各种支付渠道进行统一的管理，进行统一的授权认证、开通服务，运行监控。

3）支付信息管理

支付平台向医院及第三方支付平台开放对账后台。支付平台订单记录有医院端 HIS 订单流水号、第三方支付平台订单流水号、商户号及支付平台自身订单流水号，支付平台通过分别发起与医院端 HIS 和第三方支付平台的对账，记录同一订单三方流水号完整性，并通过 HIS 及第三方平台返回的确认支付通知状态判断订单是否为异常单。在此基础上，对账后台提供历史费用订单明细数据及时间范围条件下的总订单数量、订单总账和异常账数量及明细以供查看。同时可提供简单的数据报表及数据导出功能，供进一步统计分析使用。

4）多种服务渠道接入

线上支付支持微信公众号、支付宝服务窗与移动医疗 App 的在线支付服务，由移动端发起支付订单，平台接受订单处理请求，返回支付确认并充值与院内 HIS 完成预交金充值业务闭环。减少患者在收费窗口的排队等待时间，提高患者就医体验。

5）退款管理

支持线下窗口退款、退款状态查询、退款路径管理、自动退款处理、退款队列管理。

6）综合运营管理

支持交易信息查询、成功充值统计、异常充值统计、退款统计。

（2）统一对账

提供线上、线下、银行三方对账，包括：微信、支付宝、银行 POS、现金等多种支付方式的交易对账，通过平衡院内预交金进行总账对账，能够按总账、按明细账，按支付渠道、按支付方式等进行灵活对账，提供完善的异常账提醒机制，尽量减少人工干预的工作量，降低医院财务人员对账的工作压力。

1）对账概况分析

对账概况首页展示每天支付异常概况、全院总账概况，使财务人员可以一目了然获悉每天 / 每月 / 每季度的财务状况，同时支持按院区、按就诊类别、按支付渠道下钻查看对账明细。

2）财务对账

提供多种对账方式，支持现金对账，通过 ftp 获取银行回单或导入银行回单，获取每个收款员的银行回单金额，通过与收款员结账单上的应上交金额进行比对，自动分析出对账结果。POS 对账，通过 ftp 获取银行回单或导入银行回单，获取每笔银行回单金额与 HIS 预交金交易金额进行比对，可以快速分析出对账结果。微信对账，隔天从微信商户自动下载前一天的交易记录，与 HIS 预交金交易记录进行比对，统计出每天交易总额，方便财务人员核对，如有差额时，支持差额下钻查询，方便财务人员快速平账。支付宝对账，隔天从支付宝商户自动下载前一天的交易记录，与 HIS 预交金交易记录进行比对，统计出每天交易总额，方便财务人员核对，如有差额时，支持差额下钻查询，方便财务人员快速平账。总账对账，财务总账对账是为了核对某个月内门诊 / 住院预交金结存与收款员结账的预交金收入和退出是否一致，如果一致，则说明门诊 / 住院预交金收退正确。差账明细，财务差账明细主要包括第三方交易对账（微信 / 支付宝）、POS 交易对账、线下现金对账等。对账平台支持自动计算差额数据并展示差额详情，方便财务人员快速对账。结账明细，按天 / 月汇总门诊 / 住院所有收款员结账数据，同时提供所有收款员 / 自助机的预交金收入、各种支付方式的预交金收入 / 退出等数据明细，方便财务人员在异常时查看核对。

3）跨账分析

支持跨天结账明细，跨天结账汇总通过预交金结存与收款员结账汇总进行分析，通过跨天结账汇总管理，财务人员可以清晰地了解到实际的预交金收入与银行当月回执总和之间的数据是否一致。支持跨天交易明细，跨天交易明细汇总展示了所有的跨天账明细，包括院区、就诊类型、患者姓名、患者卡号、交易金额、支付方式、交易时间、支付时间等。支持跨月结账明细，跨月结账汇总通过预交金结存与收款员结账汇总进行分析，通过跨月结账汇总管理，财务人员可以清晰地了解到实际的预交金收入与银行当月回执总和之间的数据是否一致。跨月交易明细，跨月交易明细汇总展示了所有的跨月账明细，包括，院区、就诊类型、患者姓名、患者卡号、交易金额、支付方式、交易时间、支付时间等。

4）交易明细查询

交易明细查询包括支付平台交易记录以及第三方交易记录（微信 / 支付宝 / POS），交易详情，包括支付方式、支付金额、该笔订单的退款金额、收款员、患者信息、流水号记录等，如果该笔订单存在部分退款，则显示退款记录。退款记录能够显示原路退回的账户，方便患者反馈退款未到账时，收费处进行查询。

5）财务权限管理

由于医院可能存在门诊、住院、分院区等多个收费处，每个收费处需要由专人（收费处组长）处理本收费处的异常账，需要对处理权限进行划分。通过收费处权限管理功能，可以为收费处管理人员分配所管辖的收款员及自助机的权限，每个收费处负责人登录后只能看到本收费处管辖范围内的异常账目，并授权进行处理。

10. 自助服务系统

主要以自助机的方式为患者提供自助发卡、自助报告打印、自助胶片打印、自助费用清单打印、自助病历打印、自助信息查询、自助预约挂号、自助充值缴费、自助结算、自助排队等功能。

11.信息推送系统

将门诊就诊预约、变更通知、检查预约、住院排床、检查报告结果通知、手术通知、手术进程、欠费、危急值通知等内容通过短信、手机 App、显示屏等多种方式通知患者或家属，在已发放居民健康卡的区域，就诊结束后将本次就诊结果信息写入居民健康卡。

12.慢病管理系统

支持转诊服务，让医院和基层医疗机构系统可以实现患者双向转诊协同。利用居民健康卡等实现转诊身份确认，可以通过跨院医师之间的交流、上级与患者之间的交流，及时对患者做出临床诊断，为联系和安排相关医疗资源、利用区域人口健康信息平台等为方便患者顺利转诊提供服。支持健康档案调阅服务，健康档案调阅是以居民的健康数据管理为基础，通过汇聚居民在各级医疗卫生机构的健康医疗保健数据，为其建立覆盖全生命周期的健康档案服务。支持预约服务，通过现有预约服务平台，针对慢病进行号源筛查，提供机构信息、科室信息、医师信息、号源信息查询服务，为慢病患者通道提供更丰富、周期更长的号源。支持患者就诊信息采集服务，采集患者基本信息、门诊信息、慢病患者确诊病例报告，并能将自动推送至区域平台以及患者所属的基层公卫机构。支持慢病确诊，慢病患者信息查询，针对未确诊的患者，自动提醒医师进行慢病患者确诊。支持提交报告单，患者确诊为慢病后，填写患者诊断、现病史、既往史、治疗过程等治疗方案信息，利用本系统把患者资料、治疗方案等下转到社区。

13.院内导航系统

通过专用固定终端或移动终端为患者提供医院范围内的智能导航，包括车位、地图导航、科室分布导航等。具体功能包括地点标注、线路图标注、目的地导航、信息提醒、预期步行时间等。

14.远程医疗系统（会诊、教学等）

（1）远程会诊

通过构建远程会诊，上级医院专家会同下级医院患者主管医师，利用远程技术手段共同探讨患者病情，进一步完善并制定更具针对性的诊疗方案。依托远程会诊平台，实现小病社区解决，疑、难、急、重疾病通过远程会诊系统接受专家的服务。

1）基本功能

支持医疗卫生机构注册、用户注册、资源管理。

2）医师工作台

支持会诊申请，医师对其他医院专家的会诊申请及会诊患者信息管理。支持专家会诊，被邀请的专家对会诊申请进行审核，专家可以根据自身时间安排调整会诊时间。参加会诊的医师建立会诊讨论组讨论患者病情，支持视频、音频、文字等交流方式。支持资料调阅，会诊过程中对患者病历信息的授权调阅，调阅内容包括门诊病历、检查报告、检验报告、处方信息、治疗信息、住院病历、医嘱等电子病历信息以及影像资料等。支持会诊意见，记录会诊医师的意见，汇总后可推送给参与会诊的医师。支持示范示教，在会诊的过程中，对会诊内容进行文字、影像等多种方式的记录，经过脱敏处理后，为实习医师提供示范示教。支持会诊评价，会诊参与者对远程会诊的效果进行评价。

（2）远程影像诊断

实现将下级医院无法确诊的或病情严重病例的影像数据提交到影像诊断中心，上级医院医师直接查看影像数据以及患者相关病历材料，出具诊断意见，并实现电子签名。下级医院的医师可以通过平台查询、下载及浏览患者的病历。

1）诊断申请

下级医院在诊断过程中发现疑难病灶案例时，诊断医师进行远程影像诊断申请，可手工录入或系统自动导出患者基本信息和检查信息。

2）影像浏览

支持浏览检查图像，对图像进行二次处理；完全符合 DICOM3.0 标准；DICOM 图像批量另存为 JPEG、BMP、PNG、TIFF 等格式，方便导出使用；支持窗宽/窗位快速调节、并可根据检查部位预设窗宽窗位值，快速调阅，支持非线性调窗和曲线调窗；支持图像 ROI 值、检查值（CT 值等）、长度、角度、面积等测量；图像后处理功能包括，缩放、放大镜、翻转、反相、顺/逆时针旋转、上下左右镜像、反色等；标注、注释功能包括，圆形、测量笔、箭头、文字、直线、长方形、多边形、角度等类型，各标注可以显示测量值，也可以隐藏测量值。图像标注可保存；支持 MRI 影像全脊柱排列，支持 DR 影像组织增强和图像智能拼接功能；定位线计算及显示功能，支持双向互动定位线显示功能；支持序列同步功能，对有错位的序列可以进行调整；支持图像窗口布局，单幅、1×2 幅、2×2 幅、2×3 幅、3×4 幅、4×6 幅、6×8 幅和自定义显示等；支持单屏多窗口显示和多屏多窗口显示的模式，支持自定义图像显示信息；支持动态图像回放、支持电影回放，并可调节回放速度，可暂停，可反方向回放。

3）病历调阅

对需要诊断的患者，提交所需的病历数据，如门诊就诊摘要、病案首页、出院摘要等供上级医院医师调阅。

4）诊断报告

支持所见即所得的书写报告界面。支持报告回退流程。支持多屏显示，并能同时阅片和书写报告，报告显示屏可指定。支持数字签名。

5）统计分析

对远程影像诊断申请、专家信息、工作量等情况进行统计，可按任意时间、区间、单位、专家等进行综合或分类统计与查询。

（3）远程病理诊断

远程病理诊断通过全自动显微镜扫描平台以及扫描与控制软件系统，将玻璃切片进行扫描和无缝拼接，生成包括玻璃切片内所有信息，即整张全视野的数字化切片。申请诊断的医院将制成的数字切片和相关病例资料打包上传到远程病理诊断平台，上级医院专家登录平台后进行数字切片浏览、分析和诊断，并发送病理咨询诊断报告，指导确定治疗方案。

（4）远程教育培训

通过构建远程教学系统，支持实时交互和课件点播两种远程培训模式。实时交互培训支持授课专家音视频与课件播放同步；支持培训参与方实时交互；支持对培训过程的录像，并保存为通用文件格式存储在远程会诊中心，并支持进行流媒体课件的制作、整理、归类。课件点播式远程培训支持课件点播服务，实现文字、幻灯、视频等课件网上在线点播学习。实现教师、学员、课程等管理。远程医学教育可分为集中培训、直播培训和课件点播三种培训模式。

15. 分级诊疗对接

按照疾病的轻、重、缓、急及治疗的难易程度进行分级，不同级别的医疗机构承担不同疾病的治疗，实现基层首诊和双向转诊，逐步以居民健康卡作为分级诊疗和双向转诊的身份识别依据和信息加载传输载体。

（三）面向医院运营的智慧管理建设

面向医院运营的智慧管理建设运用大数据技术开展医院内部管理，相当于配备了"智慧管家"，帮助医院开展精细化管理，提高综合管理水平。例如医院综合运营管理系统，可实现药品、试剂、耗材、物品等物流全流程追溯，资产全生命周期管理，财务业务一体化联动，收入付款管理、预算管理、成本核算，提高运营管理部门协同效率，支持运营综合分析和管理决策；医疗废弃物管理系统和智能被服管理系统，都是基于物联网技术，实现对医疗废物和被服的全过程闭环操作和全过程管理；智能设备监控系统和智能能源管控系统，运用物联网传感技术，实时对医疗设备、水、电、气、暖等各类能源等基础设施、设备进行监测和智能管控，智能安防系统，以视频监控图像大数据为核心，通过人脸识别等技术，协助公安机关抓获各类违法逃犯，有效保护了患者和医务人员的人身财产安全等。其功能包括人财物事、药品耗材、资产设备等管理模块的深化应用，其核心功能是通过实现业务系统与财务系统之间的集成与共享，提高医院运营效率，并为医院全面经济核算科学决策提供依据，是提升医疗服务质量的重要手段。

1.OA办公系统

（1）办公平台

办公平台是面向组织的日常运作和管理的协作办公平台，分为日常办公、工作报告、工作交办三部分。日常办公为院领导和办公人员提供一个集中办理工作的窗口，在此窗口中，系统将各项工作分类，并按时间和轻重缓急进行排列，每个人都可方便地在此依次办理各项工作。工作报告模块支持员工根据定制好的模板，定时提交工作报告，领导可以查看所有员工一段时间以来的所有工作情况，可以对员工的工作进行考核与跟踪，对写得好的工作日志可以共享给特定的人员，对于提高员工效率，人事考核有非常重要的作用，并且能够有效地促进上下级之间的工作交流。工作交办模块主要体现了跨部门之间工作协办功能，员工在办公中需要其他的员工协助办理某些事宜时，可以以工作交办的形式通知对方。对方可收到由系统自动发出的协助处理信息，完成之后填入反馈意见，以此形成的协助将由系统记录在案，可作为个人的工作业绩考核依据。

（2）信息平台

信息平台是信息的数字化、网络化存在方式，实现了信息化管理的四大特性：层次性、交互性、统一性、开放性。电子论坛是员工交流和文化宣传的另外一种工具。系统提供一个简单易用的论坛模块，适合企业内部的交流与宣传，可以自定义板块，定义各个板块的管理人员，在论坛文件中附加图片、程序等各种资料等。管理员还可以将某些帖子定为精华帖或置顶。所有的最新的帖子在OA主界面中可以直接看到标题链接。电子公告可自由设定公告发布模式（即公告发布是否需要经流程审批），独创的责任人和发布人区分以及查看确认和催看等功能更加丰富了公告板管理模块的内涵。公告发布人员可以选择指定的人员或部门或群组进行公告通知，系统会自动发送即时消息或使用手机短信通知对方，可以设置公告是否需要经过流程审批发布。公告发布人还拥有公告查看监控权限，可以查看未浏览公告的人员，进行催看通知，从而可以确保整个公告过程可监管、可控制，在使用功能上，可以完全胜过手工的公告张贴或小黑板的功能。院务公开可自由设定院务信息的发布模式（即院务信息发布根据院务类别来设置是否需要经流程审批），独创的责任人和发布人区分以及查看确认和催看等功能更加丰富了院务信息管理模块的内涵。院务信息发布人员可以选择指定的人员或部门或群组进行院务通知，系统会自动发送即时消息或使用手机短信通知对方，可以设置某个类别的院务信息是否需要经过流程审批发布。院务信息发布人拥有院务信息查看监控权限，叫以查看未浏览院务信息的人员并进行催看通知，从而可以确保整个院务公开的信息过程可监管、可控制。党务公开模块中，可自由设定党务信息的发布模式（即党务信息发布根据党务类别来设置是否需要经流程审批），独创的责任人和发布人区分以及查看确认和催看等功能更加丰富了党务信息管理模块的内涵。党务信息发布人员可以选择指定的人员或部门或群组进行党务通知，系统会自动发送即时消息或使用手机短信通知对方；可以设置某个类别党务信息是否需要经过流程审批发布。党务信息发布人拥有公告查看监控权限，可以查看未浏览院务信息的人员并进行催看通知，从而可以确保整个党务公开的信息过程可监管、可控制。公用通讯录主要用于本单位的所有员工的通信信息，该模块的数据直接从人员档案中进行获取展示。支持通讯录根据组织机构的方式进行展示，支持查询、导出到 Excel 文件，快速发送邮件的功能。意见箱提供给企业领导和员工直接的沟通平台，员工通过意见箱，可以畅通无阻地直接把问题反馈到领导层，领导可以根据员工的意见进行相应的回复，意见箱类别、意见查看权限、是否允许匿名发表等均支持自定义。

（3）个人平台

个人平台集成了个人相关业务功能，便于用户快速查阅个人信息。分为电子邮件、个人消息、个人文档、个人设置。电子邮件是 OA 中重要的组成部分，系统为每个用户分配相应的邮件使用空间、系统提供对个人的邮箱基础信息设置、文件夹设置对邮件进行上相关的归类处理，可对已发送的邮件进行收回、转发、标注已读、标注为星号等相关功能。个人消息模块是保存个人接收到的各类信息，包括系统提醒消息，系统提供查询、标注已读等相关功能。个人文档用于创建及保存用户个人的文件资料，用户可将个人资料文档分类保存，方便调用查阅，支持新增、删除、移动、复制、共享给某些人查阅等相关功能。个人设置模块中，用户可以对 OA 的使用进行个性化定制，包括系统首页布局、审批常用语、签名、登录密码、个人群组等。

（4）知识中心

知识中心主要是实现对医院文档的信息化管理。流程归档库用于保存流程的归档文件。系统管理员可在流程流转结束时，设置归档到流程归档库进行备份，在流程归档库中，根据流程类别分类设置查看权限，方便相关领导及管理人员查阅流程记录信息。文件管理体现了资源高度共享和安全访问的机制，针对医院各科室各类的档案，技术资料、财务资料、销售资料、ISO 文档、各类合同、证件等资源进行统一的管理，对各种资源分配权限，从而实现安全存储和高度共享。系统采用流行的树形目录和文件结合进行文件的管理，以"文件库\文件夹\文件"的层次关系管理文档文件,对文件库、文件夹、文件均有不同的访问、操作权限控制。规章制度模块提供对企业内部规章制度的录入、查询功能，可设置制度类别的管理者、发布人及相应的查看人员。规章制度的发布使用了版本保留功能，对于制度的修订更新均有据可查，便于跟踪。

　　（5）综合管理

　　综合管理主要是实现对医院文档的信息化管理。员工信息支持员工人事档案的记录、查阅，包括员工的个人资料、家庭状况、教育状况、工作简历、入党资料、合同情况、离职情况等信息记录。系统可自定义页面显示字段，提供多种查询条件组合，方便用户进行搜索查询，提供导入导出的功能。会议管理主要用于企业对会议资源的管理，以及进行会议的拟稿、通知、安排会议、进行会议纪要等一系列管理。会议管理综合了各种类型企业的会议功能需求，能够方便快捷的通知开会人员开会的时间、地点、内容、相关人员等，使其做好开会的充分准备，提高会议质量。还可以很好地记录、保存整个会议的过程，便于以后查询，同时安排好会议室资源的使用。考勤管理用于存储已经审批通过的考勤信息，通过设置相应的权限让相关的人员可以对考勤的信息进行相应的查询、统计。考勤管理主要提供相应的假期设置、考勤查询、科室查询等相关功能。测评管理用于对单位的科室、岗位、人员等进行在线测评、测试。系统实时体现测评数据和结果，支持测评类别设置、题库的管理、测评信息发布及相应的投票、测试结果的查阅等功能，测评的题目类型分为单选题、多选题、填空题和简答题。

　　2.人力资源管理系统

　　提供人事档案管理、招聘管理、培训管理、考勤管理、薪酬管理、休假排班管理、考核测评等人力资源管理功能，提高人力资源管理效率和人力资源管理水平。人事档案管理支持各项人事信息的录入和查询。可查询各项人力资源业务产生的数据，如合同、薪酬、个人培训信息等；通过档案管理生成档案目录、个人档案表、档案履历等；通过报表管理生成各种人事统计报表；记录合同的签订、续签、终止等；通过工作提醒可进行合同到期、生日提醒、退休提醒等各种到期提示。招聘管理支持应聘人员可在线填写个人简历、查询医院发布的招聘职位信息、申请职位，可查询公告信息及发给本人的通知。管理人员可发布招聘职位信息、公告信息，可查询和处理应聘人员的简历，进行面试跟踪管理和录用管理等。培训管理对培训课程、培训讲师、培训计划进行管理，建立个人培训档案，包括学历教育、岗前培训、在职培训、出国培训等各种培训经历，重要培训建立培训合同，进行培训有效期和违约金管理以及对培训课程、培训讲师、培训计划进行培训效果调查，建立有效的培训反馈机制。考勤管理支持管理人员可以通过考勤机、排班考勤等方式进行考勤管理。可直接连接考勤机读取考勤数据，考勤数据可以二次修正；可进行班次设置、考勤规则设置，并根据需要进行班组设置。根据考勤数据、休假数据及其他数据汇总得到个人考勤日报数据，可由各科室或人事门对日报数据进行修改并审核。如未采用直连考勤机读取数据的方式，可以由科室或人事部门直接录入或导入个人考勤日报数据。对个人考勤日报数据进行汇总得到个人考勤月报数据，可以由各科室或人事部门对月报数据进行修改并审核。提供个人或科室的考勤统计分析报表。薪酬管理支持灵活设置所需的薪酬项目、计算公式，可以从考勤系统、考核系统等自动获取与薪酬有关的数据，实现薪酬计算与相关模块之间的数据衔接，能够自动计算福利与税金，最终实现薪酬的发放。完整记录从入职、试用、转正、岗位变动直至离职退休的薪酬变动历史。休假排班管理能进行班次设置、考勤规则设置，根据需要进行班组设置、排班管理，支持导入员工排班及休假数据；记录病假、事假、年假、探亲假等请假情况，建立员工年假台账。考核测评支持对年度考核、聘任期满、合同期满、见习期满的考核测评过程和结果记录，为员工晋升或进修提供数据支持。

3. 财务管理系统

对医院日常经济活动相关业务，按照医院现行会计制度，通过会计核算、分析、监督、预测等活动，提高医院的社会效益和经济效益。具体功能包括：财务凭证、财务报表、票据管理、财务审核、往来账管理、财务分析等。财务凭证记录医院发生的各种经济业务在账务上反映的全部内容。反映整个账务处理的全过程，从账务处理所需初始信息到凭证录入、审核、记账，以及各种辅助核算账信息的输入和输出，包括现金流量、部门、职工、供应商、科研项目等多种核算。财务报表支持反映账务处理的结果，按照财政部门和行业主管单位、本单位的需要而规定的格式化报表，如资产负债表、收入费用总表、医疗收入费用明细表、现金流量表、财政收支补助明细表、基本数字表等。票据管理主要功能包括支票的登记、领用、核销、作废；支票簿的查询、套打；收费票据的登记、领用、作废；收费员对收费票据的统计、套打；电汇凭证的登记、查询、套打；进账单的录入、审核、套打等。财务审核提供原始凭证审核、往来账审核、票据稽核等功能。同时提供对财务报表的审核功能。往来账管理反映医院与往来单位、内部职工或部门之间的资金往来情况，功能包括应收、应付款项的登记、核销、账龄分析和往来核销查询；应付票据的登记、核销及应付票据备查簿；依据会计制度规定的坏账提取范围和方法自动提取坏账数据。财务分析提供财务报表分析、财务结构分析、指标分析等功能；实现绝对数、环比、定基、对比和结构等多种分析方法；支持图形、表格的展现方式；实现对医院净资产收益率和医疗风险基金的核算和分析。

4. 固定资产管理系统

利用条码、RFID 标签等物联网技术，实现从固定资产设备申购到报废的全生命周期可追溯管理，真正实现"账、卡、物"相符，包括固定资产申购、入出库、盘点、报废等，对固定资产全生命周期实现全方位管理。降低固定资产的管理难度，使得固定资产数据更加及时、真实、完整。供应商管理支持对固定资产供应商的基础数据进行建档管理。支持固定资产相关业务处理时自动匹配供应商信息，也为统计分析模块提供基本信息支持。采购管理支持论证报告管理，使用部门通过线上填写固定资产采购论证报告，提交固定资产管理部门进行审核。采购清单管理支持固定资产管理部门对于通过审核的论证报告手动或自动生成采购计划，并汇总采购计划清单，开展相关的采购业务。招标管理支持对固定资产招标相关的重要文件进行建档备案，全程记录招标过程中的相关数据信息。合同管理对生成的采购合同进行备案，根据合同结算计划实时跟进合同结算进度，进行结算到期预警、合同风险的管控提醒，实现合同的全过程管理。资产入库管理支持固定资产管理部门联合使用部门对固定资产完成验收后，可进行入库操作，并记录固定资产台账信息，为固定资产追踪和查询统计提供数据支持。资产出库管理支持固定资产管理部门根据使用部门请领申请进行出库操作，同时更新固定资产台账信息，为固定资产追踪和查询统计提供数据支持。资产领用管理支持对固定资产设备的领用申请、审核、发放。固定资产使用部门提出请领申请，审核通过后由固定资产管理部门对固定资产进行出库操作。资产盘点管理支持对固定资产实物全面盘点，盘点后实物、账实现比对，形成盘点报表，进行报损或报溢处理。资产转移管理支持记录固定资产在医院部门间的流转情况。转出科室提出转出申请，固定资产管理部门进行审批，由转入科室进行接收，完成资产的转移操作。资产借还管理支持记录资产借用归还的基本信息，如资产名称、管理责任部门、借用部门、借用时间、借用目的、借用时长、实际归还日期等。修改资产当前借还状态，为资产追踪提供数据支持。资产维护管理支持对固定资产的维护管理，包括资产报修登记、资产维修过程管理以及资产维修费用管理等。资产报废管理支持对固定资产的报废管理，包括使用部门对资产的报废申请，固定资产管理部门对报废进行勘察与审核等。资产折旧管理支持对固定资产的折旧管理。根据固定资产性质，在预计使用年限内，采用平均年限法或工作量法计提折旧，计提固定资产折旧不考虑残值。资产标签管理提供对既有固定资产进行资产登记的功能，针对每个资产生成条码或电子标签，进行资产绑定，便于后期资产盘点与管理。报表管理提供固定资产明细账、固定资产总账、固定资产台账、资产分布查询报表、资产折旧报表等功能。通过科室、资产类别、资产名称、金额范围、采购来源、使用状态等查询全院固定资产明细。预警管理支持资产检修计划和保养计划的制订，临近逾期或逾期未进行检修记录和保养记录的资产进行预警提示。对近期报废的资产进行预警提示。

5. 卫生材料管理系统

包含低值耗材的申请、审批、核对的全过程管理，提供请领、出入库、库存管理、采购等管理（支持在线请领流程）。请领管理支持各科室根据物资需求制订物资请领计划，科室管理人员对请领计划进行审批，审批时应考虑物资请领的数量和总金额不能超过本期预算消耗定额，审批通过后生成请领申请单。出入库管理支持通过记录各种出入库单、调拨业务、盘点业务、低值易耗品管理业务，管理物资流水账、库存台账，核算物资实物的收发存数量，提供实时的物资结存数量，提供物资的安全库存、保质期限、呆滞积压等的预警管理，实现物资的科室库管理，对物资收发存进行统计分析，提供物资收发存汇总表、出入库汇总表等统计分析报表。物资调价支持新建调价、审核调价，对当日的调价信息可进行修改，对历史的调价信息可进行查询与打印，支持对调价损益金额记录的自动生成、查询、打印等。支持对物资调价过程进行记录。物资盘点按照动态盘点法、循环盘点法、重点盘点法、全面盘点法等方式进行盘点，清点库存物资的实际数量，做到账、卡和实物一致，确认库存物资的名称、型号、规格是否与实际相符，质量是否完好；确认超过保管期限、长期积压物资的名称、规格和数量，进行盘盈或盘亏操作处理。标识码管理支持标识码自动识别。同意入库房时，支持扫描标识码获取产品名称、规格型号、数量单位、生产厂家、入库价格、供货商、登记时间、登记人等信息。批次管理支持对存货的收发存情况进行批次管理，可自动生成入库批次号，出库时能够根据批次进行先进先出发货，可统计某一批次所有存货的收发存情况或某一存货所有批次的收发存情况，并支持基于批次的全流程业务追溯。台账管理支持按照物资类别、业务类型、物资明细等生成收发存汇总表、入库单品汇总表、供应商汇总表、入库单汇总表、库存分类汇总表等，同时支持呆滞积压物资分析、库龄分析、费用差异分析等分析统计。

6. 物资供应管理系统

物资采购管理支持采购计划编制、计划审核、根据采购计划购买，并根据购买生成入库单。物资退货管理支持物资退货开单，并根据退货单自动生成出库单。

出入库类型支持多种出入库类型操作，购买入库、退货出库、领用出库、科室退货入库、材料转移出库、材料转移入库、报损出库、直入直出、调拨出入库等。出入库单据的流程管理支持开单—发送—审核出 / 入库—财务会计入账审核。入库单发票号的管理支持先开单事后补填、修改发票号。物资库存管理支持物资库存盘点、库存预警、结存等，同时提供物资盘点、结存等所需要的会计凭证功能。三级库存管理支持仓库（一级库）、供应室（二级库）、各科室（三级库）库存情况实时查询，支持按多种条件定制查询。能够按物品有效期提前查询到将要过期的物品。物资库存预警支持按最低、最高限量，上月使用量，科室申购数量这几种方式对当前库存数做出预警，并根据预警结果直接生成采购计划单。各级库的盘点支持期初建档、按品种盘点、按批次盘点三种盘点方式，盘点后自动生成盈亏表。库存限量的维护支持各物品的最低、最高限量、正常库存数，对库存预警提供支持。物资出入库管理支持与医院的医师站、护士站、医技扣费系统、手术扣费系统、药剂系统等进行对接，接收以上各系统发送的物资请领单、退货单并可直接转化为物资系统的相应的出库单、入库单，完成物资仓库与使用科室之间的出入库业务。高值耗材管理支持与医院信息系统、电子病历系统对接，对高值耗材从申请、采购、验收、入库、付款到出库、植入等进行全流程管理，支持条码化管理功能，实现双向追溯，即追溯到高值耗材的生产厂家及最终使用的患者等信息。高值耗材的流程管理针对高值耗材的使用，采用独立的流程管理，与其他物品区分开来。高值耗材的使用情况管理支持根据每月高值耗材的使用情况自动生成出库单，生成使用情况记录和统计报表，方便管理。结存管理支持月结存管理，可实现对库存、账页及盈亏的备份，每次结存可对本库存单元的账页、库存进行核查，并生成符合财务要求的报表。字典维护支持完善的物品字典维护，支持物品字典、规格、生产厂家、供应商等物资基本字典维护管理。条码化管理支持通过条形码识别所绑定的物资，并支持跟踪该物资的入库、出库、调拨、退货、盘点等。

7. 预算管理系统

实现医院对未来经营活动的资金安排，医院根据其自身发展计划和任务编制年度财务收支计划，保障医院各项正常业务活动的财力，是医院执行现代管理的重要手段，对医院各项经济活动进行有效控制。包括预算编制、审批、调整、控制等功能。

（1）预算编制

项目信息管理对科教项目、大型设备采购项目、房屋修缮等工程项目信息进行维护。服务量预算编制支持对门急诊人次、住院实际占用床日、出院人数、手术例数等服务量进行预测，编制方法可以根据历史数据基于模型进行预估，或者直接维护服务量预算数据。人力配置计划编制支持各业务部门根据部门的服务量编制部门人力计划，汇总部门现有人数、确定预计增加人数以及预计离退休人数，形成部门人力配置计划，统一提交给人事部门汇总核定，形成全院人力资源配置计划。资产购置计划编制支持业务部门根据部门年度计划，结合服务量预算，对医疗专用设备、信息设备、办公设备等进行采购申请上报，由各归口管理部门统一汇总论证，为资产采购预算编制提供依据。收入预算编制主要包括医疗收入、财政补助收入、科教项目补助收入、其他收入的编制。医疗收入预算，依据服务量和均次收费水平设置医疗各个科目的收入预算公式；财政补助收入预算，依据财政下达的财政项目库中财政项目的经费到账计划进行编制；科教项目补助收入预算，依据申报科教项目外拨经费到账计划编制；其他收入预算，可通过直接维护方式进行其他收入预算数据的编制。支出预算编制主要包括医疗支出、财政项目补助支出、科教项目支出、管理费用的编制。医疗支出预算编制，依据服务量、收入预算、职工人数、加成率、提取比例、经费开支定额等，再配以加成率，测算出各个医疗支出科目的预算；财政项目补助支出预算和科教项目支出预算，根据各个项目的年度执行计划编制支出预算；管理费用预算，依据收入数据、职工人数、定额等因素进行测算。

（2）预算审批

预算审查支持归口部门将各业务部门编制完成的预算草案依据预算科目分类汇总，提交预算管委会审批。预算审批支持在预算审查完后，由总会计师、预算管委会、院长对归口部门汇总的预算草案进行审批确认，审批后形成预算调整意见，下发给归口部门调整预算方案。预算下达支持各业务部门将预算方案按照预算审批意见调整完成后，再次提交预算审批，由总会计师、预算管理委员会、院长进行审批确认，下达审批通过的预算方案，全院开始预算执行。

（3）预算调整

包括调整方案制订、调整方案审核、调整方案下达等功能。预算调整由财务部门发起，提交调整申请，预算管理部门编制预算调整方案，维护调整幅度；领导及预算管理委员会审核调整方案；预算管理部门下达审核后的调整方案。

（4）预算控制

能够按照科目、部门、周期等维度对预算进行控制，能够与物资管理、资产管理、工资核算、费用报销等系统连通，实现对预算使用的实时监控。可以根据医院管理要求，实现在一定比例内浮动的柔性控制，以及严格按照预算额度执行的刚性控制。

（5）预算执行状态跟踪

执行状态跟踪支持对日常费用支出、物资和固定资产采购借款的申请、审核、查询管理以及跟踪。对日常费用报销、物资报销、资产报销、合同报销的申请、审核、支付、查询管理等情况。预算执行分析支持确定分析对象，如费用、成本、收入等；制定分析比较时费用、成本、收入的标准；确定分析周期，如月、季度、年等；导入费用、成本、收入的预算执行数据；进行各种预算执行分析比较。

（6）预算统计与分析

预算报表支持通过预算的编制数据自动产生资产负债预算表、收入费用预算总表、医疗收入费用明细预算表、财政补助收支预算表、现金流量表、医院部门直接成本预算表、临床服务部门成本预算表、管理费用季度预算表等。部门科目统计分析支持对部门预算指标在某一预算期间的查询分析。部门趋势统计分析实现对某一预算科目在指定预算部门和预算期间的查询分析。科目趋势统计分析支持对某一预算部门在指定预算科目和预算期间的查询分析。部门支出查询实现对某一预算部门的某一预算科目在指定预算期间的执行情况分析。指标明细账支持查询某段时间内的预算调整、执行情况，主要包括指标调整单、拨款单、用款单等业务单据的分录信息。预算执行情况分析表主要是对预算的执行情况进行分析，选择一项或多项指标，分析指标的年初值，调整值和实际审批的情况的对比，形成预算的预决算分析表。

（7）专项预算管理

专项预算管理主要包含对医院科研项目、财政项目、基建项目等专项经费的管理。从项目立项、经费编制、审批、执行等环节对项目进行管理，可提供相关报表对项目的进展与经费执行情况进行分析。

（8）绩效管理系统

基于精细化的科室分类绩效评价指标，实现医院不同学科、部门间绩效管理的客观性、公正性，激励科室执行力和员工工作积极性。KPI管理在医院发展战略的指导下，构建医院绩效的考评体系与KPI，并将KPI分解到各科室，成为科室的执行目标和评价标准。主要功能包括确定全院指标集、科室指标体系、目标值的设定、权重的制定、指标数据采集方式、评价标准等设置。支持自动采集、文件导入或手工录入等方式进行数据采集，采用目标参照法、区间法、比较法、加分法、扣分法等多种评分法对指标进考评，计算出指标最终得分情况。绩效分析支持对绩效结果的查看，包括指标分析、趋势分析、同比分析、环比分析、雷达分析、院长查询等。以多角度、多视觉的方式对绩效数据分析，分析科室间差异、科室绩效的走向、增长情况、目标达成率等。绩效核算与分配根据各绩效单元配置的奖金项目公式计算绩效奖金。对绩效单元在二次分配时可能用到的分配因素的参数进行设置，绩效单元从二次分配因素指标中选择需要的分配因素，设定分配因素的权重占比，将上级单位的奖金分配到末级绩效单元，再由末级绩效单元分配到个人。

（9）医疗废弃物管理系统

1）医疗废弃物管理

回收管理支持医疗废物收集人员按照规定的时间到各科室进行医疗废物统一收集工作，双方交接人员刷卡登录 RFID 手持终端后，对医疗废物按照类别进行称重、类别等医疗信息的确认，确认信息后，使用手持机记录医疗废物的科室、种类、数量、收集时间，完成医疗废物回收交接工作，根据以上信息生成条码标签，并对废物进行标识。暂存站入库管理支持对各科室集中收集的医疗废物按照要求进行检查，按照科室分别进行医疗废物的称重、检查，并进行信息登记。管理人员跟废物运送人员刷卡登录系统后完成工作交接记录工作，与原始废物生成数据进行比较无误后入库暂存，等待外运。出库管理根据既定的工作流程，专人通过手持终端对废物上的标签进行确认，记录出库时间、责任人信息、去向、运送车信息，报由管理人员确认，通过方可成功出库。运送管理支持由专人负责运送，使用专用医疗废物运送车进行运送。在到各科室回收医疗废物后，按照指定的路线进行医疗废物的运送。运送过程中如发生容器破损，立即进行再包装，并对遗散地面进行清扫、消毒处理。记录破损废物、消毒机处理措施等信息。

2）医疗废弃物监管

监管处理支持按照管理条例将医疗废物处理全过程的法规拆分后并与相应的违规处理条款相整合，便于监督检查人员现场监督管理的依据提取与开具处罚记录与通知书。监管整改跟踪支持对于曾经发生过的处理记录能随时查询，并将整改后的现状进行描述与记录。

3）统计查询

类型查询支持按照医疗废物类型进行查询，列表显示每日各科室不同类型废物的回收数据。时间查询支持列表显示时间段中各科室废物的回收数据。系统提供单一条件如以时间段（单位：年、季、月、天）或组合条件的查询，可查询不同科室、不同类型的数据和相关联的外部数据。并对查询到的数据进行统计，支持打印及输出。科室查询可按照科室进行查询，列表显示该科室废物的回收处理数据。废弃物处理报表支持根据日、月、季度以及指定时间内生成的废弃物从生成到外运整个过程的报表。按照预先制定的报表模板自动生成统计报表（柱状图、饼状图、线形图等）。

4）系统管理

用户管理支持按医疗管理人员分别制定各自工号和权限范围，统一设置管理人员代码，密码和岗位职责。包括工号维护、工号密码维护、工号使用权的终止、工号权限的调整。权限管理支持按不同的工作范围和岗位职责享有的资源及访问的范围。可对角色组进行增、删、改、查。各使用权限使用的模块可以自由组合、设定。日志管理即用户的操作产生日志记录操作的内容，对应用程序日志和业务日志都有详细的记录，应用程序日志是软件使用情况的记录。业务日志是数据处理操作的记录。用户可以对日志信息按条件查询，可对查询的结果排序。

10. 消毒供应系统

辅助供应室管理人员简化生产流程，实现供应室消毒器械包从回收、清洗、灭菌、制包打包、发放的闭环管理。

（1）基础数据和业务

厂商维护支持对固定资产、外来器械、高值耗材的生产商和供应商信息的维护。代码字典管理包括消毒方式维护、效期管理等功能。灭菌包配置支持对灭菌包基本信息以及包内器械清单的维护。标识标签打印支持包条码、清洗机灭菌机条码、部门员工条码的打印。清洗机管理包括清洗机登记、清洗记录管理、清洗机数据参数管理等。灭菌机管理包括灭菌机登记、灭菌记录管理、灭菌机数据参数管理等。

（2）供应室生产管理

回收管理支持有条码、无条码等情况的回收、交接，支持过期包回收、灭菌不合格物品的召回，支持部门灭菌包、器械的损耗登记。清洗管理支持通过回收篮筐批量进行清洗登记，支持清洗结果登记、清洗质检登记、拍照存档。打印管理根据清洗结果打印条码，支持多种格式模板，支持多台打印机分别打印不同规格条码。配包管理支持对灭菌包打包及复核相关信息的记录，可通过图文方式展示灭菌包及其内容物的信息。灭菌管理记录 B-D 检测结果，支持按包或按篮筐批量灭菌登记，支持灭菌物理、化学、生物监测结果的登记。存储管理支持对灭菌物品的上架存储管理，支持批量上架，支持每天库存盘点校对。报废管理支持对无法使用的消毒包做报废处理，并更新库存情况。发放管理根据按部门申领情况发放消毒包，支持按部门的批量发放，支持供应室代替部门申领和发放，支持借包的紧急发放。使用管理支持灭菌包患者使用登记和部门消耗登记。

（3）消毒包追溯管理

对灭菌包生产过程中进行组合条件查询，追溯消毒包整个生命周期流转过程。提供对灭菌包的过期预警和灭菌不合格提醒功能，对灭菌监测不合格的消毒包提醒召回，支持对已发放包的追踪。

（4）统计分析

支持对各部门当前在库包的库存量的查询，支持根据条码显示包状态和内容物以及包生产状态。支持对工作人员各岗位工作量的统计，支持对各部门灭菌包成本核算，支持对消毒包内容物丢失、缺损等情况的统计。

11.运营决策支持 BI 系统

（1）数据服务建设

数据服务建设以集成平台的运营业务信息库为基础，根据不同业务领域、不同分析主题建立相应的业务仓库及数据集市，为决策分析提供数据支撑，数据存储是整个 BI 决策支持的基础。包括：来源库，标准数据存储区，是从集成平台数据中心的相关汇聚数据抽取而来，存储各个业务系统的明细数据，数据的粒度和数据细节与业务系统无异。数据缓存库（ODS），ODS 库中的数据主要按照多个医疗业务主题域分类进行数据存储，所存储的数据是经过数据清洗和轻度聚合的。数据仓库，数据仓库的数据是以特定的、针对某个主题的方式进行数据存储，所存储的数据依据分析的需求，采用中度或者高度聚合，数据仓库的数据相当于事实表所存储的数据。数据集市，数据集市是构成专题下的细分项，是决策分析最小的展示数据单位，是经过一定的运算规则构成的。

（2）ETL 数据治理平台

ETL 是将数据从 HIS、LIS 等业务系统数据库转移到数据仓库的过程，由于数据仓库中的数据是以主题形式进行组织的，因此要对数据进行清洗、转换等操作。

数据抽取：数据仓库本身并不产生数据，用于决策分析的数据仓库数据主要来源于集成平台的运营业务信息库。不同类型的业务应用对数据抽取的要求有所不同，为满足这些不同的业务需求，需提供多种数据抽取模式，包括实时抽取、定时抽取、固定间隔抽取、增量抽取等。在数据的抽取过程中，应关注效率和准确性，并且保证抽取过程不影响业务系统性能。

数据清洗：从医院集成平台运营业务信息库中抽取的数据可能存在着大量的噪声数据，如滥用缩写词、惯用语、数据输入错误、重复记录、丢失值、拼写变化等，数据质量较差，很难直接为决策分析提供支持。为了清除这些质量较差的噪声数据，必须先对数据进行清洗。

数据清洗需要与数据抽取、数据转换集成，与数据装载统一使用，需要进行循环处理，它并不是一个单独的过程。数据清洗主要解决命名、数据类型冲突、值冲突、单位冲突和展现冲突等问题，它根据预先定义的规则库，将抽取得到的数据与规则库进行比对，发现数据存在的问题并进行更正。例如，定义当年龄与身份证号码不一致时，则可根据身份证号码更正年龄。

数据转换：集成平台运营业务信息库中的数据是由业务系统的操作明细数据经过采集并汇聚而来，是操作明细数据的简单汇聚。在创建数据仓库的第一步中，已经根据决策分析的应用需求，确定了数据仓库的存储结构，即已经确定了数据仓库的领域、主题、指标及资源。在经过数据抽取、数据清洗后，需要将原始的操作明细数据转换成与数据仓库存储结构一致的数据。

数据装载：是将经过数据抽取、清洗、转换的资源数据，加载到数据仓库的数据结构中的过程。

（3）应用管理

医院医疗概况：以系统决策首页的方式展示，在首页上以地图的方式分析门急诊的患者来源以及住院的患者来源，了解医院的业务辐射范围。同时汇聚重点关注指标内容，根据不同时间类型的选择快速响应指标的查询结果。通过首页，可以以丰富内容展现医院医疗情况，管理层可直接掌握医院业务开展基本情况，辅助医疗工作开展和决策制定。

实时监测：以固定的刷新频率从医院基本运营方向进行在线实时监管，并根据不同的指标下钻到科室级别。监测的信息包括门诊、住院、手术、医技等相关数据。

工作量数据分析：通过趋势图、柱状图、饼状图、表格等多种方式，分析并展示门诊、住院、手术、医技相关的关键工作指标。

卫生经济数据分析：通过趋势图、柱状图、饼状图、表格等多种方式，分析并展示医疗收入、医疗支出、工作效率相关的关键工作指标。

药品数据分析：通过趋势图、柱状图、饼状图、表格等多种方式，分析并展示药占比、抗菌药相关的关键工作指标。

医疗质量/安全数据分析：通过趋势图、柱状图、饼状图、表格等多种方式，分析并展示诊断符合、重返类、死亡类、重点病种与手术、临床路径相关的关键工作指标。

（4）中间件

中间件是提供系统软件和应用软件之间的连接，以便于软件各部件之间的沟通，特别是应用软件对于系统软件的集中的逻辑，在现代信息技术应用框架如Web服务、面向服务的体系结构等中应用比较广泛。

（四）以全面整合为目标的集成化建设

随着医院信息化建设的不断发展，一个完善的数字化医院的信息系统由上百个子系统组成，牵涉众多的专业领域。然而这些系统通常是随着医院的发展需求逐步建设的，它们来源于不同的厂家，基于不同的技术，缺乏统一的信息交换标准，这些系统的集成整合已经逐渐成为制约医院数字化发展的主要障碍。如果以传统的方式在各系统之间做接口的话就会出现众多的接口，这将给医院信息系统的稳定性、安全性、可靠性、效率等带来巨大的隐患，同时导致医院的运行维护成本成倍增长。信息整合与集成技术的出现能解决系统之间的互联和互操作性的问题，它是一个多厂商、多协议和面向各种应用的体系结构，能解决各类设备、各系统间的接口、协议、系统平台等的集成问题。系统的集成模式包括点到点、中心集成、服务总线与混合型四种，目前医院信息化建设最为广泛的是基于服务总线的医院信息集成平台。

医院信息集成平台的建设能代替原来数量众多的点到点数据接口，为医院信息化建设提供标准和规范，只要各应用系统都支持这些标准和规范，原则上就能与应用信息平台进行数据交换，并能与平台相连的应用系统进行数据交换。因此，医院信息集成平台的作用是集成整合，包括门户整合、流程整合、数据整合和资源整合，并能够支持对外交互，其按照功能可以划分为系统集成、界面集成和数据集成。

1. 医院信息集成平台

（1）业务总线

主要为院内各业务系统信息 / 业务交换组件，如 HIS 信息交换组件、电子病历系统信息交换组件、检验系统（LIS）信息交换组件等。其作用在于对业务系统与集成平台之间的基本服务和各种应用程序进行统一的管理与监控，通过开放平台提供的标准化接口，帮助业务系统的建设厂商通过运用和组装平台接口及接口产生新的应用，允许业务系统建设厂商实现扩展应用功能，同时提供统一、便捷的接入方式保证新应用基于平台环境的统一管理和运行。

（2）基础服务

1）主索引服务

在建设医疗信息集成平台之前，医院各个应用系统均有患者基本信息，但是数据的标准不统一，维护的方式不统一，而临床医疗活动均是以患者为主线的，若要实现电子病历等数据的整合，则必须统一患者的信息。建立全院统一的患者主索引，能够从各种不同的业务系统中取得患者的信息并进行组织，串联起所有患者相关信息，包括基本信息、过敏信息、家族病史、历次诊疗信息、检查检验信息、患者主管医师、历次电子病历、收费情况（门诊、住院）等，并以此为基础实现医院数据层面的整合，包括电子病历的数据整合以及医院业务和管理数据的整合，同时提供一个搜索引擎，提供给其他应用程序对患者的智能搜索功能。

患者主索引也是客户服务、成本核算、病种分析、决策支持等管理的重要主线。

2）存储服务

医院集成平台的存储服务主要存储医院患者的个人基本信息、病历概要、门急诊病历记录、住院病历记录、健康体检记录、转诊记录、法定医院证明及报告以及其他相关记录等。

存储服务中最主要的一个部件是临床文档信息库，患者信息随着时间的增加信息量也随之增长，为了可长期获得该患者的信息，需要对其信息进行长期存储。这时，就出现异构下的数据的长期管理问题。而医疗文档库，就是把医院信息系统中各个业务系统的数据库的信息抽取出去，通过归档的形式形成一个静态的文档，把它放在中间的文档库。来自多个系统、由不同厂家建立的数据信息，全部收集起来归入文档库。这是一个面向主题的、集成的、可变的、当前的细节数据集合，用于支持企业对于即时性的、操作性的、集成的全体信息的需求。

3）字典同步更新引擎

通过医院集成平台消息处理机制实现 HIS 与 LIS、PACS 等业务系统间的字典同步，即数据字典在 HIS 中发生变更时，HIS 调用医院集成平台的 WS 接口发送消息进行通知，医院集成平台再将消息转发给 LIS、PACS，LIS、PACS 系统接收到字典变更的消息后，自行调用医院集成平台上相应的获取数据的接口实现字典同步。

4）文档管理服务

文档管理服务是由平台提供相关服务给第三方调用电子档案信息，包括电子病历文档注册、检索和调阅服务。

5）注册、查询服务

注册查询服务是平台提供相关服务给第三方调用基础信息和查询基础信息，主要包括个人身份注册、查询服务；医疗卫生人员注册服务；医疗卫生机构（科室）注册服务；术语和字典注册。

6）医嘱信息交互服务

医嘱交互服务用于对患者的整个临床诊疗过程中的医嘱信息的管理。医院信息平台在医嘱处理过程中（如医嘱开立、医嘱执行、医嘱停止、医嘱取消）为平台上的给第三方系统提供医嘱信息共享服务。基本功能要求包括：医嘱接收功能、医嘱查询功能、医嘱更新服务。

7）申请单交互服务

申请单交互服务是医院信息平台提供相关服务给第三方调用（检查申请单、检验申请单等）信息共享服务，基本功能要求包括：申请单接收功能；申请单查询功能。

8）就诊信息交互服务

就诊信息交互服务是由集成平台提供相关服务给第三方调用患者的就诊信息，主要功能包括实现患者在就诊过程中入院、转科、出院等各环节信息的保存，变更和信息共享。

9）结果、状态交互服务

结果、状态交互服务由平台提供相关服务给第三方调用普通检验结果信息的新增、更新和查询服务。

（3）应用集成

1）患者信息集成视图

患者集成视图基于临床数据中心实现患者诊疗信息的统一展现，横向以时间轴的方式显示患者的体征、医嘱等信息，纵向以诊疗事件顺序来显示相关诊疗信息，如检验、检查报告、手术记录等信息，支持报告的趋势分析、历史报告对比分析等功能。因所有的数据来源于数据中心，没有直接与业务系统交互，不仅效率上有保证，也避免了影响临床业务系统性能。

2）单点登录

统一身份认证服务平台，包括统一身份管理与授权管理。身份管理和授权管理是访问控制的前提，身份管理对用户的身份进行标识与鉴别，授权管理对用户访问资源的权限进行标识与管理。统一认证授权平台是单点登录、身份认证、权限管理、访问控制、安全审计、数据加密的基础支撑平台。

通过单点登录，用户不再需要每次输入用户名称和用户密码，也不需要牢记多套不同供应商的系统用户名称和用户密码，从而改善用户使用应用系统的体验。通过统一权限管理，实现多个业务系统权限的统一管理，允许系统管理员拥有在一个界面上维护多个不同业务系统的权限，大大减轻管理员权限分配的负担。

医院通过集成平台建设单点登录系统，通过结合统一用户和权限管理系统，可以实现单点登录所有应用系统。用户只要登录平台前验证一次，就可以在平台中查看到当前用户有权登录的所有应用软件，用户再使用其中的任何子系统时都不需要再次登录验证。登录系统的登录信息需要被集成平台所知，所以需要登录系统提供服务接口，通过这些接口集成平台获取登录系统用户、科室等相关的字典信息。当登录系统的程序被集成平台运行时，调用集成平台的令牌验证接口服务，然后再根据接口服务返回的登录信息进行处理。

3）可视化功能

根据《医院信息互联互通标准化成熟度测评方案（2020年版）》要求，平台应具备交互服务订阅管理、统一通信配置、共享文档配置与管理、CDR展现与管理、CPOE展现改造、交互服务配置管理改造、服务运行状况监控管理、基础字典管理等功能。

4）消息中间件

采用消息中间件机制的系统中，不同的对象之间通过传递消息来激活对方的事件，完成相应的操作。发送者将消息发送给消息服务器，消息服务器将消息存放在若干队列中，在合适的时候再将消息转发给接收者。消息中间件能在不同平台之间通信，它常被用来屏蔽各种平台及协议之间的特性，实现应用程序之间的协同，其优点在于能够在客户和服务器之间提供同步和异步的连接，并且在任何时刻都可以将消息进行传送或者存储转发。这种跨平台、跨应用程序之间的协同服务，解决了医院内部不同医疗卫生信息系统数据交互与共享问题。

5）数据中心

医院集成平台数据中心建设符合国家卫生健康委基本数据集等标准规范的基础数据库，以实现医院各业务系统信息互联共享，支持医院等级评审、决策分析等方面的数据挖掘需要，支持业务平台数据信息存储与交换。数据中心建设主要包括标准基础数据库、业务交换信息库、运营业务信息库、临床文档信息库和数据采集ETL工具。

①总体架构

医院集成平台通过CDC数据抽取和医院服务总线HSB推送的方式，将各个业务系统产生的业务数据，集中到业务交换信息库进行整合，同时实现医院内部子系统之间的交换和对外信息交换；通过ETL工具进行数据标准化转换后，形成临床数据中心、运营数据中心、科研数据中心和质控数据中心等数据库；这些业务信息需要患者基本信息、医疗人员、科室信息以及各种术语字典等基础信息的支撑。

②运营数据中心（数据库）

从临床诊疗、医疗管理及后台运营管理等业务系统中获取医院管理辅助决策所需要的数据，并对数据进行数据清理、转换，再按照不同分析主题进行组织和展示，建立起符合医院运营管理的指标体系。支持日常业务统计分析、常用上报数据（如HIS、LIS、PACS、体检、院感、血库、手术麻醉、重症监护等）等功能。医院管理决策支持数据库可以获取任意时间的任意即时数据，即实时分析处理数据，使用者可以随时了解到医院当时的各种情况，同时系统能支持从不同角度对数据进行分析，并快速高效地获得结果，有高效的数据生成效率，有助于全面了解隐藏于数据中的有用信息，方便领导决策。

③临床数据中心（数据库）

临床数据中心（CDR）是医院为支持临床诊疗和全部医、教、研活动而以患者为中心重新构建的新的一层数据存储结构，它是物理存在的，而不仅仅是概念存在或者是逻辑存在。CDR 是医院基于电子病历的信息平台的核心构件，与直接支持医疗操作的前台业务信息库不同，其数据来自这些业务系统，但与前台业务流程无关。CDR 也不是通常意义上的数据仓库，它的内容是随着医院业务活动动态变化的，并且直接支持医师、护士对患者临床记录的实时应用。

基于集成平台建立临床数据中心，可实现临床除影像图片以外的所有数据信息的统一存储。护士站、病案、质控、药房、收费等系统所使用的医嘱来源于同一个数据库表，各系统展示医嘱内容因业务不同存在展示差异，但数据来源唯一，数据均存在于统一的数据中心。所有申请医嘱、申请单通过集成平台与病历记录统一管理，临床医护工作站可直接打开查看，实现数据全院的统一管理。

CDR 需支持对各种类型的病历资料的转换、存储管理，采用国际、国家及行业内公开的数据存储格式，提供标准格式存储数据或将已存储数据转换为标准格式的功能，提供将私有格式数据转换成其他开放格式数据的功能。

这样建设的 CDR，足以使结构化文本、自由文本、波形、图像和视频等各类电子病历历史数据做到随机与透明访问，建立起电子病历数据长期管理机制。

④科研数据中心（数据库）

科研数据中心用于存储医院临床数据经过数据治理的数据信息，用于医疗科研。其基于电子病历共享文档数据标准，以及基于语义的病历分词技术，实现预定主题的临床数据分析、病历的结构化检索以及病历的全文检索功能，让研究人员能安全快速地搜索历年积累的临床数据，同时支撑大样本和多中心的临床研究，为医院各临床科室临床辅助决策以及科研统计分析项目提供基础支撑。

⑤质控数据中心（数据库）

建设用于医疗质量控制和储存安全管理信息的数据库，为制定医院质量管理持续改进的目标与评价改进的效果提供依据，能够满足医院医学统计与质量管理需要，自动根据质量管理指标要求生成质量统计数据。数据库除一般常规数据外，还包括质控相关数据：如合理使用抗生素和其他药品、合理使用血液和血制品、围手术期管理与手术分级管理、各类手术与介入操作及并发症、麻醉操作、医院感染、病历质量、急危重症管理、医疗护理缺陷与纠纷、患者满意度、重返类指标等。医院职能部门能够运用数据的统计结果开展质量管理活动。

⑥基础数据中心（数据库）

基础数据中心用于存放医院业务系统的字典数据以及业务中用到的国标、行标、地标、医院科室、服务单元、服务人员、服务项目和其他自定义数据元。构建全院统一检验检查字典，并将此部分数据存于数据中心，供全院需要的系统共享。同时除字典条目的维护功能外，还需包含字典中的历史数据进行版本管理功能，能追踪记录字典数据的变化，可重现电子病历历史数据对应的某个时间点的字典数据状态。

⑦数据采集 ETL 工具

数据采集 ETL 工具是数据抽取（Extract）、转换（Transform）、装载（Load）的过程，是 BI/DW（商务智能 / 数据仓库）的核心和灵魂，是构建数据中心的重要一环。用户从数据源抽取出所需的数据，经过数据转换，最终按照预先定义好的数据中心模型，将数据加载到数据中心中去。通过 ETL 实现将医疗业务系统 HIS、LIS、PACS、EMR 的业务数据抽取到数据中心的业务数据层，数据中心业务数据层的源数据通过数据清洗，数据标准化转换后抽取到数据中心标准层，数据中心标准层数据通过数据的进一步整合将数据进一步抽取转化加载到数据仓库、临床知识库、指标库等数据应用层。

在需要建设运营数据信息库和临床文档信息库的前提下，利用 ETL 工具对大量医疗数据进行抽取、转换，然后加载到数据仓库进行数据分析与利用，辅助院领导决策。

2. 医联体信息化

（1）医联体资源交互平台

1）跨域业务规则引擎

交互标准定义基于市面上现有的业务规范、标准术语字典的整理形成医联体标准词库，结合院内实际业务流程和相关行业测评指标最终整合成和各个业务系统对接的标准化接口文档，实现各个业务域、数据域的标准化建设，为后续的医联体建设提供合理性。跨域业务管理可对接入平台的所有跨院区业务进行统一管理，包含了对跨域服务的全生命周期管理、跨域服务的权限管理、跨域服务的测试管理以及跨域服务的定义管理，真正实现了对跨域业务的管控，达到业务统一调配的效果。交互配置管理开发面向应用的业务适配器组件，实现各集成应用之间可管理的接口透明，为医联体内部成员交互提供了便捷、一致、安全并符合标准的丰富接口，保证服务之间信息的可靠传送，实现不同操作系统、不同数据库、中间件运行平台及其基于这些平台之上开发的应用软件的业务集成。业务流量控制对接入医联体交互平台的系统和服务进行颗粒化的控制管理。可针对单一微服务、功能点进行控制规则设置，当控制规则被触发时，则暂时将服务屏蔽，待功能恢复，将自动解除控制。IP 黑名单管理是一个以攻击来源为目标的管理序列，通过对攻击行为进行判断，计算各个攻击行为的威胁程度，然后将计算出的各个攻击源 IP 保存到黑名单中。限定院外 IP 访问服务的频率，超出上限 X 次则自动加入 IP 黑名单。数据包控制根据服务请求数据设定规则（例如服务请求 A 通常传入数据包大小不超过 20 k，通过设定规则，将超过 20 k 数据包进行主动拦截），将传入的数据包进行限制，对超大数据包进行拦截，并通过实时分包和抽样分包机制，对传入数据进行分析，特别对超过规则设定的数据包进行分析，避免可能带来的外部威胁。隐私信息保护按照用户的实践范围满足完全符合患者的隐私和保密的要求，保护患者的隐私和安全，确保在院内以及提供正常医疗服务以外的（例如医疗保险、管理以及某种形式的研究）传递中，患者数据不被非法读取。隐私规则定制了平台内资源的隐私程度级别和形式。其中隐私规则包含了对平台资源数据的模糊、隐藏、替换、过滤操作的规则管理。平台可以根据实际应用场景，配置规则，对资源进行隐私处理，对查询数据进行过滤，或者对查询字段模糊处理，并支持自定义过滤规则，如将敏感字段替换成固定文字或者特殊字符等。消息传输加密支持采用国密算法 SM2+SM4 复合型加密算法对身份信息和传输数据进行加密，为平台接入对象分配唯一的加密密钥保证数据传输过程的安全性。

2）跨域业务交互组件

统一预交金共享平台主要功能包括预交金余额查询、预交金余额下载和预交金余额上传以及跨院预交金对账数据报表。在整体架构中，统一预交金共享平台主要承担患者在多院区预交金余额共享使用，对于各分院区的预交金充值业务不产生任何影响。门诊、住院上转支持患者到下级医院就诊，下级医院医师发现无法对该患者的病情进行更深入一步的判断，此时下级医院医师就可以进行转诊操作，可根据实际情况选择要转诊的上级医院以及科室和医师，通过集成平台将患者的历次诊疗记录和相关查验结果实现关联 - 提供给上级医师进行实时调阅，并帮忙进行预约。门诊、住院下转支持患者在上级医院就诊完毕，病情好转或者可以回家做康复治疗的时候，由上级医师开具下转申请单，通过集成平台实现到分院的流转，患者回下级医院进行后续的康复治疗，分院在接收到相关下转患者后可以进行后续的病情跟进。患者下次康复治疗可直接在分院进行就诊。诊间预约支持对于患者由于病情需要转到上级医院的，总院预留一部分的号源，或允许由协同平台进行适当插号。下级医院医师可以通过诊间预约的功能帮患者直接预约好上级医院的医师，患者只需要直接到相应医院找对应的医师看诊即可。通过平台进行医技协同流程，患者无须在医院漫长地等待，只要第三方系统报告出具之后，通过医联体转诊协同拓展项目把对应的报告回传到下级医院，患者只需要回到下级医院进行后续的康复治疗即可，缩短患者的就医时间。医师在基于患者就诊过程中，针对病历的书写需要引用多个检查检验结果内容，通过医联体转诊协同拓展项目，患者在总院所做的检查检验结果在医师进行调用查看时，同时将相关检验检查结果进行查询获取至本院区的本地虚拟库。在医师书写病历过程中需要进行引用检查检验结果时，同样可以进行一键引用外院报告数据。区域远程医疗交换组件用于远程医疗与集成平台之间的基本服务和各种应用程序进行统一的管理与监控。通过开放平台提供的标准化接口实现业务的对接。区域影像共享交互组件用于影像中心和集成平台之间的基本功能对接，最终目的实现远距离图像采集、数据存储、传输、分析和处理，达到远距离诊治疾病的目的。院内检验申请单经由集成平台进行转换（转换为外部机构的标准），推送到医联体平台；由医联体平台推送给检验申请单给外部机构信息系统；报告结果出来后，由外部机构信息系统推送报告结果给医联体平台，由医联体平台把数据转换为标准数据；医联体平台更新集成平台的报告状态相关信息，不用传结果；费用由医院代收，定期结转。外院开具检查申请单推送到医联体平台，由医联体把检查申请单转换为标准数据进入医联体数据中心（医联体平台还要把标准数据再转换为院内业务标准，以便推送给业务系统）；门诊协作医师实时接收检查申请单，挂号后把外院检查申请单转为院内检查申请单（一键转换）；患者缴费后，患者或门诊协作医师可进行医技预约操作；检查科室进行检查计费和登记，出具检查报告；检查报告结果自动通过集成平台 → 医联体平台 → 外院信息系统。外院开具检验申请单推送到医联体平台；医联体平台实时接收检验申请单，自动挂号后把外院检验申请单转为院检验查申请单；检验科接收标本并计费，出具检验报告；检验报告结果自动通过集成平台 → 医联体平台 → 外院信息系统。外院开具治疗申请单推送到医联体平台；门诊协作医师实时接收治疗申请单，挂号后自动把外院治疗申请单转为院内治疗申请单；患者缴费后，患者或门诊协作医师可进行医技预约操作；治疗科室进行治疗计费和登记，登记治疗记录；治疗记录自动通过集成平台 → 医联体平台 → 外院信息系统。外院开具电子处方推送到医联体平台；门诊协作医师实时接收电子处方，挂号后自动把外院电子处方转为院内电子处方；患者缴费后，药房发药，推送药品和配送信息给药品配送平台；电子处方信息自动通过集成平台 → 医联体平台 → 外院信息系统。

　　3）跨域业务协同监管

　　监控配置管理对主机对应的监控项进行监控，同时也可进行触发器管理，主要是对配置的监控项，配置表达式，当配置的表达式达到某个阈值时，系统就会进行触发告警提示。基于不同需求快速关联主机，实现高效的配置。中间件监控配置过程，主要包含三个模块：中间件配置管理和中间件分发管理、一键检测主页。先对中间件先配置，然后对主机已分发的应用分发中间件，再去检测中间件，查看异常信息。数据库配置管理，主要模块包括新增数据库、修改数据库、删除数据库、搜索数据库，提供包括对数据库分发产品和产品对应的数据库分发用户。运维监控模块主要监控系统层面的健康状况如内存、CPU 告警、硬盘存储不足等，系统层面的监控可以快速反应系统问题，运维人员可以提前处理可能出现的系统问题。采控系统采集服务器相关性能数据（如内存使用情况、CPU 使用情况、磁盘空间使用情况、网卡流量等）到监控系统中对应的监控项，在监控项的值超出阈值后触发告警动作。在数据库层面，监控数据库的健康状况，如表空间不足、锁监控、连接数监控等，在出现监控值异常时及时通知相关人员进行处理，以免造成业务的中断或数据异常。采控系统通过 SQL 语句采集数据库相关性能数据到监控系统中对应的监控项。在监控项的值超出阈值后触发告警动作。API 监控通过 ZABBIX，利用 ZABBIX 动态访问能力，访问某产品下具体 URL 的方式，来监控 API 的可用性、响应时间、访问速度。在应用出现故障时，能快速地定位到哪个服务出现的问题，缩短了故障排查时间，提高了系统的可用性。采控系统模拟浏览器对 API 进行访问，并将监测结果（如响应时间、访问速度、可用性）上传到监控系统对应的监控项中。在监控项的值超出阈值后触发告警动作。应用监控采集各容器应用的 jvm、dump、cpu，内存等相关数据。当出现资源不足或者超出时，发出告警。综合告警平台包含告警升级，告警模板管理，告警渠道管理以及告警用户管理，主要针对不同用户的不同需求，进行告警的分类与分级。使得不同用户能够接收到不同的告警信息。运维数据分析通过数据库相关数据分析，制定数据库基数指标，从而进行数据库的相关增减量的分析，协助 DBA 和院方进行数据库的日常巡检。基于采集的日志信息，进行深度的算法分析。通过算法实现 AI 的能力，协助日常的运维分析问题导向。基于开源框架进行深度定制的全链路跟踪模块，可对整个微服务应用进行实时的链路健康情况进行监测，并对监测有异常的链路进行实时预警且可以对异常链路进行快速分析定位问题原因，利用探针作为埋点，将 APM 埋入各个业务口，通过业务服务启动时 java 的字节码注入技术，把探针插入应用中。当应用正常通信时，探针将采集流过该应用的各项数据。我们采集该数据后进行聚合等计算，得到整个链路信息。

（2）医联体数据交互中心

1）跨域数据采集

数据采集类型通常包括结构化、非结构化数据以及半结构化数据。基于日志解析的数据库实时复制技术可以将源端各类数据库、数据源实施增量变化信息统一转换为特有的数据格式后发送，再经以下两步数据转换并在目标端转载：①采用加载模块实现到目标端数据库的实时装载或到目标数据湖或目标数据库，实现与数据中心实现无缝对接。②将实时增量信息转换为 ETL 需要的定制接口文件或者中间数据库信息，再经过 ETL 工具实现复杂转换，实现与数据中心无缝对接。基于 CDC 数据采集：一种数据增量处理技术，在构建数据仓库系统的 ETL 过程中，增量数据的抽取是一个非常关键的环节。该系统可以无缝地对接各个数据库的增量采集功能。

2）医联体数据资源库

业务镜像库（ODS）通过建设全量数据镜像库存储从在线业务系统（如 HIS、EMR 等）生产库迁移出的数据，也包括在不同时期建设的信息系统数据，满足系统的更新换代过程中被弃用的信息系统中存储了大量有价值的临床信息的数据的存储和应用需求。基础信息数据库将标准化后的患者、医疗卫生人员、机构（科室）、术语、字典等相关基本信息整合进入信息数据库实现统一管理，为平台应用提供基础信息服务，包括患者基本信息库、注册信息库、术语和字典库。业务交换数据库是数据转换枢纽，包括中心交换库和对外交换库。临床数据库（CDR）是实时将目标患者各种来源的临床数据信息组织在一起，通过医院信息交互平台以统一的方式向外展示，形成患者数据标准化、规范化的共享与利用模式，建立基于统一标准的数据共享和交换机制。它是以患者为中心，在各个临床业务子系统之上重新构建的新的一层数据存储结构。数据范围包括但不限于患者信息、医嘱、检查、检验、病理、手术、病案、病历、临床路径等，涵盖 HIS、EMR、LIS、RIS、麻醉等各类业务系统，数据时间范围包括信息化以来的历年数据及实时数据等。运营信息数据库是医院集成平台的运营数据的集中体，是由多个逻辑模式共同组成的一个对象，可以与业务交换信息库同一种逻辑模式作为补充，也可以作为独立逻辑对象建立。主要存储医疗机构内部信息系统运营原始业务数据，所存储的数据均是支持各类运营决策类系统分析活动的所需数据。同样该类数据可以实现医院集成平台与区域卫生信息平台的数据交互。是为决策类系统提供基础的数据支持，通过该数据库，决策类系统能够快速地获取到不同角度的数据，并且高效地得到需要的结果，有助于提升该类系统的运行效率。该类数据包含：患者住院费用、患者门诊费用、预交金信息、结算信息、物资信息、设备信息等。科研信息数据库从 HIS、LIS、电子病历、PACS、超声、病理等院内系统，通过数据同步汇聚全院科研所需的医疗大数据，构建具有自主知识产权的科研数据中心。在此基础上进行数据标准化和数据治理，完成核心数据的清洗、整合、转化、治理、归一等流程，建立面向临床科研、灵活使用的科研数据库，有效解决数据孤岛问题并延展研究范围和深度，为疾病预测奠定基础。

3）医联体数据标准

数据治理指对数据质量的管理、专注在数据本身。广义上讲，数据治理是对数据的全生命周期进行管理，包含数据采集、清洗、转换等传统数据集成和存储环节的工作，同时还包含元数据管埋、数据标准管理、数据模型管理、主数据管理、患者主索引管理、数据质量管理。对数据质量的把控主要体现在逻辑性、及时性、稳定性上，目前在医院日常交互中，存在的数据质量问题还是不少的，为了能够符合以上几点特性，需打造一个具有质控能力的数据管控工具，做到可以质控警告推送，反馈给业务系统进行数据质量整改，做到真正质控全流程监控。

4）医联体主数据管理

医联体患者主索引建立全院级统一的患者主索引（MPI），能够从各种不同的子系统中取得患者的信息并进行组织，串联起所有患者相关信息，包括基本信息、过敏信息、家族病史、历次诊疗信息、检查检验信息、患者主管医师、历次电子病例、收费情况（门诊、住院）等信息，并以此为基础实现医院数据层面的整合，包括电子病历的数据整合以及医院业务和管理数据的整合，同时提供一个搜索引擎，为其他应用程序提供对患者的智能搜索功能。患者主索引也是客户服务、成本核算、病种分析、决策支持等管理的重要主线。医联体员工主索引支持员工主索引构建，医院信息化水平不断提升，使用的系统越来越多，医院前后上线的大小系统已经达到上百个。但是，每个系统各自形成壁垒，创建各自的人员信息以及用户信息，导致医务人员在使用不同系统过程中需要同时记住不同的用户信息，形成各自信息孤岛，不利于系统的灵活使用。虽然有些医院已经通过互联互通评级，在单点登入功能上有所应用，但医务人员仍习惯在各自的系统上进行登录操作。另外，目前医院针对全院员工的管理存在差异，各业务系统维护的基础信息有差异，常常因为一个系统更改了，另一个系统仍存在旧值，导致出现人员信息不及时、不完整、不正确的现象。医联体科室主索引梳理出标准科室之后，需要对标准科室进行统一管理、统一分发，因此需要构建科室主数据管理系统。主数据管理系统是主数据标准文本发布、主数据全生命周期管理的重要平台。主数据标准的维护流程和管理措施通过管理平台进行系统实现和控制，以保证标准的唯一性和宣贯的及时性。医联体基础主数据管理功能主要包括 MPI、主数据存储、主数据质量管理、主数据共享和主数据生命周期管理等。主数据管理（MDM）可以帮助创建并维护整个医院内主数据的单一视图（Single View），保证单一视图的准确性、一致性以及完整性，从而提供数据质量，统一商业实体的定义，简化改进商业流程并提供业务的响应速度。从变化的频率来看，主数据和日常交易数据不一样，变化相对缓慢，另外，主数据由于跨各个系统，所以对数据的一致性、实时性以及版本控制要求很高。

5）数据服务管理

构建数据 API 引擎服务，包括 API 发布、管理与授权、申请与调用、测试等相关功能。服务的发布支持到服务的 API 化，技术实现可以采用微服务架构的形式，对外提供标准化的 Restful 风格服务，便于生态的打通。查询服务根据不同业务主题提供各主题的 API 统一查询服务，可根据不同的查询条件进行查询，支持对数据的转换、加密。大数据量查询可配置分页数据查询。如申请单查询，第三方对业务中台发起查询请求，业务中台根据第三方需求请求数据中台资源目录，数据中台将结果返回到业务中台，再由业务中台返回给第三方。变更服务包括模型表更服务和数据表更服务，模型变更服务主要是对数据资产模型的变更，数据变更服务是对数据资产数据的变更。推送服务根据推送规则进行信息推送，如危急值的推送，数据中台将满足推送的数据和事件推送到业务中台。业务中台获取事件和数据后推送给响应的第三方。订阅服务支持第三方按需进行数据订阅，订阅数据在变更之后会通知已订阅的第三方。如患者主索引变更订阅，EMR 订阅了患者主索引的信息，HIS 在修改某个患者信息后，数据中台会主动触发通知 EMR 信息变更，EMR 可根据该事件进行患者主索引信息的变更。交互服务支持数据服务提供一定的交互能力，可支撑四个院区的协同业务，如医技报告互认、跨院转诊协作服务等。

6）数据安全

包括数据脱敏安全、数据采集安全、数据传输安全、系统访问安全、数据加密安全以及全程的操作记录。数据脱敏安全支持数据在进行教学、开放、应用的同时，按场景的级别进行数据的脱敏处理，终目标是确保敏感数据泄露的风险最小的同时，最大化数据价值分析挖掘的潜力。数据采集传输安全在医疗机构通过数据采集接入到数据中心过程中，全程的数据传输依托数据采集的加密模块进行数据传输加密，在机构端进行数据的加密配置，在数据中心端进行数据的解密并入库。系统访问安全对采集服务的访问进行黑白名单的管理，设定只有白名单内的设备才能访问本系统。同时对服务访问的全过程的行为日志进行采集和分析，发现异常操作及时预警或者禁止用户的访问行为。数据加密安全采集汇聚过程支持国密加密算法。在数据处理过程中，采用国密算法对某些敏感字段值进行加密去隐私，保护数据安全。全程操作记录收集整理系统用户的敏感操作并完成日志展示，按日志类型、操作用户、操作时间等维度查询日志。

7）医疗集团协作平台

随着集团医院这种新模式的出现，各级医院间的医疗资源整合已提上日程，跨机构的医疗信息共享和交换成为医疗信息化建设的必然趋势。但由于缺乏统一的编码标准和接口，无法做到数据的共享和交换，大大阻碍了跨机构和多系统间的业务协作能力。因此，要做到跨机构跨系统间的信息交换，实现信息系统间的数据融合，集团医院信息平台的建设将成为集团医院的信息化建设中重要的一环。

8）ESB 服务总线

ESB 服务总线提供了消息传输与 XML 标准格式转换，可通过协议适配器支持不同接口数据连接，拥有数据规则配置、数据质量控制和日志管理等功能。

9）数据中心（信息资源库）

电子病历数据库来源于集团医院各个医疗机构的电子病历数据，实现医疗机构历次就诊过程中产生和记录的完整、详细的临床信息资源的统一存储。健康档案数据库内容包括个人基本信息（人口学和社会经济学等基础信息以及基本健康信息）、主要卫生服务记录（从居民个人一生中所发生的重要卫生事件的详细记录中动态抽取的重要信息）。协作应用数据库用于存储跨机构业务协作应用相关业务数据。数据仓库是一个面向主题的、集成的、相对稳定的、反映历史变化的数据集合，在汇总数据的基础之上，支持数据发掘、多维数据分析等技术和传统的查询及表报功能，用于支持管理决策。

10）业务协同

统一预约平台支持统一号源池管理、医疗机构号源管理、患者身份认证、预约规则管理，提供网络、电话、App、微信等多种预约挂号方式，实现统一的全时、全科、全程预约挂号，并向医技预约、床位预约和智能导诊推广。医技协同平台支持整合检验协同、检查协同、心电协同、双向转诊、危机值推送等服务，推进大医院与基层医疗卫生机构、全科医师与专科医师的数据资源共享和业务协同。远程门诊支持连接大医院专科医师，延伸放大医院服务能力，促进"重心下移、资源下沉"。帮扶中心建设远程教学平台，针对健康医疗教育规范化培训的整体培养过程细化，促进医务人员终身教育，提高医学专业人员职业素养和专业水平，提升社会公众健康医疗知识素养和生命科学、医学知识的普及。资源共享实现病历和科研信息共享，推进基于电子病历共享的大数据科研分析、辅助诊疗等应用，提高临床服务质量。

11）门户应用

公众门户通过网络、App、微信等多种方式，汇聚居民在集团医院内部等方面的健康医疗数据，通过大数据关联分析，提前感知服务对象状况和需求，为服务对象提供个性化、主动化的服务。医护门户供集团医院内部医护人员使用，实现统一登录，开展相关业务操作。运营门户供集团医院内部管理层使用，提供集团医院运营监管情况的展示和分析。采用分主题制定的管理模式，展示信息范围包括与日常运行、医疗质量、临床安全、信息管理等相关的核心指标。

（3）医联体业务协作应用

预交金共享构建覆盖多家院区的统一预交金共享平台，实现患者在多家院区"门诊预交金通存通用"功能，即患者在任意院区缴存预交金，余额在任意院区均可使用。避免患者在不同医院重复开户、重复储值。完善缴费与清算方式，进一步优化就诊流程，为患者提供更加高效便捷的就诊服务。患者在多家院区的任意院区办卡，则这张卡在多家院区的任意院区都可以使用，为患者实现一卡通用的功能。患者可在多家院区任意院区发起预交金余额退款申请，采用银企直联的方式退款，原有的院内退款采用的是院内原来的退款方式。通过统一预交金支付共享平台提供各院区间便捷清算的功能，可明确不同院区的收入及预交金余额。医联体一卡通在各医疗机构之间实现互联互通。用于支持居民在医联体医院之间跨机构就诊，在医联体医院范围内实现患者统一身份标识的管理。并能够进行预交金的统一使用。转诊协同服务在主数据管理平台基础上，实现医联体范围内的转诊协同业务，进一步提高效应机制协同服务，更好地服务于集团内的诊疗协同。跨院医技报告调阅通过平台进行医技协同流程，患者无须在医院漫长的等待，只要第三方系统报告出具之后，通过医联体转诊协同拓展项目把对应的报告回传到下级医院，患者只需要回到下级医院进行后续的康复治疗即可，缩短患者的就医时间。跨院病历一键引用，医师在基于患者就诊过程中，针对病历的书写需要引用多个检查检验结果内容，通过医联体转诊协同拓展项目，患者在总院所做的检查检验结果在医师进行调用查看时，同时将相关检验检查结果进行查询获取至本院区的本地虚拟库。在医师书写病历过程中需要进行引用检查检验结果时，同样可以进行一键引用外院报告数据。

（4）专科联盟信息化

专病管理平台包括 VTE 防治系统、脑卒中专病管理系统，基于各专病管理要求，提供事中质控、智能提醒、AI 辅助及评分、统计分析等功能，全面提升专病管理质量。专科辅助诊疗平台包括全科临床辅助决策支持系统和各单病种辅助诊疗系统。在临床诊疗全流程中，满足实时全科医学知识检索、自动审核治疗或医嘱合理性、辅助医护人员优化调整诊疗方案，既满足电子病历评级要求，也满足国家对各单病种质量管理与控制要求，提升医疗服务质量及保障医疗安全。专科科研数据中心基于专科疾病标准数据集、标准化诊疗术语等规范，搭建专科数据模型，全方位多样本的采集临床数据形成科研数据中心，提供科研检索及科研项目管理等数据中心应用，助力医院专科建设及科研能力提升。专科质控平台引入 PDCA 闭环管理理念，依据国家相关单病种质量控制要求，对相关质控节点进行事中质控、提醒。有效解决相关病种诊疗过程不规范、质量管理滞后、数据收集困难等痛点，全面满足医院单病种质量管理及数据上报、医院评审及绩效考核等医院管理需求。

3. 医疗集团信息化

医院集团是若干个具有独立法人资格的医疗、投资或管理机构，通过托管、租赁、兼并、重组、合资等形式组成的，集团成员间以资产、管理资源、除管理以外的资源（人才、技术、品牌等）要素为纽带，通过构建医疗资源平台、推进管理体制和运行机制改革等措施，形成的具有规模效益的医疗集合体。

公立医院改革是医改全局的核心，集团化是当前我国公立医院改革领域中理论研究和实践探索的重要课题。医疗卫生服务进入市场的关键是如何进一步提高医疗资源的利用效率，而优化资源、降低成本的重要途径是实行医疗资源重组，公立医院集团化则是医疗资源重组的主要实现形式和运行方式。

集团医院一般以一家大型三级医院为中心，签约多家二级医院及区域内多家基层医疗卫生机构组成。通过组建集团医院，加强与社区的紧密合作，探索城乡医疗融合发展的模式，强化社区医疗服务中心托管工作，促进分级诊疗机制的落实，扩大医院服务半径和服务能力，为区域内患者提供更优质的医疗卫生服务。

（1）多院区管理信息化

此种模式下，由中心院区承建院内各信息化系统的建设，其他院区利用光纤联通，直接使用中心院区的信息系统。

（2）总分院管理信息化

此种模式下，各分院建立自己的信息化系统，并以总院为核心，建设医疗集团协作平台，解决各机构之间的数据共享和业务联动问题。同时，基于医疗集团协作平台建立数据中心，构建医疗集团运营管理相关应用系统，支撑集团人、财、物的统筹管理。

四、医院信息化建设未来发展趋势

政策是医疗信息化行业提质发展的关键驱动力，是众多因素中的重中之重。信息技术极大地推动了医院信息化的发展，自 2009 年我国政府启动深化医疗体制改革措施后，政府陆续出台规范标准类、鼓励支持类等多种政策，指导医疗信息化高效有序推进。国家医疗信息化建设规划呈现阶段性特点，自"十二五"规划开始，国家明确提出加强医疗卫生领域的信息化建设，有关医药、远程医疗的规范性法规相继出台，医疗信息化建设全面展开；"十三五"期间，建设以电子病历为核心的临床信息化系统，加速医疗信息系统的打通、多层级医院协同发展成为关注重点，2020 年新冠疫情更是催化了医疗卫生平台一体化、标准化建设需求。如今，在 5G、大数据、人工智能、区块链、移动物联网、云计算等新兴技术快速发展的态势下，每个人的行为方式、思想观念都出现了翻天覆地的变化，它们除了起到重构企业等社会组织的商业模式、运营模式和管理模式作用外，还深刻地影响着医疗健康领域信息化，开创了医疗信息化的新局面，逐渐成为医疗信息化建设的趋势，未来新一代信息技术与医疗信息化建设将实现更深层次的融合。

　　因此，在国计民生持续增长需求以及新一代信息技术的加持下，以"普惠民生"为核心的医疗信息化将会在未来加速推进，打造以患者为中心的医疗健康体系、建设智慧生态医疗成为下一阶段的主要发展趋势。

（一）国计民生增长需求驱动下的发展趋势

1. 从单体医院向区域医疗中心转变

　　多年来，我国呈现人口众多、医疗资源不足与不均的现状，优质医疗资源短缺，不同区域医疗服务水平存在较大差异，患者跨区域就诊现象较为突出。进入"十四五"时期，目前我国在资源供给、质量安全等方面取得成效，医疗资源供给持续增加，医疗服务能力和医疗服务效率不断提高，医疗质量安全水平持续提升。面对新冠疫情，我国医疗服务体系、学科建设、技术能力以及医务人员队伍经受住了考验。不过，医疗资源发展不充分问题尚未完全解决，医疗资源分布不平衡的问题依然存在，尤其在新冠疫情期间矛盾凸显。因此"十四五"规划强调优质医疗资源建设和区域均衡布局，明确公立医疗机构为主体，强化医疗中心综合水平，提高县级医院设施和服务水平，进一步提升优质医疗服务资源的供给。

　　为加快推动优质医疗资源扩容和区域均衡布局，减少群众跨区域就医，国家发展改革委等和国务院办公厅分别于 2022 年 3 月 31 日和 2022 年 5 月 25 日印发了《有序扩大国家区域医疗中心建设工作方案》《深化医药卫生体制改革 2022 年重点工作任务》，明确了到"十四五"末，在全国范围内基本完成国家区域医疗中心覆盖所有省份，全国范围内重点病种跨省、跨区域就医大幅减少的目标。并且提出在优质医疗资源短缺地区建成一批高水平的临床诊疗中心和高水准的科研创新与转化平台，打造一批以高水平医院为依托的"互联网医疗健康"协作平台，以"地方政府主建、输出医院主营、依托医院配合"为原则，形成一批以国家区域医疗中心为核心的专科联盟。

　　鉴于此，大型公立医院作为区域内医疗服务的龙头，其职能也将从所有医疗服务的集大成者转变为医疗体系中提供高价值服务的卓越医疗中心。其核心将定位于重症监护、手术治疗及疑难病症的诊治。在此体系中，简单的疾病诊断及操作可由诊所或专科医院承接，辅助检测可由第三方机构承接，疾病预防及健康管理可在患者家中进行。因此，智慧医院未来将是医疗服务体系中卓越的医疗中心，这就要求医院信息化的侧重点由原来单体智慧医院的建设，转化为以单体医院为核心、辐射区域内的医疗卫生机构的设计理念，它将成为一个区域医疗中心的核心主体，承担着整个区域内的医疗健康服务运营和管理的主体责任。未来智慧医院的内涵应包括五大要素：跨机构互联互通、自动化高效运营、全流程重塑体验、大数据驱动决策、持续性创新机制。短期内，医疗体系仍以公立医院为主体进行服务升级，其关键在于弥补地域医疗资源不平衡，实现分级诊疗、远程医疗，形成"小病在基层，大病去医院，康复回社区"的就医新格局。随着人民群众对基层医疗机构服务水平及医师能力信心建立，医院进一步"去中心化"，医疗与跨域主体的协同合作、资源整合推动全民健康信息化深入建设；未来，以患者为中心的诊疗模式升级，除了被动的患病诊疗，基于可穿戴设备、健康数据及平台产品，患者能主动关注慢病、日常健康的监测，在信息化技术的支撑下，医疗知识成为普通人也可以获得的资产，患者与医师的知识沟壑逐渐缩小，医疗服务将真正实现"扁平到家＋立体到位"的目标。

2. 从疾病治疗走向预防干预

随着我国社会经济的进步和人口老龄化的加速，短短几十年，我国完成了从传染病到慢性病的流行病学模式转变，早期严重威胁公众的疾病，如传染性疾病、孕产妇和围生期疾病等危害范围和程度明显缩小，癌症、心脑血管疾病、代谢性疾病和神经退行性疾病已成为人类健康的主要威胁，我国人口健康领域的关键战略正在从"以治病为中心"转向"以健康为中心"的过程中。另外，由于我国健康观念的变化和医学模式的转变，消费结构升级不断加快，人们对生活质量的要求日益提高，在从衣食住行到健康消费的过程中，人们对预防保健的需求也不断增加。因此从治疗走向预防，是现代医学发展的一大趋势。

在压力越来越大的现代社会中，人们往往顾此失彼，健康状况普遍不佳。大部分缺乏必要的技术手段，获知自己身体状况的相关数据。从现有的预防手段上看，人们预防疾病的措施还局限在完善饮食、规律生活和适当娱乐等基本手段，更高层次的实时监测血压、心跳等都无法做到，因此未来患者主动进行自我健康管理将成为信息化建设的一大趋势。这就要求信息化下的健康管理能够走到每一个人的身边，除了健康管理、线上问诊、线上购药这些最基本的保障外，还可搭建全面完善的日常健康管理体系，例如搭建医师、药师、营养师、心理咨询师、健康管理师、健康管家等为一体的专业顾问式团队，为居民搭配多对一顾问式的个性化健康管理服务，以互联网＋医疗健康平台为载体，对居民病症的分析与健康状况开展每日追踪，从饮食习惯到治疗方式、生理到心理的调理，并通过询＋医＋养的健康调理模式，形成日常健康管理的全生命周期健康服务闭环流程，真正构建价值医疗服务新模式，化解健康风险、强化疾病预防，推动医疗机构从提供"医疗保障"向提供"健康服务"转型。

3. 智慧养老与"银发经济"

2022 年 1 月，国民经济运行情况发布显示，2021 年中国 65 岁及以上老年人口 2 亿人，占总人口比重达 14.2%。按照联合国标准，65 岁以上人口的占比超过 7% 即为"老龄化社会"，14% 以上为"老龄社会"，超过 20% 为"超老龄社会"，这标志着中国正式进入"老龄社会"。随之而来的，是社会养老压力进一步凸显，未来社会保障体系将面临空前挑战，如何使"老有所养""老有所依"是亟待解决的严峻问题。作为世界上唯一老龄人口过亿的国家，除老龄人口基数大外，我国还呈现老龄化进程加快、慢性疾病患病率高的特点。目前我国居家、社区医养结合发展面临诸多问题，90% 的老年人还是选择居家养老。他们最关注的方面包括日常护理、慢性病管理、健康咨询及中医保健服务，失能、半失能老人还需要在生活照料基础上进行医疗诊断、康复护理等服务，老年护理已成为我国社会的"刚需"。如何利用信息化手段介入来优化医疗保障体系、促成养老模式的创新发展，加强老年人居民养老服务水平及医院对失能、半失能老人的诊断护理服务，解决老年护理的供给不足，实现"老有所养""智养质养"，尤其是农村和小城镇老人医疗养老保障，可极大程度减轻由人口老龄化、慢性疾病等引起的医疗服务负担。

近年来随着人口老龄化的加速和"银发经济"的兴起，我国政府高度重视医疗及养老信息化建设，对老年健康教育、预防保健、老年医疗、康复护理、安宁疗护、医养结合等方面都提出了更加具体的要求和部署，并强调要充分发挥信息技术对智慧健康养老产业的提质增效支撑作用，促进现有医疗、健康、养老资源优化配置和使用效率提升。目前互联网诊疗与互联网医院的发展，为我国医疗及养老信息化建设营造了良好政策氛围。未来规范和推动"互联网＋健康医疗"服务，例如互联网＋智慧养老依托平台，整合资源，联动"110""120"、社区医疗卫生机构、社会组织、超市等社区服务网，为有需求的老年人提供健康护理、医疗保健、送医送药、家政、精神慰藉等多样化的服务，创新互联网健康医疗服务模式，持续推进覆盖全生命周期的预防、治疗、康复和自主健康管理一体化的国民健康信息服务将成为主流趋势。

4. 新冠疫情常态化下医院信息化建设发展

新冠疫情开启智慧医疗产业变革之路，形成了深远的影响，除重构区域一体化医疗服务发展格局外，还需要医院信息化建设从应急指挥、预警监测、应急救治和数据支撑方面进行提升。在院内信息化方面，除 HIS、EMR 等基础系统一体化外，还应着重无纸化建设，包括门诊无纸化、住院无纸化和办公无纸化，建立无纸化体系的病案管理和无纸化电子病案应用，完善信息闭环，减少耗材成本，降低管理成本，提高数据质量，实现非接触传递，降低院感风险；在应急指挥中，需要在大型医院、中型医院和县域医院建立一套统一的视频调度网络，构建一体化智慧医疗平台系统，随时进行连通和相互协调；在数据支撑方面，基于大数据和可视化分析支撑还有提升空间；在资源统筹方面，需要打破医院围墙，建设一套协同体系统筹社会资源，形成支撑多机构多法人的业务云平台，快速对区域进行辐射，拓展成由政府主导和监管下的医共体模式，形成多级诊疗和医技共享服务中心，通过联防系统可及时发布相关信息；在常态化诊疗中，需要开展互联网化，同时开展线上线下的诊疗服务，建立医师和患者门户；借助互联网医院，实现线上线下诊疗一体化服务，为就诊过程提供医疗安全保障，提供专属线上问诊医师工作站，为患者提供多个接入渠道，支持单体医院 / 集团医院接入。

（二）新兴技术推动下的医院信息化发展趋势

新医疗服务技术近几年保持高增长态势，大数据、人工智能、区块链、移动物联网、医疗机器人等新医疗技术带来诊疗的颠覆性变革。新医疗技术已经越来越超出了单体的食品医药、医疗器械、健康服务等的产品范畴，超出了生物技术、微创技术、理疗技术等的技术范畴，产品和服务之间的界限越来越模糊。如精准医疗技术逐渐应用到个性化诊断及个性化治疗领域，基因测序、基因诊断、免疫治疗、干细胞治疗、生物样本库、临床大数据等精准医疗技术加速医疗服务产业的变革。未来精准化、智能化、一体化的医院信息化是引领医疗信息化未来发展的方向。

1. 雾计算

如今，服务于医疗保健领域的智能设备已经在市面上源源不断地出现，这些设备可以实时收集与诊治患者疾病相关的数据信息，因其可连续获取数据，设备能够提供越来越精准的患者图像，随之产生相应的数据洞察，有助于进一步制定专门针对患者的具体诊断和治疗方案。然而，无线可穿戴设备由于其体型较小、性能、内存和数据处理能力有一定限度，要对数据进行进一步的聚合、存储、分析和处理，则需要性能更强大的计算设备，而传输到遥远的云端会存在延时、信息安全隐患等问题，在网络和数据中心发生故障时，患者的人身安危甚至可能会受到威胁。

针对上述问题，雾计算的应用应运而生。雾计算是一种在远程云端和边缘端之间的分布式计算技术架构，在数据中心（云端）和离用户最近的设备中之间构建了一个基础设施组件，包括网关、路由器和 AP（访问点），增加了计算的灵活性，为解决医疗挑战打开了新的可能性。雾计算在医疗健康可应用于慢性阻塞性肺病（COPD）患者监测、帕金森病言语分析、生命体征监测、癫痫发作实时监测、慢病远程健康监护及其他紧急情况。针对慢性阻塞性肺病患者监控系统，智能手机可作为移动基站，从多个智能设备收集相关数据，并对其进行处理，随后发送到后端服务器上，将雾计算迁移到手机上可以很大程度地减小专门负责收集数据的可穿戴设备的运行压力，从而延长其续航时间和电池寿命。在帕金森病患者家里，雾节点放置在网络层次结构中的 LAN 级别上，用以收集、存储和处理原始数据，然后将其发送到云端进行永久存储，这个场景下的雾计算应用可以减少网络流量和延迟，收集患者和环境的传感器收集相关数据以监测患者是否跌倒，同时还会对家中有毒气体泄漏进行实时监测，并在有安全隐患情况发生时发出警报。在医院里，带有信号灯的智能衬衫可以用来监测患者所处的位置和生理数据，该雾计算架构由分布不同层次的在多个节点组成，数据采集处理板（DAPB）收集、处理和整合收集自传感器的数据，并将其发送到无线传输板（WTB）；WTB 从信标点（BPS）收集数据，将其与 DAPB 的数据合并，并以单个数据包的形式发送到位于 LAN 级别的管理子系统，管理子系统使用来自 DAPB 和 BPS 的数据来监控患者的医疗参数，在医院内定位患者，并验证是否激活了警报。在非医院场景中，雾计算结构分为三层，在中间层移动设备云（MDC）上进行脑电图模式的筛选、预处理、特征提取、特征选择和分类，雾计算在这个场景的应用可以以最小的通信成本提供实时响应，同时还可以减少使用局域网和位于云端中心的癫痫检测系统之间的流量。在其他场景上，雾计算部署方案可以用于处理和应对随时发生的紧急情况，在紧急情况下，可以从佩戴医疗设备的患者身上收集生理和情境数据，同时，在现场、救护车和医院的不同设备之间可以复制和共享这些信息，从而能够对患者实施及时、准确的救急措施。

随着 5G、物联网技术和智能设备的不断发展，雾计算在医疗健康信息化的应用将会越来越丰富且成熟，并在将来真正为人们的健康管理、疾病防范和治疗发挥重要的作用。

2. 医疗大数据与人工智能

进入 21 世纪，随着医疗信息化的发展和计算机技术的广泛应用，医疗数据正在以海量的速度增长，医学研究已经进入了大数据和人工智能的时代。医疗产业信息化由于其多年的发展，已经产生并积累了大量的数据，使人工智能技术与医疗健康的结合成为了当下的研究热点和未来的趋势，大数据与人工智能改变了医疗知识发现的路径与方式，创新医疗诊断与决策的方式和渠道，利用数据资产挖掘正重构着医院信息化建设内容及方向。

医疗大数据与人工智能的应用可渗透到医院信息化的方方面面，例如在智能导诊方面，可利用人工智能完成预约取号、分诊、个人信息录入、导诊排队、建立电子病历系统等工作，并结合医学知识图谱和机器学习模型推理，为居民推荐可能的患病情况。在辅助疾病诊断方面，可利用从基因序列到影像图片分析产生的大量数据，通过 AI 分析技术与机器学习相互结合，更精确地进行病理诊断，未来越来越多的医疗机构会尝试利用图像识别技术辅助癌症等疾病诊断。在临床辅助决策中，可以将患者的影像数据、病历数据、检验检查结果、诊疗费用等各种数据录入大数据系统，通过机器学习和挖掘分析方法，为临床医师推荐类似症状患者的疾病机理、病因以及治疗方案；在医药研发方面，能够通过大数据技术分析来自互联网上的公众疾病药品需求趋势，另外还可从千百万患者的数据中挖掘到与某种药物相关的不良反应，通过比对分析和数据挖掘方法，更科学、更全面地获得药物副作用的影响，解决临床试验法、药物副作用报告分析法等传统方法存在的样本数小、采样分布有限等问题；在精准医疗方面，机器学习和神经网络在医疗健康大数据分析与应用领域具有巨大潜力，对电子健康档案数据的分析将在精确医学和癌症研究中发挥重要作用，人工智能支持生物信息技术在组学数据（基因组学、蛋白质组学、代谢组学等）研究中的风险评估，例如，全基因组关联分析和基因测序。有望将个性化医疗和精准医疗概念带入现实；在医疗科研领域中可运用大数据技术对各种数据进行筛选、分析，例如健康危险因素分析的科研中，在系统全面收集健康危险因素数据，包括环境因素、生物因素、经济社会因素、个人行为和心理因素、医疗卫生服务因素以及人类生物遗传因素等的基础上，进行比对关联分析，针对不同区域、家族进行评估和遴选，研究某些疾病发病的家族性、地区区域分布性等特性；在居民的健康监测方面，大数据技术除可以提供居民的健康档案，包括全部诊疗信息、体检信息外，还可通过移动设备定位数据对居民健康影响因素进行分析，开展智能化监测，为居民提供个性化健康事务管理服务。

3. 区块链

作为比特币的底层技术，区块链技术在金融安全可信方面的应用行情已经大热。2016 年，区块链技术首次被列入国务院印发的《"十三五"国家信息化规划》。为实现抢占新一代信息技术主导权的目标，区块链等新技术创新、试验和应用被寄予厚望，成了新一代智慧医院信息化研究与发展的方向。区块链技术是一种分布式数据库的底层技术架构，其特点是去中心化、公开透明，让每个人均可参与数据库记录，又可以称为分布式账本技术。从区块链技术诞生至今，越来越多的人认为，医疗行业由于涉及居民个人健康等敏感数据，且分散在各个不同机构内，难以做到资源共享，在医疗服务质量监管和患者医疗保险管理等方面都有着很大的缺失，是更适合区块链技术的应用场景，因此如何利用区域块技术提高医院信息化服务的水平，实现医疗场景有价值信息的安全、便捷、可控的流动仍然有很大的发展空间。其中，区块链技术在电子病历中的应用是首要研究焦点，Hylock 等构建以患者为中心的医疗数据安全共享框架，翟社平等、罗文俊等提出区块链电子病历的共享方案，牛淑芬等提出基于联盟链的电子病历安全共享系统，此外，2018 年复旦大学附属华山医院和蚂蚁金服共同推出国内首个区块链电子处方，2019 年上海仁济医院通过区块链初步实现异地电子病历共享，上海市人民医院与安徽省立医院共建区块链电子病历等，可以说，基于区块链的电子病历研究和应用创新在未来一段时间内将会非常活跃。除电子病历外，区块链技术在医疗服务供应链溯源领域的研究也是热点之一，Marbouh 等设计基于区块链技术的 COVID-19 新冠疫情数据跟踪系统，杨怡探讨基于区块链技术的药品追溯管理，2017 年中国首个"区块链 +"药品追溯服务平台——紫云药安宝药品追溯云服务平台启动，实现了基于区块链的可追溯技术，实现"一物一码，码物同追"，实现医药全流程的监管。目前基于区块链的药品、器械追溯系统已经逐步运用到医疗服务行业并不断改进。区块链在医院管理中的应用还可包括流程、监管、统计、财务、审计、档案等方面，葛国曙等对区块链在医院管理中的应用进行探讨，包括药品采购、器械追踪、物资采购、运输仓储等进行溯源追踪管理，刘景广等、唐衍军等、宫宇宸等对基于区块链的医院财务管理架构进行研究，叶华等探讨区块链技术在医院诚信服务体系建设中的作用，可见，成熟的区块链应用平台将重塑未来医院内部管理模式，有效推动现代医院管理制度的落实。

4. 物联网

在智慧病房方面，以院内物联网为基础，让患者与医务人员、智能医疗设备紧密联结，通过对临床数据（体温、呼吸、心率、血糖、血压、血氧等）的采集、筛选、整合，形成医疗大数据，为临床诊疗、护理提供智能辅助决策。在移动医护方面，可使用移动设备上的电子病历系统快速检索患者病情，分析患者健康档案，评价药品疗效，预测疾病风险。在输液管理方面，以蓝牙物联网为基础的全闭环输液管理系统能够帮助护士实时远程监控患者输液情况，及时提醒剩余液量、输液滴速异常情况，实现从医嘱下达、配液到执行的全流程闭环输液管理，保障输液安全。在婴儿防盗方面，婴儿可佩戴 RFID 电子标签，信号接收装置能随时接收到婴儿电子标签所发出的无线射频信号，并据此信号判断标签所处的状态，从而对婴儿所在位置进行实时监控和追踪，并对企图盗窃婴儿的行为及时进行报警提示，结合门控防止盗窃婴儿事件的发生。在设备监控方面，可对照明、空调、给排水、供配电、供氧、电梯等多种设备进行监控，采用物联网技术一方面可以通过设备的传感器和控制器实时掌握系统中建筑设备的运行情况和工作模式，另一方面，还可以通过监控系统中的控制程序，实现系统的自动优化运行，在系统中的某个设备发生故障时，及时上传报警信息。在家用可穿戴设备方面，可收集最新数据、监测患者和提供医疗保健服务的简便方法，同时可将不必要的接触减至最少，传感器可以监测血压、氧气水平、血糖等，以创建个性化的医疗保健计划，从而实时告知患者其健康和安全参数。另外，在新冠疫情常态化阶段，物联网还可与远程医疗和远程健康技术集成，形成一个更全面的医疗物联网，可在家里远程使用的可穿戴设备，以及更多的高科技装置，如心电图和心电图监护仪。通过利用医疗物联网，血压和血糖水平等常见医疗测量和诊断可以在设备间进行和共享，从而实现更为简化的治疗和护理流程，而人为失误的可能性也较小。

5. 移动互联网

移动互联网是互联网的技术、平台、商业模式和应用与移动通信技术结合并实践的活动总称。从本质上说，移动互联网是一种新型的数字通信模式。用户使用手机、PDA 等移动设备，随时随地通过无线网络接入互联网，进行语音、数据和视频等通信业务，它继承了互联网的开放、共享、互动的特征，同时也具有实时性、隐私性、便携性、准确性、可定位等特点。其强大的移动接入和广大的潜在用户掀起了一场新的产业革命，是网络的一个重要发展方向，深刻地改变着人们的生活方式。其在医院信息化的应用方向包括移动诊断治疗，除了提供问诊之外，还可包括面部识别、心率计算、健康提醒、心理状态分析、社交分享和手指测试如测试心率等多项功能；也可基于移动互联网提供移动及无线医疗设备的研发应用，例如，研发嵌入医用传感器的衬衫、手表及戒指等，将它们用于监测人体各种生理参数及对病情进行监护，患者不必住在医院，在家轻松获得看病用药的基本医疗数据，患者信息更加全面，活动基本不受限制，医师可通过无线网络访问医院信息数据，查看手机或移动 Pad 上的医疗图像，进行远程分析诊断与治疗指导，有了基于移动医疗的诊断和治疗支持，患者就能在本地接受高质量的治疗，而无须费时费力去外地就医；未来智能手机将会成为患者就诊的门户，移动智能终端在患者服务中将发挥越来越重要的作用，除了诊疗的核心环节如医师诊疗、必要检查、手术和治疗外，还可以提供包括找医师、预约门诊、咨询专家、疾病管理、药物管理等在内的服务，加强医患互动提升医患关系；目前移动医疗应用多数解决的是用户看病、挂号和诊疗类问题，而最终用户的平时健康和运动习惯培养与监控类应用在国内还处于概念普及阶段，也将是未来信息化发展的一个重要方向。

6. 多接入边缘计算

我国拥有全球规模最大、技术最先进的 5G 独立组网网络，5G 与医疗健康领域的结合能有效加强患者与医护人员、医疗机构、医疗设备间的实时互动。随着 5G 商用时代的全面推进，边缘计算成为助力创新应用服务的强力助推技术，是各互联网头部企业、设备厂商、垂直行业和运营商等竞相抢占的具有新机遇和挑战的领域。2018 年 4 月，《关于促进"互联网 + 医疗健康"发展的意见》提出了促进互联网与医疗健康深度融合发展的一系列政策措施，明确要求提升医疗机构基础设施保障能力，重点支持高速宽带网络普遍覆盖城乡各级医疗机构。面向远程医疗、医疗信息共享等需求，鼓励电信企业向医疗机构提供优质互联网专线、虚拟专用网（VPN）等网络接入服务，推进远程医疗专网建设，保障医疗相关数据传输服务质量，支持各医疗机构选择使用高速率高可靠的网络接入服务。

多接入边缘计算（Multi-access Edge Computing，MEC）以网络连接能力和 IT 计算能力为切入点，提供丰富、低时延的边缘应用，构建"云网边端业"一体化服务能力，赋能医疗行业，有效降低传输时延、提升计算效率。

基于"5G+MEC"可实现院内、院间、院外的不同应用场景，完成医疗业务与公众上网业务隔离，医疗数据不出医院，院间医疗业务与公网隔离。5G 的低时延、高带宽特性结合 MEC 平台的分流功能，实现医疗数据和管理数据的本地分流，保障了数据的低时延和安全私密性，实现音视频业务时延 < 50ms，远程超声等控制类业务时延 < 20ms，音视频 + 移动医疗设备数据回传时延 < 50ms，还可根据对不同业务流安全隔离的要求，"5G+MEC"的基础上结合切片技术为医疗机构构建业务粒度级别的医疗行业专网。5G MEC 可以满足医院不同业务场景的网络需求，包括远程诊断、远程会诊、专家远程查房、远程示教、智慧急救、导航定位、远程机器人超声、远程机器人手术和医疗设备无线监测等，并可以保证医院业务独立和隔离，提高业务实时性、可靠性和安全性，助力智慧医疗产生巨大的社会效益。

7. 社会化媒体的社交网络发展

社会化媒体和社交网络技术与应用将在健康服务的变革中起主导作用。目前在远程医疗里，更多的医疗服务机构在防火墙内部采用企业社交网络技术来重新配置组织业务流程和个人协作空间，并通过互联网和移动互联网应用连接患者和医师，社交网络技术在远程医疗中的应用有可能将传统的医疗服务交付模式去中心化和网络化，创造一个全新的医疗服务系统。

医疗健康服务社区分为医疗服务人员之间的社区、病患之间的社区与医疗机构内部社交网络和协作平台。医疗服务人员之间的社区利用专业的医疗服务人员之间的社区，如医师社区，医师和医疗服务机构可通过加盟专业医学社区来讨论病例，交流学习和分享经验。在社区内，医师和医师之间可以针对各种疑难杂症，就相关药品、医疗器械和临床诊治问题交换意见；病患之间的社区为病患和个人带来信息交流、寻求诊断及获得医疗服务的支持；医疗机构内部社交网络和协作平台通过互联网聚集健康和医疗方面的专业人士，向与医师和专业人士密切相关的行业内医药企业、医院、健康机构及药房等提供服务，并提供面向患者的各类服务。

第三节　智慧医院建设评价标准

智慧医疗建设需要加快医疗信息标准化和公共服务信息平台建设，其中以电子病历为核心的医院信息化建设是智慧医疗建设的重要内容。但由于各医院在信息化建设中，信息工作人员对电子病历缺乏统一的认识，一般结合自身实际情况定制电子病历系统。因此建设完成的电子病历系统在资源整合、互联互通、信息共享等方面存在了较大问题。为保证我国以电子病历为核心的医院信息化建设工作顺利开展，逐步建立适合我国国情的电子病历系统应用水平评估和持续改进体系；为各医疗机构提供电子病历系统建设的发展指南，引导医疗机构科学、合理地发展电子病历系统。国家原卫生部于 2011 年 12 月发布了《电子病历系统功能应用水平分级评价方法及标准（试行）》。目前该标准由国家卫生健康委医院管理研究所负责修订与应用，标准于 2018 年进行了初次修订，于 2020 年对数据质量评估标准内容进行了修订。

一、电子病历系统应用水平分级评价标准历程

电子病历系统应用水平分级评价标准经过多年推广应用，评价标准的建立经历了三个阶段，即 2009—2011 年的探索期，2012—2018 年的完善期与 2019 年至今的快速发展期。

在 2009 年国务院办公厅提出医药卫生体制五项重点改革的工作安排中，原卫生部负责推行电子医疗档案和常见病临床路径，主要工作目标包含拟定全国统一的医疗机构电子病历标准和规范。2011 年 12 月国家原卫生部发布了《电子病历系统功能应用水平分级评价方法及标准（试行）》（卫办医政发〔2011〕137 号），并在当年组织 178 家医院启动了电子病历系统功能应用水平评价和网上直报工作。此标准在制定过程中更多借鉴了美国两项比较知名的电子病历系统应用评价方法，分别为美国医疗信息与管理系统学会分析（HIMSSAnalytics）的电子病历采纳模式（EMRAM）和医疗保险和医疗补助服务中心（CMS）的电子病历的有效应用

（MeaningfulUse）。探索出一条全面评估各医疗机构现阶段电子病历系统应用所达到的水平，建立适合我国国情的电子病历系统应用水平评估和持续改进体系。

2012—2018 年电子病历系统的评价方法及标准逐步完善，标准经过 6 年多的实施与检验，参与填报的医院逐年增加，数量上看，从 2011 年的 178 家增加到 2018 年的 6 388 家；从范围上看，从全国的三级医院扩展到全国一级、二级医院以及专科医院，评价方法及标准经过了多维度的实施与检验。但随着医改新政策的发布，以及云计算、大数据、物联网、移动医疗、智慧医疗等为主的新技术不断涌现。电子病历系统功能覆盖面也越来越广泛，数据采集量也越来越丰富。因此在 2018 年 12 月国家卫生健康委正式发布《电子病历系统功能应用水平分级评价方法及标准 2018 修订版》，该版本的标准是电子病历系统功能应用水平分级评价方法及标准发布以来的第一次修订。新标准将医疗流程主要工作环节划分为 10 个角色 39 个项目，共划分为 0 ~ 8 共 9 个等级，新标准在原有的"系统所具备的功能"和"系统有效应用的范围"两个维度上，增加了第 3 个维度"数据质量"的考核内容。

2018 年 8 月，国家卫生健康委发布《关于进一步推进以电子病历为核心的医疗机构信息化建设工作的通知》（国卫办医发〔2018〕20 号），要求到 2019 年，所有三级医院要达到电子病历 3 级以上，到 2020 年，要达到 4 级以上。同年 12 月，出台《关于印发电子病历系统应用水平分级评价管理办法（试行）及评价标准（试行）的通知》（国卫办医函〔2018〕1079 号），新的电子病历评价标准，且在 20 号文件的基础上对二级医院做出要求，要求 2020 年二级医院达到 3 级以上。同时 2019 年 1 月国务院办公厅关于加强三级公立医院绩效考核工作的意见（国办发〔2019〕4 号）将电子病历应用水平功能评价纳入三级医院绩效考核通知，使得 2018 年上报医院数量大幅提升，此后电子病历系统应用水平分级评价标准进入了快速发展期。

二、电子病历系统应用水平分级评价标准现状

目前最新的标准为 2018 年发布《电子病历系统应用水平分级评价标准（试行）》（以下称"标准"）。《标准》将医疗流程主要工作环节划分为 10 个角色 39 个项目，对电子病历系统所具备功能、有效应用范围以及数据质量 3 个维度进行考察。根据近年来数据质量的实际实施情况，《标准》分别于 2020 年、2021 年对数据质量评估标准内容进行了修订，修订后的数据质量评价更符合大部分医院实际情况，具备普适性。

根据 2020 年度全国 9554 家医院的测评结果，全国医院电子病历系统应用水平平均评级达 2.43 级。22.82% 的医院电子病历系统评级为 0 ~ 1 级，仅能实现部门内初步数据采集，尚未完成电子病历系统建设；77.18% 的医院电子病历系统评级在 2 级及以上，基本完成了电子病历系统的初步建设；其中 18.16% 的医院通过电子病历系统评级 4 级，能够实现全院级别的信息共享和初级医疗决策支持；172 家医院通过 5 级（统一数据管理，中级医疗决策支持）及以上评审，占比 1.80%。

三、电子病历系统应用水平分级评价2018新标准简介

2018 年 12 月，国家卫生健康委办公厅发布《关于印发电子病历系统应用水平分级评价管理办法（试行）及评价标准（试行）的通知》，出台了新的电子病历评价标准（以下称"标准"）。相比上一版本标准，新标准在原有基础上新增了一个级别（8 级）。新版标准对原标准中的某些内容和语句进行了调整和增减，明晰标准描述语句，平衡高级别功能点，推进新技术应用，强调了 4 级的重要性。同时将数据质量内容纳入考核之中，针对不同的级别，列出数据质量的考核要求，并从 4 个方面来考察数据质量：一致性、完整性、整合性和及时性。

（一）指标等级划分与介绍

目前电子病历系统应用水平划分为 0 ~ 8 共 9 个等级。每一等级的标准包括电子病历各个局部系统的要求和对医疗机构整体电子病历系统的要求。其中 0 ~ 3 级是初级水平，主要目标是实现医疗数据的电子化采集和科室部门内部的数据共享；4 ~ 5 级是中级水平，主要目标是实现全院系统集成和统一数据管理；6 ~ 8 级是高级水平，主要目标是实现医院信息系统对医疗质量促进和健康医疗数据融合应用。以下分别为不同的评级分级：

1. 0 级：未形成电子病历系统

（1）局部要求：无。医疗过程中的信息由手工处理，未使用计算机系统。

（2）整体要求：全院范围内使用计算机系统进行信息处理的业务少于 3 个。

2. 1 级：独立医疗信息系统建立

（1）局部要求：使用计算机系统处理医疗业务数据，所使用的软件系统可以是通用或专用软件，可以是单机版独立运行的系统。

（2）整体要求：住院医嘱、检查、住院药品的信息处理使用计算机系统，并能够通过移动存储设备、复制文件等方式将数据导出供后续应用处理。

3.2级：医疗信息部门内部交换

（1）局部要求：在医疗业务部门建立了内部共享的信息处理系统，业务信息可以通过网络在部门内部共享并进行处理。

（2）整体要求：

1）住院、检查、检验、住院药品等3个以上部门的医疗信息能够通过联网的计算机完成本级局部要求的信息处理功能，但各部门之间未形成数据交换系统，或者部门间数据交换需要手工操作。

2）部门内有统一的医疗数据字典。

4.3级：部门间数据交换。

（1）局部要求：医疗业务部门间可通过网络传送数据，并采用任何方式（如界面集成、调用信息系统数据等）获得部门外数字化数据信息。本部门系统的数据可供其他部门共享。信息系统具有依据基础字典内容进行核对检查功能。

（2）整体要求：

1）实现医嘱、检查、检验、住院药品、门诊药品、护理至少两类医疗信息跨部门的数据共享。

2）有跨部门统一的医疗数据字典。

5.4级：全院信息共享，初级医疗决策支持。

（1）局部要求：通过数据接口方式实现所有系统（如HIS、LIS等系统）的数据交换。住院系统具备提供至少1项基于基础字典与系统数据关联的检查功能。

（2）整体要求：

1）实现患者就医流程信息（包括用药、检查、检验、护理、治疗、手术等处理）的信息在全院范围内安全共享。

2）实现药品配伍、相互作用自动审核，合理用药监测等功能。

6.5级：统一数据管理，中级医疗决策支持。

（1）局部要求：各部门能够利用全院统一的集成信息和知识库，提供临床诊疗规范、合理用药、临床路径等统一的知识库，为本部门提供集成展示、决策支持的功能。

（2）整体要求：

1）全院各系统数据能够按统一的医疗数据管理机制进行信息集成，并提供跨部门集成展示工具。

2）具有完备的数据采集智能化工具，支持病历、报告等的结构化、智能化书写。

3）基于集成的患者信息，利用知识库实现决策支持服务，并能够为医疗管理和临床科研工作提供数据挖掘功能。

7.6级：全流程医疗数据闭环管理，高级医疗决策支持。

（1）局部要求：各个医疗业务项目均具备过程数据采集、记录与共享功能。能够展现全流程状态。能够依据知识库对本环节提供实时数据核查、提示与管控功能。

（2）整体要求：

1）检查、检验、治疗、手术、输血、护理等实现全流程数据跟踪与闭环管理，并依据知识库实现全流程实时数据核查与管控。

2）形成全院级多维度医疗知识库体系（包括症状、体征、检查、检验、诊断、治疗、药物合理使用等相关联的医疗各阶段知识内容），能够提供高级别医疗决策支持。

8.7级：医疗安全质量管控，区域医疗信息共享。

（1）局部要求：全面利用医疗信息进行本部门医疗安全与质量管控，能够共享本医疗机构外的患者医疗信息，进行诊疗联动。

（2）整体要求：

1）医疗质量与效率监控数据来自日常医疗信息系统，重点包括院内感染、不良事件、手术等方面安全质量指标，医疗日常运行效率指标，并具有及时的报警、通知、通报体系，能够提供智能化感知与分析工具。

2）能够将患者病情、检查检验、治疗等信息与外部医疗机构进行双向交换。患者识别、信息安全等问题在信息交换中已解决。能够利用院内外医疗信息进行联动诊疗活动。

3）患者可通过互联网查询自己的检查、检验结果，获得用药说明等信息。

9.8级：健康信息整合，医疗安全质量持续提升。

（1）局部要求：整合跨机构的医疗、健康记录、体征检测、随访信息用于本部门医疗活动。掌握区域内与本部门相关的医疗质量信息，并用于本部门医疗安全与质量的持续改进。

（2）整体要求：

1）全面整合医疗、公共卫生、健康监测等信息，完成整合型医疗服务。

2）对比应用区域医疗质量指标，持续监测与管理本医疗机构的医疗安全与质量水平，不断进行改进。

（二）电子病历系统功能与有效应用评价

标准采用定量评分、整体分级的方法，综合评价医疗机构电子病历系统局部功能情况与整体应用水平。对电子病历系统功能应用水平分级的主要评价有以下四个方面：

电子病历系统所具备的功能，考察医院电子病历系统对照标准具体要求的功能点覆盖及完备情况。

系统有效应用的范围。考察电子病历系统各功能点在医院业务中的实际有效应用范围。如病房护士中的护理记录，其应用范围按出院患者人次比例计算，即在一段时间内的可应用标准所要求的功能的人数与出院患者人数的比例。

电子病历应用的技术基础环境，标准对电子病历运行的基础环境提出具体要求涉及病历的存储、身份的认证、基础设施、安全保障以及系统的灾难恢复体系，保障电子病历系统安全可靠地运行。

电子病历系统的数据质量，对医院电子病历系统数据的一致性、完整性、整合性与及时性进行考察，以保证后期数据在使用挖掘过程中的完整与有效。

1.局部应用情况评价方法

局部功能评价是针对医疗机构中各个环节的医疗业务信息系统情况进行的评估。根据《电子病历系统功能规范（试行）》《电子病历应用管理规范（试行）》等规范性文件，标准确定了医疗工作流程中的 10 个角色，39 个评价项目。就这 39 个评价项目分别对电子病历系统功能、有效应用与数据质量 3 个方面进行评分，将 3 个得分相乘，得到此评价项目的综合评分。即：单个项目综合评分 = 功能评分 × 有效应用评分 × 数据质量评分。各项目实际评分相加，即为该医疗机构电子病历系统评价总分。

（1）电子病历系统功能评分。对 39 个评价项目均按照电子病历应用水平 0 ~ 8 等级对应的系统局部要求，确定每一个评价项目对应等级的功能要求与评价内容（评为某一级别必须达到前几级别相应的要求）。根据各医疗机构电子病历系统相应评价项目达到的功能状态，确定该评价项目的得分。

（2）电子病历系统有效应用评分。按照每个评价项目的具体评价内容，分别计算该项目在医疗机构内的实际应用比例，所得比值即为得分，精确到小数点后两位。

（3）电子病历系统数据质量评分。按照每个评分项目中列出的数据质量评价内容，分别评价该项目相关评价数据的质量指数，所得指数为 0 ~ 1 之间的数值，精确到小数点后两位。

2.整体应用水平评价

整体应用水平评价是针对医疗机构电子病历整体应用情况的评估。整体应用水平主要根据局部功能评价的 39 个项目评价结果汇总产生医疗机构的整体电子病历应用水平评价，具体方法是按照总分、基本项目完成情况、选择项目完成情况获得对医疗机构整体的电子病历应用水平评价结果。电子病历系统的整体应用水平按照 9 个等级（0 ~ 8 级）进行评价，各个等级与"评级分级"中的要求相对应。当医疗机构的局部评价结果同时满足"电子病历系统整体应用水平分级评价基本要求"所列表中对应某个级别的总分、基本项目、选择项目的要求时，才可以评价医疗机构电子病历应用水平整体达到这个等级，具体定义如下：

（1）电子病历系统评价总分

评价总分即局部评价时各个项目评分的总和，是反映医疗机构电子病历整体应用情况的量化指标。评价总分不应低于该级别要求的最低总分标准。例如，医疗机构电子病历系统要评价为第 3 级水平，则医疗机构电子病历系统评价总分不得少于 85 分。

（2）基本项目完成情况

基本项目是电子病历系统中的关键功能，"电子病历系统应用水平分级评分标准"中列出的各个级别的基本项是医疗机构整体达到该级别所必须实现的功能，且每个基本项目的有效应用范围必须达到 80% 以上，数据质量指数在 0.5 以上。例如，医疗机构电子病历系统达到第 3 级，则电子病历系统中列为第 3 等级的 14 个基本项目必须达到或超过第 3 级的功能，且每个基本项目的评分均必须超过 $3×0.8×0.5=1.2$ 分。

（3）选择项目完成情况

考察选择项的目的是保证医疗机构中局部达标的项目数（基本项 + 选择项）整体上不低于全部项目的 2/3。选择项目的有效应用范围不应低于 50%，数据质量指数在 0.5 以上。例如，医疗机构电子病历系统达到第 3 级，则电子病历系统必须在第 3 等级 25 个选择项目中，至少有 12 个选择项目达到或超过 3 级，且这 12 个选择项目评分均必须超过 $3×0.5×0.5=0.75$ 分。

（三）电子病历系统数据质量评价

在考察某个级别的数据质量时，以本级别的数据质量指数为计算综合评分的依据。但在评价本级数据前应先评估该项目前级别的数据质量是否均符合要求，即前级别的数据质量指数均不得低于 0.5。数据质量评分主要考察数据质量的四个方面：

1. 数据标准化与一致性

考察对应评价项目中关键数据项内容与字典数据内容的一致性。以数据字典项目为基准内容值，考察实际数据记录中与基准一致内容所占的比例。一致性系数 = 数据记录对应的项目中与字典内容一致的记录数 / 数据记录项的总记录数。

2. 数据完整性

考察对应项目中必填项数据的完整情况、常用项数据的完整情况。必填项是记录电子病历数据时必须有的内容。常用项是电子病历记录用于临床决策支持、质量管理应用时所需要的内容。以评价项目列出的具体项目清单为基准，考察项目清单所列实际数据记录中项目内容完整（或内容超过合理字符）所占的比例。完整性系数 = 项目内容完整（或内容效果合理字符）记录数 / 项目总记录数。对于结构化数据，直接用数据项目的内容进行判断；对于文件数据，可使用文件内容字符数、特定的结构化标记要求内容进行判断。

3. 数据整合性能

考察对应项目中的关键项数据与相关项目（或系统）对应项目可否对照或关联。按照列出的两个对应考察项目相关的数据记录中匹配对照项的一致性或可对照性，需要从两个层次评估：是否有对照项；对照项目数据的一致性。数据整合性系数 = 对照项可匹配数 / 项目总记录数。空值（或空格值）作为不可匹配项处理。

4. 数据及时性

考察对应项目中时间相关项完整性、逻辑合理性。根据列出时间项目清单内容进行判断，主要看时间项是否有数值，其内容是否符合时间顺序关系。数据及时性系数 = 数据记录内容符合逻辑关系时间项数量 / 考察记录时间项目总数量。针对每个项目，列出进行考察的时间项目清单以及这些项目之间的时间顺序、时间间隔等逻辑关系说明。

四、电子病历系统应用水平分级评价评审过程

医疗机构参评电子病历系统应用水平，需要经过自评、文审与实用审核阶段，所申报的等级通过前一阶段评审后才能进入下一阶段评审。

（一）自评

参评医疗机构自评电子病历系统应用水平，包括两个步骤：用户注册和数据填报。在国家卫生健康委员会通知各级医疗机构开启但年度的电子病历系统应用水平等级评审工作后，各级医疗机构可登录国家智慧医疗机构分级评价平台（网站地址：https://sjzx.niha.org.cn/Login/Index，以下称"评价平台"）进行用户注册和数据填报。完成数据填报后，评价平台根据医疗机构填报的数据自行计算产生分数并判定医疗机构电子病历系统应用水平等级。

网站用户注册。医疗机构首次登录评价平台需要进行注册，需提供单位基本

信息，省级单位进行信息校验，国家卫生健康委医院管理研究所完成审核。医疗机构用户收到注册成功通知以及账号信息后，应及时修改密码，确保账号安全。机构基本信息发生变更时，应及时登录账号进行修改。

评审报名填报，医疗机构登录评价平台进行自评前，首先需录入"基础数据"部分，然后依次录入"EMR 数据"和"数据质量评估"；录入完相关数据后，点击"确认上报"按钮，评价平台将自动生成填报分析报告，给出医疗机构电子病历系统应用水平自评级别和分数，即完成数据填报；医疗机构一旦确认上报，原则上不得更改数据，确需修改的，登录评价平台点击"数据修改"的"数据修改申请"，按系统要求申请数据修改。医疗机构所在片区上报结束后，数据不可修改；完成数据填报后，医疗机构自评认为能够达到高级别（五级及以上级别），需要在所在片区上报结束后的 7 个工作日内，完成数据提取列的填报，在线提交实证截图及数据质量材料。

（二）文审

文审指对医疗机构所提交的基础数据、数据提取列、实证截图及数据质量等文字材料进行标准符合性审查，包括省级审核与国家级审核。

1. 省级审核

各省级国家卫生健康委员会组建省级评价专家库，并报医院管理研究所备案，按规定组织开展辖区内医疗机构的省级审核工作。自评级别为 0 ~ 4 级的医疗机构，由省级专家在各省卫生健康委员会的组织下对医疗机构在评价平台填报的数据和实证材料进行审核。如审核通过则维持医疗机构原自评级别，审核不通过则根据专家意见酌情降级处理。待医院管理研究所结束本年度评审工作后，由各省卫生健康委员会向医疗机构公布省级审核结果。

自评级别为 5 级及以上的医疗机构，在评价平台完成数据填报后，须在各省卫生健康委员会规定的时限内将实证材料提交到省卫生健康委员会，由各省专家对医疗机构在评价平台填报的数据和实证材料进行审核，审核意见及时反馈给医疗机构，医疗机构收到省专家的文审意见后，须对实证材料进行整改优化。通过省级审核的医疗机构，须在国家卫生健康委员会的评审报名结束前完成对实证材料的整改优化，并将实证材料上传到评价平台；不通过省级审核，则根据省专家意见酌情降级处理。

2. 国家级审核

医院管理研究所负责组建国家评价专家库，按照规定组织开展国家级审核工作。国家级审核工作包括实证材料审核和实用审核（实用审核另行介绍）。

国家级实证材料审核和国家级实用审核的评价专家均从国家评价专家库中随机抽取，对每家医疗机构审核的评价专家人数为 3 名或 3 名以上单数。评价平台后台记录评价专家抽取过程、确定的专家名单和专家审核意见。国家级实证材料审核要求医疗机构须在省级审核通过后 7 个工作日内将材料提交上传评价平台，材料包括：数据提取列表、系统功能实证材料和数据质量评估实证材料。

国家级实证材料审核的工作进展情况和审核结果不单独向医疗机构反馈，国家级审核工作结束后，通过评价平台向各级医疗机构反馈实证材料审核和实用审核的审核结果和审核意见。

国家级审核环节的相关文字、视频等资料，由医院管理研究所统一保存归档，保存期限不少于 3 年。医疗机构有下列情形的，将终止评价并将相关情况通报所在省级单位，按有关法律法规处理，并暂停其下一年度的评价申报：

（1）违反分级评价工作制度，采取不规范行为，影响评价公平公正性的；

（2）通过非正常途径，如上级主管部门、其他医疗机构、学协会、系统供应商等干扰评价专家工作的；

（3）提供虚假评价资料，有伪造、抄袭有关资料等弄虚作假行为的；

（4）拒不配合各环节审核要求，恶意阻碍分级评价工作，造成不良影响的；

（5）发生违规行为被举报并查实的。

3. 实用审核

国家级实用审核目前分为现场审核与远程审核两种方式，正常情况下以现场审核为主。近两年因为新冠疫情的原因，医院管理研究所对接到实用审核通知的医疗机构大部分采用远程审核的方式，对少部分医疗机构采用现场审核的方式。医院管理研究所会将现场审核与远程审核的通知提前一到两周通知相应的医疗机构，医疗机构应根据通知要求，提前做好迎检准备工作，包括迎检人员、迎检资料、相应的软件和硬件设备等。

医院管理研究所每年度均会对 0 ～ 4 级、5 级及以上的医疗机构进行抽查，抽查不合格的，取消该医疗机构评价结果。参与评审工作的单位和人员须加强信息安全和保密工作管理，违反规定的，将通报有关单位的上级部门或有关人员所在单位，取消违规取得的评价结果，并依法依规严肃处理。承担分级评价工作的单位、个人不得以任何形式向医疗机构收取评价费用。国家级审核中的实证材料审核工作产生的费用由医院管理研究所承担；实用审核工作产生的费用由医疗机构所在省级单位与医院管理研究所协商承担。

（1）远程审核

通过国家级实证材料审核的医疗机构，在远程审核前 1 到 2 周会收到医院管理研究所发的远程审核通知和《电子病历系统应用水平分级评价高级别医院远程审核须知》。收到通知的医疗机构须按《电子病历系统应用水平分级评价高级别医院远程审核须知》的要求做迎检准备工作。医疗机构迎检准备工作包括：

1）按要求搭建全少 3 间迎检会议室环境并配备相关软硬件；

2）提前提交相关资料：远程审核安全责任书（盖章 PDF 电子版和纸质版）、数据提取列表（盖章 PDF 电子版和纸质版）、参加远程审核的医院人员名单（盖章 PDF 电子版和纸质版）、医疗机构信息化建设情况介绍 PPT，以上资料提前提交上传到评价平台并发到微信工作群；

3）确定各科室部门迎检人员，要求至少信息化主管院长和信息主管部门负责人参与；

4）其他须准备的相关资料：评审日程、机房网络管理制度纸质材料、医疗管理制度、医院应急演练材料、信息安全三级等保材料、实证材料。

远程审核暂不设置医院信息化建设情况介绍以及最后的总结环节，一般至少分三组专家进行审核，限时 2.5 h 完成，要求医疗机构信息化主管院长参与迎评，严禁供应商、其他医疗机构人员等列席参加。远程审核的大体流程和时间安排如下：

①审核专家组发言（5 min）。

②省级工作负责人、医院负责人发言及介绍参与人员（5 min）。

③按照会议安排专家分组同时展开质询与交流：包括系统功能和数据质量，仅由医院人员演示并回答问题（2 h10 min）。

（2）现场审核

医院管理研究所对少部分医疗机构采用现场审核的方式，接到现场审核通知的医疗机构要做的迎检准备工作如下：

1）准备一间大会议室，作为现场审核启动和总结用；

2）制作医院信息化建设汇报 PPT；

3）制定专家现场走访路线；

4）确定各科室部门迎检人员，要求至少信息化主管院长和信息主管部门负责人参与；

5）文审材料打印，按照双面彩色打印进行装订；

6）其他纸质材料准备：最近 3 个月数据提取列表（盖章）、1～5 级数据申明材料（盖章）、评审指标评分表（每位专家一份）、评审日程、院长欢迎辞/发言稿、机房网络管理制度纸质材料、医疗管理制度、医院应急演练材料、信息安全三级等保材料。

现场审核更加考验医疗机构迎检人员的迎检方法和技巧，审核相对来说更加严格，医疗机构信息化建设及医院业务管理工作须结合实际业务情况真正做到以评促建，系统功能应用真正落到实处。现场审核的工作流程如下：

①医疗机构院领导致辞。

②专家组领队致辞。

③医疗机构介绍信息化建设情况（15min）。

④专家质询与交流。

⑤现场走访考察。

⑥专家填写评审意见表并签字。

⑦专家总结发言。

五、电子病历系统应用水平分级评价展望

电子病历系统应用水平分级评价标准体系，是一个根据我国国情以及具体实施的情况进行不断调整的标准体系，不是一套一劳永逸、亘古不变的评价方法。随着我国医改的不断深入，评价标准体系将会根据实际情况以及医改的新要求不断调整与完善，以适应我国医疗信息化未来的发展速度与步伐。

2019年国家卫生健康委员会将"电子病历系统应用水平分级评价"纳入到公立医院绩效考核工作中，医院管理者开始重视以电子病历核心的信息化建设，参加国家电子病历系统应用水平分级评价的医疗机构逐步增多。随着分级评价标准与方法逐步成熟，专家对医院的实证材料审核与实用审核要求将会越来越高，通过5级及以上水平评价相比以前会更困难。只有秉着以评促建，以评促改，以评促用、评建结合不断促进医院信息化建设，才能真正实现电子病历系统建设与应用水平评价的作用。

第四节　医院信息化建设典型案例介绍

厦门大学附属第一医院全面电子签名建设依据《GBT 25064—2010信息安全技术公钥基础设施电子签名格式规范》《电子病历应用管理规范（试行）》《卫生系统电子认证服务管理办法（试行）》及相关标准规范要求、电子签名密码相关的规范标准及国家电子病历应用评级对应条款：有法律认可的可靠电子签名，按照"可信身份、可信数据、可信行为、可信时间"的目标，建立全院统一的电

子认证服务体系，满足本项目医疗信息系统网络信任体系建设需要，保障医院医疗系统的信息安全，防范医疗服务中的法律风险，提升医护人员工作效率，实现全院医疗服务系统的无纸化运营。其系统架构见图 5-2。

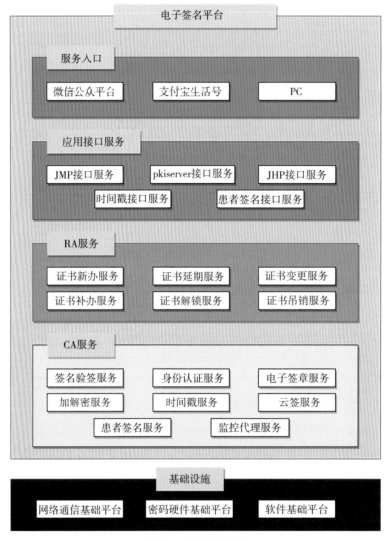

图 5-2 电子签名平台

全院电子签名通过部署大型云签平台设备和安全网关，提供公共密码服务，满足互联网上的安全签名认证需求。通过具备移动签名能力的云签平台，满足互联网环境下的电子签名应用，医务人员使用微信通过扫码即可实现身份认证和具备法律效力的电子签名。其次针对院内特定科室的业务场景，提供基于生物特征认证的签名方式，综合使用声纹、人像、指纹和虹膜这四种主流的生物特征认证手段，进一步提升电子签名在医院不同科室，不同场景下的可用性和易用性，满足各科室的差异化需求。

厦门大学附属第一医院签名系统采用登入时身份认证（通过微信扫码登入）方式如图 5-3 和图 5-4。

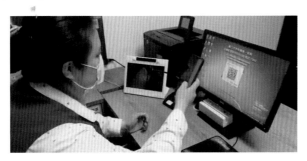

图 5-3　微信扫码登入系统

图 5-4　签名系统界面

通过微信公众平台身份认证机制和个人数字证书进行绑定，从而实现实名登入，严格分配医务人员权限，杜绝了用他人工号冒用身份，处理医嘱的乱象。

医护人员可以实时在手机端对自己的数字证书、手签图片进行管理，无需向信息科提交变更申请，取消数字证书及签名图片变更审批流程，防止医护人员因信息变更导致在工作中无法使用电子签名图 5-5。

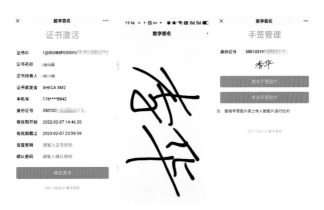

图 5-5　手机端数字认证

集成电子签名的系统包括电子病历、his、超声、病理、检验等；其中由于检验科核酸检测处的特殊性，采用声纹认证方式进行电子签名，满足了科室差异化需求（图 5-6、图 5-7）。

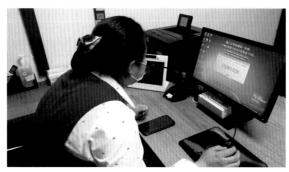

图 5-6　集成电子签名系统

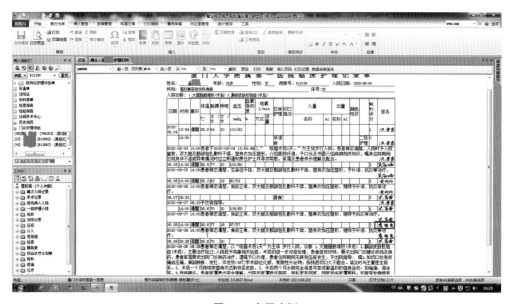

图 5-7　电子病例

本电子签名平台使用密码硬件基础平台作为支撑电子签名的基础设施，上层提供包括签名验签、身份认证、电子签章、加解密、时间戳、云签、患者签名、监控代理、总线服务、RA 服务，并使用 restapi/webservice 接口进行封装对外提供便捷的接口改造服务。用户可以通过微信、支付宝等公共平台或者 PC 上实现身份认证。在业务流程上主要分为内网的电子签名平台和外网的公众平台服务。公众平台作为用户发起认证请求的渠道，手机作为硬件载体，取代传统的 USB-KEY。用户通过打开扫码客户端，客户端向云签平台发起请求，从密码资源池中生成二维码供用户扫码认证。同时，公众平台也可以作为用户管理自己数字证书、印章的渠道，取代传统的线下模式，完全由用户线上主动来处理。院内电子签名平台用于在内网对业务数据进行签名并统一保存用户私钥。用户在公共平台进行身份认证，业务数据经过网关访问电子签名平台总线，在云签平台上进行数据签名和时间戳签名，由电子数据存证系统将数据进行统一固化存证，形成一条完整的电子签名证据链。

　　电子签名平台在用户端主要采用的是 nutz 架构。通过 nutz 架构搭建基础框架并且与第三方公用平台（如微信公众平台、支付宝生活号）进行交互，使用基于第三方公用平台的基础能力为用户提供通用的服务，让用户无需额外下载 App，直接通过通用平台来完成一系列的身份认证和证书管理操作；内网中主要通过 spring boot 框架并集成 kafka、zookeeper、redis 等中间件，为医院业务系统提供通用的 rest api 和 webservice 风格接口。通过 rest api 和 webservice 接口简化 CA 标准接口，并提供零接口改造方式，封装签名验签、身份认证、电子签章、加解密、时间戳、证书管理服务，极大程度加速了业务系统的改造时间，简化了改造复杂度。并通过 go 语言实现监控代理服务，提供了业务的实时监控；在数据服务层主要使用 ldap 目录和 mysql 服务来实现证书目录（ldap）和业务数据（mysql）的存储。平台技术架构如图 5-8。

第三方授权	用户端		
微信		用户端框架	
支付宝	weui	nutz	jquery
……		用户入口	
	微信公众平台	支付宝生活号	生物认证终端

电子签名平台					
	应用层平台		应用层接口		
时间戳管理系统	电子印章系统	可信存证系统	集成总线	生物认证引擎	dll动态库
		后台框架			
Spring Boot	SpringMVC	struts	hibernate	cxf	kafka · zookeeper

PKI服务体系					
签名验签服务	身份认证服务	电子签章服务	加解密服务	时间戳服务	证书管理服务

数据服务层	
ldap	mysql

图 5-8　厦门大学附属第一医院电子签名技术构架图

　　电子签名平台关键技术原理如下：

一、二维码认证

二维码认证用户使用主要流程为：用户打开业务系统 → 业务系统弹出二维码 → 用户使用手机扫码 → 手机显示扫码成功，业务系统登录完毕。

用户打开业务系统，业务系统调用后端电子签名的获取二维码接口。电子签名系统通过云签名服务的短地址服务和密码认证资源池生成认证专属二维码，并将二维码返回给业务系统展示。当用户使用手机微信扫描二维码时，短地址服务读取到用户的扫码请求并合并地址，nutz 框架将该请求解析后与微信公众平台进行交互来获取用户的微信 openID，并确认该二维码是由密码认证资源池生成。外网云签名服务此时会根据用户的微信 openID 变更二维码状态，此时手机端会跳转至微信公众号并显示"认证成功"。同时内网的电子签名认证服务以轮询方式向外网请求，确认该二维码的状态是否为已扫描且认证成功，将用户身份标识 hash 与内网的用户身份标识 hash 进行并比对，并返回给业务系统。业务系统收到后，与自身用户体系唯一标识比对，比对成功则二维码认证流程结束。

二、生物认证引擎

以人脸识别为例，人脸识别主要通过比较两张图片特征来判断是否为同一个人。首先将图片载入，进行灰度化处理，并将图像的尺寸统一后实现均衡化，后续继续生成图像样本矩阵，使用 PCA 算法将样本矩阵数据降维，导入至比较函数。后端使用通过训练集训练 KNN 算法计算得出预测结果。

KNN（k-Nearest Neighbor）算法：KNN 算法全称为 K- 最近邻算法。即为在一个样本集合中，可以找到最相邻的 K 个样本，在该 K 集合的样本中存在多个特征值，将该的多个特征值中提取并进行分类，类别占比最高的即为最后的预测类别。

KNN 算法主要以欧式距离进行距离计算，以 $D(a, b) = \sqrt{\sum_{i}^{n}(a_i - b_i)^2}$ 作为基础计算公式，将预测点与所有点计算距离，并使用交叉验证计算验证集合的结果方差，选择临界 K 值作为选取的样本数量。

生物认证引擎通过 kd-tree 降低模拟训练时的算法复杂度，并根据多次模拟训练得到合理 K 值，人脸识别准确率达到 98%。

三、零接口服务

零接口服务为业务系统提供最快的改造服务。业务系统在电子签名时不需要调用电子签名接口即可完成电子签名流程。零接口服务主要分为"推模式"和"拉模式"。

推模式：对接业务系统将待签名的数据以自己的存储方式额外存储一份到中间数据库表里（需新建独立的库表与现有业务系统数据的库表分开，确保零接口服务操作该新建的库表时不会影响现有业务系统数据的库表），并提供该新建的数据库表的账号、密码给零接口服务查询取数据并进行电子签名，在签名完毕后删除中间库内已签名数据。

拉模式：对接业务系统提供数据库结构说明文档及账号密码，在表内使用字段说明哪些业务数据是待签名数据，由中间库服务根据待签名字段抽取待签名的数据进行电子签名。

四、数字证书互认

电子签名平台采用基于列表的数字证书互认技术。权威第三方 CA 机构颁发的数字证书均采用标准 X.509 格式，各权威数字证书颁发机构均对外提供根证书及证书吊销列表下载服务，由于各用户的数字证书均通过颁发机构专有的签名根证书进行签名，因此通过该证书颁发机构对外公布的根证书即可进行签名验证，如果验证通过则表明该用户证书为该证书颁发机构颁发。电子签名平台将权威第三方 CA 机构的根证书导入并进行统一管理，在进行数字签名验证时解析数字证书信息判断证书的颁发机构，通过平台内该证书颁发机构的根证书进行签名证书链验证，并根据解析的证书有效期以及第三方 CA 机构的吊销列表判断该证书是否有效完成多方证书有效性验证，实现多 CA 的数字证书互认。

第六章　面向医院运行的智慧管理建设

第一节　行政事务管理

一、概述

　　近年来，在国家政策的大力支持下医疗改革不断推进，智慧医疗建设也大步迈进医疗改革的进程。随着"健康中国"战略落地实施，人们对生活健康的关注度越来越高，国家的医疗卫生水平也在不断地提高。对于公立医院来说，从传统医院、智能化医院、信息化医院、数字化医院、智慧化医院的发展过程中，无论是源于外部的竞争压力，还是源于内部的运营压力都越来越大，借助现代化信息技术手段实现业务信息和财务信息的交互共享，有效整合医院资源，使医院的各项工作都能够在战略指导下开展，进一步使医院运行的效率提升，已经被越来越多的医院管理者所重视。

　　随着公立医院的快速发展，收支规模不断扩大，医、教研、防等业务活动、预算资金资产成本管理等经济活动、人财物技术等资源配置活动愈加复杂，经济运行压力逐渐加大，仍需坚持公益性原则，加快补齐内部运营管理短板和弱项，向精细化管理要效益，着力完善医院管理体制和运行机制，不断丰富现代医院管理制度内涵，为现代医院管理制度建设作出新探索。医院管理体系和管理能力相互促进、相互依存，引领并应用于医院的管理中。医院管理体系和管理能力智慧化是新时代实现发展的内在需求，而行政管理智慧化建设作为医院管理的重要节点，是当前医院行政管理改革和现代化发展进程中的重要保障。我们要加快推动公立医院高质量发展，推进管理模式和运行方式加快转变，进一步提高医院运营管理规范化、科学化、精细化、智慧化水平。

二、公立医院运营管理

当今世界正经历百年未有之大变局，习近平总书记多次强调要坚持底线思维，着力防范化解重大风险。"于安思危，于治忧乱。"公立医院运营管理要始终遵守公益性、整体性、融合性、成本效率和适应性五项原则，以新时期卫生与健康工作方针和公立医院事业发展战略规划为指引，推动核心业务工作与运营管理工作深度融合，提升运营管理效益和投入产出效率。

一是坚持党建引领，全面执行和落实党委领导下的院长负责制。充分发挥医院党委把方向、管大局、作决策、促改革、保落实的领导作用，集体研究决定重大问题。健全完善医院党委常委会和院长办公会议事决策制度，建立书记、院长定期沟通以及党委领导下的院长负责制执行情况报告制度，构建党委统一领导、党政分工合作、协调运行的工作机制。

二是贯彻总体国家安全观，统筹发展与安全，构建统筹、协同、高效的医院安全管理体系。医院成立安全委员会，健全预警、应急响应、指挥及处置等安全体系建设，全面加强医疗安全、生产安全、消防安全、治安安全、实验室生物安全、信息安全、危化品安全与意识形态安全、保密安全等管理，把安全贯穿到医院发展各个领域的全过程。

三是构建运营管理组织体系，加强组织建设。医院主要负责人全面负责医院运营管理工作，总会计师协助做好具体工作，各分管院领导对具体工作分工负责。医院应当成立运营管理委员会，负责运营管理的部门，并充实运营管理部门人员力量。理顺运营机制，医院内部应当强化决策机制，健全分工机制，细化落实机制、实化评价机制，构建反馈机制。完善制度体系，医院应当建立健全运营管理制度体系，明确组织机构、职责权限、决策机制、业务规范、运营流程等内容，完善人力资源管理、空间和设施设备、绩效、财务、资产、风险防控、信息化等各项管理制度。

四是运营管理的重点任务，明确管理范畴，优化资源配置，加强财务管理，加强资产管理，加强后勤管理，加强临床、医技、医辅科室运营指导，强化业务管理与经济管理相融合，强化运营风险防控，加强内部绩效考核，推进运营管理信息化建设。优化管理流程，梳理运营流程，评价运营流程，优化运营流程，推进流程管理标准化和信息化。强化信息支撑，建立运营管理系统和数据中心，实现资源全流程管理；促进互联互通，实现业务系统与运营系统融合；利用数据分析技术，构建运营数据仓库。提高决策质量，建立决策分析体系，推进决策分析一体化平台建设，加强分析结果应用。

五是加快智慧医院建设，智慧管理覆盖医疗质量管理、医院运营管理、智慧后勤管理和跨机构协同管理四个方面，结合智慧管理评测指标要求，利用信息技术全面支撑医院智慧管理建设，实现医院从"信息化"走向"智慧化"。其中最底层是基础设施保障，满足所有智慧医院系统接入的基本需要。医院通过院内集成平台实现信息的交互与共享，依托标准规范、安全保障、项目管理三大标准体系，构建涵盖临床数据中心、资源数据中心、运营数据中心、教学数据中心、集团跨机构数据中心的全量数据中心，借助机器学习、神经网络等技术实现数据挖掘，以数据为支撑，提供科学、客观、专业的管理支持。对于跨机构管理，采用集团协同平台与院内平台联动的两级平台交互模式实现跨机构业务交互，协同管理，从而打造功能实用、信息共享、管理智能的"精""准""细""严"的精细化管理体系，最终达到智慧医院的建设目标。

三、智慧化运营管理系统和数据中心建设

（一）制度现代化是推进医院管理现代化的先决条件

制定科学合理的规范化制度是医院行政管理实现目标的重要基础，同时也是行政管理智慧化平台建设的重要前提。因此，医院在智慧化建设的过程中应建立健全各项管理制度，明确指导思想和建设目标，统筹规划，形成完整的制度体系；成立智慧化建设的常设机构或领导小组，构建严格的管理责任制；完善智慧化管理日常工作制度，从责任目标、软硬件管理、网络维护、安全监管等方面规范和引导行政管理人员日常工作，为医院行政管理智慧化建设提供有力保障。

（二）科学设置智能化设备，建设行政管理智慧化监控平台

在医院行政管理智慧化建设的前期筹备中，相关管理人员需要充分了解医院行政管理部门的工作特点，为行政管理部门的智慧化建设整理和设计出相关的设备采购计划，并根据行政管理部门的工作需求，科学地在不同的分部设置不同的智能化设备，在物质条件的基础上迈出智慧化建设的第一步，再逐步搭建医院行政管理智慧化监控平台。

（三）构建全智慧化管理模式

打破传统管理限制，在基本的设备、资金等物质基础解决以后，医院管理人员还需要组织行政管理部门的工作人员对智能化系统和管理进行更加深入的了解和学习，并且要与行政管理部门的管理人员积极沟通，找出行政管理部门在管理模式方面存在的不足，以此为基础健全智慧化管理模式，让每一个行政管理部门的人员都能意识到智慧化建设的重要性和益处，从而在接下来的工作中能够更好地围绕"智慧化"展开行政管理工作。培训专业管理技术人员，架构完善智能系统，有了完备的资金、智能化设备和管理模式，那么在医院行政管理部门的智慧化建设中，下一步就需要给行政管理部门培训专业的智能化技术管理人员。工作能力强、技术硬的智能化设备技术人员是整个智慧化系统的核心，因此，医院管理人员必须带领行政管理部门的技术人员进行专业的技术培训，并在培训过程中收集人员意见，逐步架构完善的智慧化系统，将人员与技术紧密联结，形成一个完整的行政管理部门智能化体系。以"升级技术""改善行政管理服务""智能化"为主要建设目标，给行政管理部门的技术人员制定明确的工作方向，以高素质的技术人员为保障，保证智慧化系统的有效运行，并切实提高行政管理部门的智能化工作效率，使智能化能够深入医院行政管理部门的每一个角落，从而持续稳步建设和发展。至此，医院行政管理部门的智慧化建设便圆满完成，能够成为医院坚实的行政管理保障。

（四）加强基础设施深化信息共享

现如今大部分医院的网络设施和智慧化都已较为完善，但由于办公系统的不统一，在行政管理工作中依然保持纸质办公与线上办公并行的办公模式，浪费资源的同时增加了医护人员的工作量。因此，建立内部共享的互通式行政管理信息平台迫在眉睫。①医院应加强软硬件设施配备，引进先进信息化系统，研发构建集服务与管理一体的共享平台，科学设置数据库和资源共享库。②充分依托数据融合技术，及时升级和完善信息化系统，打破各部门间的信息壁垒，实现不同系统间的有效对接，如挂号系统、科研系统等系统中的用户基础数据互通互联，科研系统、内控系统和财务系统的部分数据互通，可极大提升工作效率。部门信息数据库的共建与共享，是当前行政管理工作改革的内在需求。

（五）推进运营管理信息化建设

按照国家和行业已发布的医院信息化建设标准，加强医院内部运营管理信息系统建设，促进实物流、资金流、业务流、信息流四流合一；加强各个信息系统的有效对接，确保各类数据信息的规范性、完整性和有效性，支撑运营数据的统计、分析、评价、监控等利用；加强运营管理信息安全，完善信息保护技术措施和制度。

充分利用现代化信息技术，加强医院运营管理信息集成平台标准化建设。建立运营管理系统和数据中心，实现资源全流程管理。主要围绕人力、财务、物资、基础运行、综合决策等五大领域，医疗、医保、药品、教学、科研、预防等六大事项，重点建设人力资源管理系统，资金结算、会计核算、预算管理、全成本管理、审计管理等财务系统，绩效考核系统，物资用品管理系统（药品、试剂、高值耗材、低值耗材及办公用品、消毒器械及材料、物资条码等）、采购管理系统（供应商、采购计划、订单管理等）、制剂管理系统（中药材和制剂原料、中药饮片和制剂成品）、资产管理系统（房屋、医疗设备、后勤设备、无形资产、在建工程），内部控制、项目、合同、科研、教学、后勤等管理系统，以及基础平台、数据接口和运营数据中心等。

推进决策分析一体化平台建设。通过对运营数据进行标准化、集成化、自动化处理，实现数据共享，强化数据应用，为医院运营管理持续改进提供全面、准确、及时的数据支撑。

加强分析结果应用。医院应当将决策分析结果重点应用于业务管理、资源规划、资金统筹和风险管控等方面，进一步提高运营效率和管理能力，推进医院现代化治理体系构建和治理能力提升。

利用数据分析技术，构建运营数据仓库。医院应当从医、教、研、防各业务信息系统中抽取用于支持运营管理决策的相关数据，经过清洗转换形成运营数据仓库，为运营数据分析展示和运营决策模型构建提供依据。

构建多媒体、网络及硬件维护中心，多媒体、网络以及硬件维护中心，主要负责全院智慧化手术室、综合网络系统、医院现用网络设备以及综合机房系统的日常维护和管理工作。在医院智能化行政管理工作不断推进的前提下，为了能够推动医院的健康可持续发展，就需要确保各项科学技术的合理利用。因此，需要严格落实各项机制，为医院的智能化建设提供良好的环境。

四、智慧化信息化行政事务管理现状

随着信息技术在我国的快随发展，各类信息化技术手段在医院中不断应用，极大地提高了医院的办公效率，对行政办公模式的变革产生了深远的影响。HIS、EMR、LIS、PACS以及无线技术的应用改变了医院的运营模式，显著提高了医疗业务效率。但是，医院除了医疗业务之外，还有大量的辅助管理业务，比如行政办公、科研、教学、医患关系管理、继续教育等，这些方面的业务也急需相应的信息系统来提高管理效率，这些领域就是办公自动化（Office Automation，OA）的用武之地，OA平台可显著提高医院辅助管理方面的效率。管理的基础是信息，缺乏信息的支持，管理就是空中楼阁。HIS、ERP等信息系统使医院运营管理精细化，OA使医院行政办公、科研管理、教学管理等辅助业务的管理精细化，在完成日常管理业务的同时，可进行各种统计分析，不断改进管理。

现有OA系统多数基于浏览器的内部网络环境，实现医院内部公共信息、个人信息以及各种业务信息的分类发布、管理、定制和共享。单位员工只要登录进单位信息门户，就能够获得自己权限范围内的业务视图，包括享有权限的协同模板、公告等各种公共信息内容和进行相应的业务处理、协作办公，并可以进入对应的业务系统处理实际业务。创建一个提供支持信息访问、传递，以及跨组织工作的集成化工作环境。做到集中管理信息资源，统一管理知识资产，提升组织运营效率。

在日常公文流转审批处理时，公文处理和交换按照医院的公文管理方式进行管理并自动归档，解决公文的规范化和执行问题，支持电子签名、痕迹保留等，实现公文流程以及节点权限、公文单格式、公文格式和文号管理的全面自定义。对日常工作中收文、发文、传阅件、签报等从起草或登记直至最终的自动归档全过程按人工控制流转或按预定流程自动流转的相应动作处理、流向跟踪、公文催办、督办及统计管理，并与工作流无缝结合，提供灵活的控制方式。大大提高了日常公文起草、审批、发布、流转的效率，利用信息化智能为行政事务管理提质增效。

在医院内部建立即时、灵活、内容清晰、信息畅通的内部工作协作平台。提供个人自定义工作流程的发起和接收，实现个人工作流程的待办和跟踪，可以在同一协作流程中实现工作事件的交办、任务补充和检查、完成情况跟踪；也可以实现任务接受与确认、多人讨论、工作任务再分解和确认等完整协作过程的管理。如会议纪要发布、报告书、提案书的呈报等。

人事管理能采用图形化的方式为各个机关部门及单位建立树状组织机构图。管理者根据工作流使用者在不同工作流程中需要完成的任务，为其赋予角色人员基本信息。系统具备信息发布功能，信息发布可以针对单位所有人员或指定的人员、部门、职务、岗位或者群组等方便地发布各种信息，包括公告、论坛、调查、新闻等。每种形式都可以单位具体管理情况自定义多个不同栏目，如医务动态、财务通知等，这些栏目可以由管理员定义在信息门户的相关版块及栏目中。

行政事务管理充分利用OA系统的便利性完成综合办公类的管理。例如资源使用，资料管理，车辆管理，物品管理，网上调查，问卷调查，档案管理，会务管理，设备管理，医德医风，满意度调查等。

OA 系统中的财务管理功能主要包括五大功能模块，分别为报销流程、请款流程、借款流程、固定资产、报表查看，通过报销、请款、借款、固定资产的管理，使单位的财务状况保持优秀，管理有序。

多数 OA 办公自动化系统具备知识文档管理的功能，最大限度地实现医院内部信息资源的管理和共享，实现医院内部文档资料和其他信息的全面管理和共享，为医院提供信息资源和管理过程信息全生命周期的分类、储存、授权、共享和发布等多种手段，并设立可具体到个人或部门的权限管理。实现医院内部通用文档资料、经验知识分享和发生的各种工作事件的记录能够按权限进行多种方式的共享。将流程审批过程中的各种附件，通过软件功能进行分类汇总，既方便日常管理与查询，也有助于医院提高知识管理的水平。

办公自动化系统具备资源管理的功能，能对医院内部的各种资源进行统一调配和管理，加强各种资源的有效利用。通过有效的日程管理和利用自己的时间、领导日程可公开，领导交办工作转为日程事件以及个人日程上报领导，日程事件自动提醒等。全面的计划管理，实现日计划，周计划，月计划，任意期计划的设置，并可以实现下属与领导之间针对计划进行讨论和确认。上级领导可直观看到下属员工近期的工作动态、工作流程、请假信息等。为各个用户提供报表服务，能够平滑地嵌入系统建设的各个业务系统中。

通过医院办公自动化系统平台的自定义工作流和自定义数据库主表关联表、自定义表单的技术实现对医院业务部门数据和信息进行统一管理：院办行政工作管理、党办党建工作管理、医务部业务管理、护理部业务管理、后勤保障部业务管理、信息化管理等。

从传统行政事务管理到信息化支持下的办公自动化仅仅数十年，随 4G、5G 的快速发展，多数 OA 系统已经支持移动办公，将医院内部系统紧密联系在一起，在智能手机、平板电脑等移动终端上就可和本院的 OA 系统服务器进行数据同步，方便领导层查看院内各系统数据，及时了解医院的综合运营情况进行决策。即使出差在外也可以处理公文、批示意见、进行日常办公事务，也可以查询调阅所需资料，真正实现远程办公，异地办公。同时系统具备手机短信通知、邮件通知、即时通信软件通知等功能。

五、灵活的医院智慧管理建设，全面支撑医院能力建设

目前已发布的《医院智慧管理分级评估标准体系（试行）》和建立健全现代

医院管理制度的系列文件强调了医院管理所需要遵守的制度和方法。医院运营管理软件产品就是支撑实现智慧管理的底层支撑，从 0 级（无智慧医院管理系统）到 5 级（高级业务联动，精细化管理），通过不断地建设，达到最高标准。

在建设过程中，系统间的联动、融合各项文件然后通过统一的产品体系来实现和前瞻性建设都是必要的。医院管理体系建设不能完全对照要点，要更多地考虑未来和底层建设，这样才能在标准改变后比较从容地应对等级评估标准的建设，而不是被动地等着政策出台再去满足条件。充分对比医院管理要求和新制度对运营影响，深入解读各项文件的管理要求后再进行建设。

要做区域的智慧医院运营管理体系建设，要给牵头医院打造自身的运营管理体系。一方面满足运营管理的要求，满足每个经济实体高效的发展。另外一方面要考虑如何让牵头医院带动基层医院在人财物这个层面去实现资源统筹，实现资源平衡，包括分级诊疗，包括医师多点执业，都需要纳入考虑。

升级内控制度建设，新的内控制度建设与原来相比，从目标范围、关注过程、明确内容和体现现代管理理念等方面，都进行了一个比较大的升级。在落地医院运营管理体系建设过程中，内控制度也是一个要点。全面覆盖，构建不断完善的智慧医院运营管理体系。

国家多次强调要打造智慧医院。智慧医院是一套融合物联网、云计算等技术，以患者数据为中心的医疗服务模式。很多医院的人认为这是机器和网络管理了医院，而不会反过来思考医院是否需要管理机器和网络，这就是智慧管理。打造智慧医院，要关注的是推行管理的现代化，就是管理变革，管理体系一定要适应信息化和工业化、智能化的状况，这是智慧医院的核心内涵。

医院管理者的首要目的是要把医院打造成耳聪目明、决策反应灵敏的状态，要做到"去行政化"。医院的智慧信息技术已经有了这个技术条件，可以用最新的技术使医院呈现出整体人工智能状态。

医院不能像其他许多行业一样追求智慧化。医院更多追求的是重点是智能化的应用、智慧化的改造，始终把人作为主体，智能化智慧化等等作为客体。医院经营是有风险的，在竞争愈演愈烈的情况下，医院随时都面临着被淘汰的风险。所以管理医院就是要实现医院风险识别的智能预判预知以及防范，同时使医院的效益持续优化。另一方面，智慧医院的本质是数据，就是整个医院的数据相通，建成医院的大数据和外部的数据进行连接。假设智慧医院是一个人工智能的人的话，那么数据就是这个医院的血液，如果没有数据的流动，这个医院就是死医院，所以智慧医院管理就是要让数据在医院当中畅通流动。医院的管理者不仅要管理庞大的医院工作人员还要管理各种机器。没有数据的支持，依靠传统管理，医院管理者估计会被杂乱的事情搞得晕头转向。智慧管理，是已有的知识管理的升华，使知识管理成为完整的、真正意义上的管理模式。在医院的现代化建设中，智慧管理应当被重视、被推广，医院管理者才能顺应时代的潮流，顺应改革的要求，健全现代医院的管理制度，提高医院的影响力。

第二节　医院行政业务的精细化管理

一、概述

随着信息化智能化技术的快速发展，我们迎来了新的时代，人们对医院的服务要求越来越高，同时，医院在新时期也迎来了新的挑战与机遇。对于医院而言，行政办公室堪称中枢系统，是协调各部门，辅助各部门工作运行的重要职能部门，因此，行政办公室的服务能力与协调能力影响着医院的整体发展势头。基于此，医院行政办公室的服务管理系统应实行精细化管理，为医院的发展提供助力。精细化管理，对于医院行政服务效能的提高和医院各部门之间的协调工作都有十分重要的意义。

精细化管理作为一种理念、一种文化，其生产效率和管理效能大为提升，并逐渐渗透至其他行业管理领域。医院管理是个精细活，比如医疗活动的精细化、护理管理的精细化、医院运营工作的精细化、医院绩效考核的精细化、医院人力资源管理的精细化、医院行政工作的精细化和医疗保障管理的精细化等，这些管理都需要精益求精的工匠精神。

新医改政策的要求使得医院管理模式逐步由粗放型向精细化转变，而新冠疫情给医院带来的影响又进一步提高了精细化管理的重要性。然而对于医院这种集资本密集型、劳动密集型、知识密集型于一体的组织，精细化管理的落地绝非易事。近年来，新医改如火如荼，国家政策频出，对医院的要求也越来越高。国家卫生健康委员会办公厅关于进一步完善预约诊疗制度加强智慧医院建设的通知中就明确指出要以"智慧管理"建设为手段，进一步提升医院管理精细化水平。在政策的要求下，医院要以优质、高效、低耗为管理目标，就必须实施精细化管理，建立以患者为中心的服务模式；以医疗质量标准化和医疗技术创新为核心的精细化管理模式。医院管理体系和管理能力相互依存、相互促进，引领并应用于医院的管理中。医院管理体系和管理能力现代化是新时代实现发展的内在需求，而行政管理智能化建设作为医院管理的重要一环，是当前医院行政管理改革和现代化发展进程中的重要保障。

在医院行政管理工作的实际操作中，应该对工作内容、工作分工精细化，组织协调好各部门间的职责范围，规范工作流程，提高医院工作人员的效率意识，运用智慧化、精细化的管理手段和方法，对医院工作进行优化和整合。推进医院行政管理智慧化、精细化管理的主要目的是在建立精益求精的行政管理目标的基础上，通过明确责任分工，不断优化业务流程，使医院的整体效能得到提升，更好地为社会提供医疗服务，但现阶段医院的行政管理仍存在问题，要实现智慧化、精细化管理，需要在各方面探索实践中不断地优化和完善。现阶段医院已经认识到行政管理精细化、智慧化，对提升其服务质量和效率，推动医院持续发展的重要性，并有意识地结合医院目前在行政管理方面存在的问题，进行针对性的实践探索，这是我国医院服务理念提升的具体体现，应在不断优化的同时积极推广医院行政办公室服务精细化管理。

二、精细化管理是医院做强之本

社会发展带给医院的变化是医院规模逐渐扩大，医疗技术日趋复杂，员工数量越来越多，医疗协作要求更高。随着医院的分工越来越细和专业化程度越来越高，无论是公立医院还是民营医院，实施精细化管理已经成为医院做大做强的根本途径，也是医院实现可持续发展的必由之路。

纵观医院经营现状可看出，许多医院在经营发展中接到投诉，最为常见的投诉意见为：电话预约线路经常被占用或者无人接听；医院电脑及其他设备经常出现故障等。出现这些现象核心因素就是办公室行政管理工作有待细化，工作人员缺少量化考核。一方面是由于医院招聘或选择工作人员时未开展综合性考核，导致部分人员素质不高或其他问题存在，影响医院办公室行政管理工作效率无法提高；另一方面是因为在办公室岗位考核期间，医院管理者没有对员工实践操作提出具体要求，使部分部门人员在工作中出现消极态度，长时间恶性循环难免对医院发展造成不利影响。

除精细化管理目标待明确和办公室岗位考核待量化等问题外，医院办公设备的落后也会引发办公室行政管理效率下降。尤其伴随信息技术飞速发展，各行各业开始使用新型现代化办公设备，但医院却因为各种各样原因，没有更新办公设备。此外，对计算机网络知识了解和运用的医院工作人员少之又少，无法熟练使用计算机相关操作导致工作效率低。由此可见，因医院办公设备有待更新，工作人员对信息化软件设备的了解和熟练操作有限，使得行政管理精细化发展受到阻碍。

三、关于精细化管理的理解

（一）精细化的管理方法

精细化管理对于医院而言，是一种有效提升工作效率的管理方法。精细化管理是医院将有限的医疗资源发挥最大效能的过程。要实现精细化管理，必须建立科学量化的标准和可操作、易执行的操作流程，以及基于操作流程的管理工具。管理者通过对医院成本、岗位、薪酬、流程和考评等进行精细化管理，可以真正将人力、物力、财力等各种资源综合利用，发挥最大效能，产生最大效益，最直接的表现就是医疗质量和服务持续改进，工作效率提升，核心竞争力得到增强。

（二）精细化的管理理念

精细化管理对于医院而言，是一种高度契合其工作要求的管理理念。精细化管理体现了医院对管理的不懈追求，是医院工作严谨认真、精益求精思想的贯彻。现代管理学认为，智慧化管理有三个层次：第一个层次是规范化，第二个层次是精细化，第三个层次是个性化，三个层次依次发展。做好规范化，才能给精细化打好基础，精细化做到一定程度，才有满足做个性化的能力。医疗是对于工作规范化要求最高的行业之一，从这个意义上看，医院的工作与精细化管理有非常高的契合度，所以，精细化管理对于医院来讲是一种高度契合其工作要求的管理理念。

它体现了医院领导对管理的完美追求，是医院管理严谨、认真、精益求精的贯彻。医疗是一个严谨的过程，只有用精细化的管理理念，指导严谨的医疗实践，在医疗服务的各个环节和程序中，以严谨、认真、精益求精的理念对待诊疗、护理的每一个环节和过程、对待医院管理和经营的每一个步骤，医院才会取得竞争的优势和品牌的发展。精细化的管理理念是一个自上而下而又自下而上循环往复的过程，是一个组织内领导对员工与组织体系熏陶的潜移默化过程，只有在组织内畅行精细化的管理理念，精细化的管理才能成为领导者与员工们的习惯。

（三）精细化的管理文化

它体现了医院组织内管理的文化氛围和体系。三流的组织卖产品，二流的组织卖标准，一流的组织依靠文化影响。精细化管理在医院组织内部形成一种文化氛围后，就会在全体员工之间、各个操作流程、操作环节之中形成一种自觉与自愿，这是一种理念的更新，更是一种管理的自我要求，是建立在规范基础上的主流文化氛围。

（四）精细化的环节管理

精细化管理的实现更注重于环节的衔接。环节的流畅与自然过渡是医院精细化管理的难点所在。医院组织管理的有效与效率体现在医院管理的衔接过程之中。

在医院，由于对疾病的诊疗涉及多学科、多部门、多体系的分工配合，如医师、护士、医技检查人员、后勤服务人员、财务收费人员的相互配合；在治疗过程中，还涉及同一服务体系中不同班次人员之间的交接，由此而产生的各种交接班制度等，因此各种诊疗服务环节之间衔接的精细化管理，是体现医院管理是否高效的重要标志之一。

（五）精细化的非泛化管理

医院精细化管理的落脚点是精、准、细、严，不是停留于空泛管理之上。要求具体到医院组织内部的每一项管理，准确到医院专科发展建设上，每一个人操作规范，细化到每一个诊疗操作的步骤，严格执行各种行业规范与准则，将管理具体化、内容清晰化、过程明朗化，以实现医院精细化管理的要求。

（六）精细化的系统管理

医院任何一个部门都是一个多系统协作的组织，精细化管理要对医院组织系统内不同部门、不同流程、不同环节之间的统一协调管理，包括了对每个诊疗服务流程从起始、中间、结束、后续等一整套的系统管理过程，以及在不同流程中，需要对不同部门及环节之间的配合和配套服务跟进工作。

医疗服务的产品就是患者的健康，在促进患者健康的过程中，医疗部门不仅要对患者的身体健康康复做出治疗，同时更重要的是应用社会 - 生物 - 心理的医学模式，对其身心做出系统的治疗康复过程。因此，医院的精细化管理更注重于系统的管理过程。

精细化管理研究的范围是医院管理的各部分内容和各运行环节，有一些创新和发展，但更多的是基于原有管理基础的改进、提升和优化。例如，成本管理、薪酬管理和考评管理都属于相对成熟的管理模式，只是在原有的基础上有一些发展；而岗位管理和流程管理则有一些新的方法和应用。但是不管如何，要实现精细化管理，必须建立对于组成部分和运行环节的科学量化标准和可操作、易执行的作业程序，以及基于作业程序的管理工具。

（七）精细化的目标管理

在医院精细化管理过程中，为组织内成员描绘一个共同愿景，让所有成员在可及的共同愿景下，为着共同的目标而努力奋斗。这就要求医院的目标要可及，且有具体的实施步骤。

精细化管理的要求，就是要让每个目标能分解成若干子指标，并有具体可实现的步骤，让组织成员明确实施步骤的岗位职责和具体工作。医院精细化管理在目标管理过程中，就是要细化、明确目标的分解、组成，以达到最后实现医院共同目标和愿景的目的。

（八）精细化的持续管理

精细化管理的目的是使医院医疗质量和服务持续改进，医院的工作效率提升，医院的核心竞争力得到增强。这是基于医院战略清晰化、内部管理规范化、资源效益最大化的目标提出的，是医院个体利益和整体利益、短期利益和长期利益的综合需要。医院管理要形成回路，是一个持续改进过程。医院精细化管理要求在管理的过程中，不断收集回馈医院管理的信息，以根据医院管理的实际不断作出修正和调整。

事物的发展是一个动态变化的过程，特别是医疗管理过程中，患者疾病的发生、发展、转归是不停地变化的。因此医院精细化管理要求医师和护士不断地根据新情况、新问题、新要求做出适当的调整和反馈，形成医院管理的回路以达医院管理的实效。所以，实施精细化管理必须平衡好医院里个体利益和整体利益、短期利益和长期利益之间的关系。

四、目前医院行政管理中存在的问题

（一）部门责任交叉重叠现象普遍

首先，现阶段我国大部分医院虽然建立了岗位职责规章制度说明，但其文字介绍较笼统，并未对各级职务、职责等进行明确的规定，导致医院在运行的过程中通常以上级要求和工作经验等作为职责划分的依据。其次，部分医院虽然建立了职责相关规定，但其并未结合医院的发展和患者的实际需要进行不断的修正和完善，使医院部门责任交叉重叠的现象较为普遍，为智慧化、精细化管理增加了难度。

（二）岗位工作流程不清晰

现阶段部分医院在运行的过程中以工作管理、公文等作为部门间协调的主要手段，而工作人员并未具有具体的操作指导依据，在面对复杂或不熟悉的工作情况时，由于工作流程不清晰、信息传递不全面，工作效率将会受到严重的影响，而且使医院的行政成本增加，不利于智慧化、精细化管理。

（三）人力资源管理水平较低

虽然近年来医院的新员工培训、内部文化建设等方面得到较大的发展。但在人力资源管理方面仍不能结合实际需要对人才储备、培养、招聘等进行完全的独立计划，使相关的行政管理工作开展受到影响；另外，现阶段医院的人才开发机制存在缺陷，前期花费较大成本培养的人才，后期不一定可以有效应用，使人力资源培养开发的成本被浪费；除此之外，现阶段部分医院激励机制建设不足使人才流失、人才道德缺失等问题仍普遍存在，不利于行政管理智慧化、精细化发展。

（四）结构内部或结构间的协调机制缺失

首先，现阶段大部分医院在跨部门沟通时单纯注重对正式沟通的规范，而忽视对非正式沟通手段的利用；其次，上下级在沟通的过程中。上级主动沟通的意识较差，下级的协调事项难以受到重视使沟通的积极性被打击，这不仅影响行政管理的效率和质量，也加大了协调成本。

五、医院行政管理精细化管理目的

医院是治病救人、关系老百姓生死的重要单位，因此精细化管理对于医院而言是提供精准服务的上佳途径，对于百姓而言，是得到精细服务的生命保障。而固有的服务观念和服务管理系统过于粗糙，使得医院在面临某种紧急状况时，无法做到迅速且精细的服务，也无法在进行某些重大决策时得到精细的资料以帮助参考，更无法做到为患者补偿某些权益时面面俱到，造成医院名誉损失严重。基于此，医院谋求长久的发展，医院行政办公室的精细化管理是必由之路，也是唯一出路。在行政管理过程中，也需要寻求平衡的管理，使各部门之间都能够最大程度地发挥其职能，同时又能够彼此共同协作，共同进步。这就要求在建立精细化管理系统时能够做到公平公正、去除偏私等行为，并且能够从医院的大局和整体服务目标与方向上对精细化管理进行整体规划，促使精细化管理系统的建立能够在服务百姓、服务患者的层面上开展，同时，能够避免私心，以公德心提升服务的理念中推进精细化管理系统的工作进程。

精细化管理对于医院而言，能够最大限度地以"规则管理"代替"人为而治"。精细化管理要求医院的管理模式以"患者满意、员工敬业"为根本出发点，由传统的"金字塔形"向"倒金字塔形"进行转变；要求医院的管理者转变管理作风，改"行政命令控制"为"工作任务拉动"，将"自上而下、一级一级进行监督控制"转变为"自下而上，一级一级寻求支持指导"。通过精细化管理，可以实现对工作的有效控制，提升员工的参与度和敬业度，并最终实现医院医疗质量和服务的持续改进，工作效率的提升，核心竞争力得到增强，满足人民群众的医疗卫生要求。

医院精细化管理最终要解决的是医院工作效率的问题。对于解决方法，一般有两种，一种是通过工作和培训使医院员工的工作能力提升的方式实现；另一种是通过提高医院工作流程速度的方式实现。但医院工作流程速度提高的根本也是医院员工的工作能力提升，所以通过精细化管理要使得医院员工的工作能力得到提升，这是医院发展的基础和核心。

医院的精细化管理不是一场轰轰烈烈的运动，而是一个永续精进的过程。对医院或者任何一个组织或企业来讲，精细化管理会不断深入，越来越精细，一直处在"发现问题—分析问题—解决问题—新的问题出现"这样的反复循环、不停歇的螺旋形前进过程中。管理者和被管理者由于精细化管理的深入，也会发现越来越多的共同点，从而对问题的解决会产生越来越多的共鸣，所以精细化管理也是医院自上而下的积极引导和自下而上的自觉响应二者逐渐统一的管理。

六、推进医院行政管理工作精细化的措施

（一）提高行政管理人员精细化工作的能力和意识

提高管理人员在精细化工作方面的素质是推行医院行政工作精细化，合理分配医院既有资源，提升资源利用效率，达成资源运用最优目标的有效手段。加强对医院行政管理人员工作精细化的意识，从主观上引导和开发管理人员工作精细化的觉悟，是推进医院行政管理工作精细化的有效手段，能够有效提升医院工作效率，提升医院口碑，从而对未来医院行政管理工作的进一步精细化具有深远意义。医院可以组织开展培训课程，邀请精细化管理方面的专家开办讲座，利用培训具有的战略控制性和激励性的特点，让精细化管理观念深入人心，为未来医院进一步推行精细化的行政管理奠定良好的基础。

（二）明确医院行政管理各部门的岗位职责

医院在推动行政管理智慧化、精细化发展的过程中应有意识的提升人力资源管理水平，加大人力资源管理方面的信息化建设，建立医院人才信息储备库，并结合工作人员的具体信息建立人才培养计划,这不仅有利于提升人才培养的效率，而且在一定程度上也有利于缩减人才培养成本，提升人力资源优化。首先，应对医院原有规章中对行政职责的规定进行整合，并结合现代行政管理的实际需要，对医院内部各部门的职责进行合理的分配，使医院内部各部门对其行政职责产生全面、准确的认识。为智慧化、精细化行政管理的落实创造整体氛围。其次，要对医院内部各部门的行政职责进行细化，使医院各岗位对其行政职责产生全面认识。结合医院的发展，对新出现的行政职责或工作内容结合相关的原则进行有效的分配，以此杜绝医院工作无责任部门负责的现象发生。

医院行政管理工作量大，工作内容复杂，如果不能将各个部门职责进行合理明确的划分，就会出现部门间职责界限模糊，职责交叉重叠，或者出现职责真空现象，导致工作效率低下，各部门之间的工作不协调等后果。因此，应根据医院自身条件，结合医院自身特点，精细明确地划分各部门应承担的职责，实现职责安排系统化，职责划分精确化，职责描述明确化。运用先进的管理理念、灵活的管理手段，统筹协调医院各部门间的责任承担和工作分工。

（三）优化医院行政管理的工作流程

首先，医院应对信息传输通道进行改革，以扁平原则为指导，将冗余的环节合理删除，并在医院行政管理的决策层、管理层和执行层内部及相互之间；医院各项业务部门、后勤部门内部和彼此之间建立有效的信息传输通道，使医院内部行政管理的相关决策、指令等得以快速、有效地传输，这对医院的信息化建设水平提出了更高的要求，需要医院不断加大相关的经济投入和管理水平，使信息设备的应用效率提升。其次，医院应有意识地对核心流程进行改造。在具体改造的过程中需要对岗位职能限制进行突破，使不同部门岗位的工作人员以项目为连接纽带相结合形成相对稳定的项目小组，使项目的开展有具体的领导和负责主体；需要应用平行作业的管理形式，为信息的快速传递创造氛围；需要对管理对象的实际需求，全面准确地了解并进行针对性的可行性分析，尽可能满足其实际需求；并对流程的具体价值进行全面的分析，保证其在运行的过程中一直为稳定有效的状态运行；除此之外，需要对单个流程的具体时间进行明确的限制，这是保证流程高效实现的有效途径,在对工作流程进行改造的过程中可以应用虚拟现实技术，以计算机为载体不断地优化。再次，需要针对行政管理对象建立全面有效的处理机制和回应机制，这对医院实时获取管理对象的需求信息，进而为流程优化提供逻辑支持具有积极的作用，而目前可调动医院内部员工参与工作流程优化的积极性，处理机制和相应机制的实现，需要医院建立各部门、岗位之间的网络互动平台利用局域网，使医院的信息被整合应用。

医院性质和社会职责的特殊性决定了医院工作要快速高效。为保证医院各部门工作系统协调，人力资源合理运用，工作流程顺畅无阻，就要设计科学的组织控制程序，制定明确规范的操作指导手册，针对性地开展教育指导，以应对突发事件和复杂事件，避免因业务不熟练而产生的混乱，导致的部门运转不畅，工作效率下降。通过对重点问题的针对解决，帮助部门和人员的运转和活动，提升医院整体的办公效率与工作效率，实现工作运行效率最优化的目标。

（四）以完善的制度为办公室精细化管理作保障

医院的行政办公室是协调医院的各职能部门，并为之提供相应服务的重要部门，也是对医院进行有秩序的管理的重要服务部门。最好的管理，就是最省力且效率又高的管理，也就是说，以最简省的管理方式，依托最恰当周密的规章制度，促使员工能够自觉遵守，且乐于遵守。这就要求规章制度既能够维护医院的管理，又能够为员工的工作提供方便且能够公正合理地监督并约束员工行为，使员工乐于遵守，不必枉费心思在某些事上，也不必多花心思在复杂的人际关系上，且能够提供相应的奖励制度和升职等方面制度，促使员工具有积极工作的原动力。这就要求医院为精细化管理系统的建立提供制度性保障，也就是说，要明确医院的规章制度，同时明确员工的职责，使员工了解自己的工作范畴和相关工作责任义务，从而主动且明确地承担相应的工作，为工作负责，减少互相推诿造成的员工之间不和、嫌隙丛生等情况发生，也可以同时避免互相推诿造成的工作流程瘫痪或工作滞后等情况发生。医院的服务质量提升，说到底是员工的服务精神的提升，是员工的工作态度和工作质量的综合体现。因此，医院所提供的制度保障和制度监督，也要以促进员工积极工作为前提制定相关条款，同时，也要具备奖励制度，促进员工积极向上开展工作。

（五）满足患者诉求调整精细化管理政策和制度

人是制度建设的根源性价值与意义所在。制度往往也是为了能够更好地管理和满足人的需求，没有对人的需求的满足，则制度的建设成为空中楼阁，再美也只能是一种摆设一种无关紧要的存在，甚至是聊胜于无而已。如果医院所有的管理制度都与方便百姓求医等方面无关的话，则制度建设形同虚设，甚至反而会对百姓求医造成障碍，医院的进步更无法推进。并且，在当下，随着经济的迅速发展，竞争也随之越发激烈。医院之间的竞争更是如此。随着各样私营医院的兴起，医院的竞争更是日益激烈。在这样的背景下，如果医院的精细化管理制度和政策仍然处于疏忽的状态，那么将会给医院造成重大损失，甚至是倒闭。此外，精细化管理制度和相关政策的推进，也能够改善医患关系，同时降低医疗事故的发生，对医院的长足发展及百姓的医疗质量都将是后盾和保障。在市场经济作用下，可以说，百姓的需求是经济发展的根本动力。而对于医院而言，患者的需求就是医院进步与发展，乃至提升的不竭动力。只有广泛听取百姓意见，才能够避免盲目前进，也才能够在正确的方向中找到发展的方向，从而做到不断完善医院的管理制度，不断提高医院的服务质量，取得新的成就。因此，无论是医院，还是行政服务办公室，在谋求发展的过程中，都应当充分认识到百姓意见、患者的诉求与建议的重要性，从而不断取得进步，并能够在时代发展浪潮中站稳脚跟。

（六）借鉴先进的精细化管理经验

对于任何行业而言，任何成就的取得，其管理和服务都是基础支撑。如果没有较好的管理与服务，则其所有的工作都无法有效率地开展。管理是为了更好地进行服务，服务是为了谋求更好的发展与进步。对于医院而言，也同样适用。医院虽然是以医疗技术为重的单位，但是，如果没有良好的管理，则可能造成大量的问题，如医患关系，医院内部员工之间的关系等，都将成为对医院发展的掣肘因素。因此，在新时期，要重视对管理与服务的提升，要引进先进的管理技术与管理经验，乃至系统的精细化管理科学，谋求医院的进步与发展。

（七）对医院运行成本进行合理控制

对医院运行成本进行合理控制是推动行政管理智慧化、精细化发展的重要目标，这在现阶段医院实际运行过程中也得到了验证。在具体的运行成本方面，医院应在保证基本支出需要的前提下，对预算保障力度进行有意识的提升，而且对保障重点有意识的突出，这要求医院各部门在认识到医院运营成本控制重要性的基础上，积极的建立正常运转的最低经费保障体系，加大财务相关的信息化建设力度，提升财务相关人员的业务素质，提升成本预算的准确性等。

推行医院行政管理工作精细化，是提高医院从业人员的个人素质，实现医院既有资源合理运用，优化医院运转效率，提升医院口碑，增加医院的市场收益和价值的有效手段，也是医院顺应时代潮流，与时俱进的重要保证。推进医院行政管理工作的精细化，更是每个医卫工作者应该支持和推动的事业。医院的行政办公室是医院与患者之间的桥梁，也是医院各部门之间精诚协作、彼此协调配合的纽带。因此，行政办公室的精细化服务对医院的服务和运作，乃至医院的发展进步都意义重大，影响深远。基于此，医院应当充分重视行政办公室的精细化管理建设，并从多方面进行行政办公室的精细化管理研究和实践，从而不断取得进步，获得长足发展。

医院应当结合自身发展的实际情况，进行医院行政管理工作。这有益于医院精细化管理的发展，提高医院员工的工作效率，也提高医院整体的运营效率，同时也能提高病患对医院的满意度，提升医院的核心竞争力，进一步提升医院的品牌影响力，让医院在新时期的发展中取得辉煌的成就。

第三节　行政审批与预算管理

一、医院行政审批和预算管理的概念、概述

医院的行政审批，是对下级呈报上级的、业务部门呈报归口管理部门的事项进行审查批示的一个过程，包含财务审批、采购审批、人事审批、行政审批、合同审批等。行政审批是医院运作的基础，所有业务与管理都需要通过审批来驱动。同时，行政审批作为医院资源配置的有效手段，多为事前管理和监督，与预算管理体系融合，实现事前预算控制。

自 2009 年深化医改以来，国家印发诸多文件要求公立医院严格预算管理、强化预算约束。《中共中央、国务院关于深化医药卫生体制改革的意见》（中发〔2009〕6 号）要求公立医院严格预算管理，加强财务监管和运行监督。《财政部、国家卫生计生委、国家中医药管理局关于加强公立医院财务和预算管理的指导意见》（财社〔2015〕263 号）、《行政事业单位内部控制规范（试行）》（财会〔2012〕21 号）等文件提出医院应当建立健全预算编制、审批、执行、决算与评价等管理制度，推行全面预算管理。目前公立医院普遍存在预算管理体系不健全、信息化程度不高、预算编制流程不规范等问题，亟需围绕医院发展战略，运用信息技术，构建覆盖人、财、物全部资源的全面预算管理体系，进一步规范公立医院收支运行，强化预算约束，提高资金使用和资源利用效率。2020 年 12 月国家卫生健康委和国家中医药管理局联合发布《公立医院全面预算管理制度实施办法》

（国卫财务发〔2020〕30号），要求公立医院以战略发展规划为导向，实行全口径、全过程、全员性、全方位的预算管理，覆盖人、财、物全部资源，贯穿预算编制、审批、执行、监控、调整、决算、分析和考核等各个环节。

随着医改的不断深化，我国的医疗市场也逐渐呈现出开放性趋势，因此公立医院作为我国医疗服务体系的主体，其面临的发展形势和竞争压力也在逐渐增大。预算管理作为现代医院管理的一个重要组成部分，通过预算对医院内部各部门、各单位的各种财务及非财务资源进行分配、评价、控制和管理，以便有效地组织和协调医院的经营服务活动，完成既定的经营目标。医院预算管理为医院经济运行控制主线，包括业务预算、收入预算、支出预算、项目预算、采购预算、资金预算等内容，实现各预算之间的联控功能。

预算管理的各个环节，充分融合了行政审批的职能，按照内部控制制度的审批权限，嵌入丰富的审批模板和精细化的审批设置，实现更规范高效的审批流程。

综上，公立医院需要严格按照政府部门要求来落实大部分预算管理模式，公立医院自身运营管理也需要强化预算管理，建立精细化全面预算管理体系。通过精细化全面预算管理工具，实现医院优化资源配置、降低医疗成本、增强可持续发展能力，对于更好地缓解群众"看病难、看病贵"等问题具有广泛的应用价值和现实意义。

二、目前医院行政审批和预算管理的现状与存在问题

随着技术与市场环境的变化，医院的业务日趋复杂，对医院的管理水平提出了更高的要求。传统的日常办公中，大多数行政审批都是基于纸质化的表单传递进行的，这种流程审批存在资料留存不便，审批流程复杂，审批周期长，各业务相互独立、协同办公效率低等缺点。同时由于医院的部门多，文件传阅审批周期长，无法实时监管未落实的工作，很难高效支撑复杂业务整合及流程流转等，迫切需要一个行之有效的方法来改变医院的办公方式，提高办公效率。

在传统模式下，医院预算的编制依据合理性存在不足，会计核算系统与预算管理系统相对分离，各项支出无法实际管控，缺乏对预算支出的事前与事中控制，使支出预算执行流于形式。此外，从整个系统的角度来说，预算实施与控制的有效性、可视性仍旧较差，传统的预算管理方法逐渐暴露出诸多弊端。

（一）组织架构及职责不清晰

预算管理是财务管理的一部分，因此部分医院把预算工作的责任主体放在财

务部门，或者以财务部门为主，其他职能部门协助完成，而业务科室甚至未参与。有些部门员工即使参与预算工作，也是应付了事，缺乏主动开展预算工作的计划性和积极性，没有做到全员、全口径和全业务参与。另外，很多医院把预算看成是单纯的财务行为，把预算的编制和控制交由给财务部门单独负责。这就造成了在预算管理的过程中，财务与业务间的配合不够紧密，导致预算缺乏统一性和科学性。

（二）预算管理信息化水平低

部分医院的预算工作未通过信息系统开展，信息在传递过程中容易出错且沟通不易，耗费了大量的人力和时间，难以满足医院对预算管理效率和质量的要求。医院没有专门的信息系统进行预算控制，预算执行完全靠人工审核和执行，加大了预算管控的难度；业务系统和财务系统没有相应的预算分析和考核功能，预算管理的公正性、时效性和准确性有待加强；预算编制、控制、执行及预测等流程都是单一的财务口径，缺乏与其他部门的信息协同。这让业务部门难以及时准确地了解预算详细数据，很难充分参与到预算管理中，最终使得预算管理流于形式，无法发挥作用。

（三）预算编制质量不高

预算编制是整个预算管理的基础，需要经历预算分解、部署、编制、论证、讨论等一系列步骤，在较短时间内要想把医院整个经济业务预算编制准确，其难度可想而知。当前，公立医院预算编制时间过短，导致预算编制简单粗放，质量不高。不少医院的预算编制工作仍处在资源请求式而非资源配置式，对申报的预算全盘接收或预算管理部门根据经验自行调整，缺乏科学的评估方法、充分的市场调研和必要的论证分析。

（四）预算执行过程缺乏管控

预算管理工作不单只是预算编制，更重要的是对预算的刚性约束。部分医院的预算管理主要是完成年度预算编制工作，没有很好地开展预算管控，或者仅在预算总额上进行控制，对收支明细项目和专项资金预算没有严格控制，业务系统缺乏相应的预算管控。没有实际的提报预算环节，真正发现资金流动的时候已经到达报账环节了，预算控制严重滞后。

（五）预算绩效考核不够全面科学

目前公立医院普遍存在重编制轻评价、重支出轻绩效的现象，尚未牢固树立预算绩效理念。预算绩效考核以财政资金使用情况和项目预算支出评价为主，未涵盖所有的项目和内容。医院的奖惩制度不健全，难以有效发挥作用。预算考核指标单一，简单地以预算执行率作为考核重点，考核评价工作形同虚设，造成既定的目标难以完成，无法客观、全面反映预算管理工作的成效。

从以上不难看出，过去粗放式的预算管理已经不符合时代对医院发展的要求，医院亟须精细化的预算管理模式提升整体管理水平，业财融合的全面预算管理系统正是突破这些困境的解决方案。

预算管理不应该止步于财务单线流动，而应该是强调业财融合的预算全生命周期管理，财务人员和业务人员必须共同参与其中，通过上下游部门之间信息协同，使医院的运营和发展目标相吻合，最终达到精准管控业务、提升医院经济效益的目的。

三、信息化时代医院行政审批和预算管理的要求和实施方案

面向医院运营的智慧管理建设，为整个管理活动过程提供全过程、全层级的决策支持信息，预算管理提供了最好的实现途径。贯穿预算管理全过程的全面预算管理系统是信息化时代医院行政审批和预算管理的最佳实施方案。

管理活动的全过程包括计划或者规划（包括预测决策）、执行、控制、评价（包括反馈）等管理环节，所要提供的决策有用信息必须与整个管理活动过程有效地融合起来。从管理活动过程看，预算管理贯穿于管理活动的全过程。在管理活动的每个环节，预算管理都有与之匹配的环节。预算管理的过程，就是医院管理活动的过程，预算管理的环节，就是医院管理的环节。从信息体系的呈现方式看，预算具有较强的整合协同能力，可以有效整合业务信息、财务信息等信息体系。

全面预算管理是医院配置资源的重要方法，同时也是服务于医院战略目标和经营活动的重要价值工具。全面预算管理实施效果的实现必须建立在严密的控制和业财融合基础上，业务财务的深度融合业财管同一的理念、数据互联可以增强预算管理的灵活性与准确性，有助于管理的实现。业财融合的全面预算管理下的预算控制具有明显的交互特征，预算的编制、执行和反馈是滚动进行并实时产生的，需要得到整个系统各项活动、流程的支持。预算编制环节需要财务和非财务部门的数据接口共享，核算系统直接反映预算执行情况，流程审批环节需要实现自动控制预算，报销系统又直接控制预算的过程等。

由于医疗行业的复杂性和特殊性，全面预算管理在医院实际运用中还面临着许多困难和挑战，而业财融合是医院高质量管理的全新方向，是公立医院适应新

医改环境，提升医院运营效率的有效途径。

全面预算管理强调全员参与，重视医院各部门的沟通与协调，信息有效传递，并通过对预算执行过程进行动态监督和实时分析，对执行结果进行评价和反馈，把医院的所有相关运营活动都融合于一个体系之中，促进医院战略更好的落地。全面预算管理的核心在于目标管理，目标串联起了事前、事中、事后各个预算管理环节。

业财融合的核心是业务与财务深度融合，二者同时参与事前规划、事中控制、事后评估，并形成一个管理的闭环。业财融合的关键在于把握业务流程的关键控制点，融入财务管理规则和理念，把控风险，从而让预算管理的准确性和科学性上得到大幅提高。

开展业财融合的全面预算管理，需要加强预算管理信息化建设。医院要建设以预算管理为核心同时嵌入内部控制的预算管理信息系统，对预算编制、审批、执行、监控、调整、决算、分析和考核实施全过程信息化管理。从预算事前控制、事中控制、事后控制角度实现与财务、物资、HIS 等业务系统实现有效整合和对接，实现系统间信息数据实时共享。

全面预算管理体系的搭建，首先需要根据医院现状、业务特点及管理需求制定预算具体目标及内容；然后建立以制度为基础、流程为保障、核心业务为主线、管理分析报告为主体的预算模型业务架构体系；再根据医院具体经营模式和组织架构体系，制定标准预算管理方案及预算管理层级；最后需要一个完善的信息化系统作为抓手，支撑多种预算模型，将业财融合的整个流程进行数据集成。

全面预算管理信息系统必须贯穿预算管理全过程，建立编制申报 - 审核 - 批复 - 发布 - 控制 - 执行 - 分析于一体的标准化工作流程。同时，系统要能支持前置把控、线上审批、一次信息录入全程共享、预算执行后财务自动入账等功能，做到对预算全流程的精准控制。

在搭建好了全面预算管理的"骨架"后，医院管理者就该把目光聚焦在数据当中。通过多口径、多维度、可透视钻取、可链接业务的数据，洞察机构运营中的"关键点"。一方面可以及时调整偏离业务目标的活动，完善风险防控机制，另一方面也可以整合各部门资源，充分发挥财务管理对经营的指导作用，让各级目标和机构战略发展总目标始终保持统一步调。这样的全流程预算管理才称得上是医院的"智慧大脑"。

全面预算管理是医院高质量运行的有力支撑，在推动业财融合、加强部门间协作交流、优化资源配置、实现经营目标等方面发挥着无法替代的作用。通过加强全面预算管理信息系统建设，将业务从发生的起点到终点的各个环节都镶嵌在流程中，预算和人力资源系统、会计核算系统、资产管理系统、维保系统、合同系统互联共享，实现对全部经济业务和业务全流程的监管；业务活动跨部门环环相扣，前一环节的完成与否直接影响着下一环节的运行，而且完全与预算关联，每个部门都按职责权限进行工作，避免任何部门变通，让决策权、执行权都运行在信息化的轨道上，每个环节都被精准记录，整个流程可追溯、可视化，从而提高医院内部控制、工作效率及工作质量。此外，医院各预算单元还可以在系统中实时查询、监控预算执行的进度和情况，分析预算目标的完成情况、存在的问题和差异，从而提出相应的解决办法，及时采取措施，以保证各部门目标和工作计划的顺利实现。预算管理办公室应定期向医院预算管理委员会提交预算分析报告，帮助决策层提高科学管理水平。

在全流程预算管理中，预算输出可以和业务过程的执行紧密结合。比如说采购申请，管理系统可以在提交环节时保留预算，在实物入库或者服务验收后，将预算保留转换为预算实用。同时，在整个预算过程管控结束后，预算核销会同步到财务核算系统中，成为财务预实对比中的核心数据。业务线上可以实时调用和冻结预算，也可以查看业务预算执行情况，比如说采购申请具体明细及最后的入库情况；而财务线则将全部数据潜移默化地记录下来。最后，医院可以凭借业务执行口径和财务核算口径输出的两套数据，对预算进行无偏差的整体管控。

第四节　医疗事务管理

一、概述

医疗服务（medical service）是各级医疗机构及其医务人员运用各种卫生资源为社会公众提供医疗、保健和康复等服务的过程。医疗产出主要包括医疗及其质量，它们能满足人们对医疗服务使用价值的需要。非物质形态的服务主要包括服务态度、承诺、医院形象、公共声誉等，可以给患者带来附加利益和心理上的满足及信任感，具有象征价值，能满足人们精神上的需要。医疗服务可分为三个层次，即核心医疗服务、形式医疗服务、附加医疗服务，其实质是一个整体系统的概念，它不仅为患者提供有效的医疗功能，还要为其提供满意的服务功能。

医疗服务管理（medical service administration）指卫生行政部门和社会按照国家医疗服务相关法律法规和有关规定，对各类医疗机构、医疗卫生专业技术人员、医疗服务的提供及其相关领域进行监督与管理的过程，以确保医疗服务质量和医疗安全。医疗服务是"以患者为中心"的活动，社会各界和人民群众也是医疗服务的主体。对于医院而言，其管理内容主要包括各类卫生专业技术人员的管理、各项医疗服务的管理以及与医疗相关的其他活动的管理。医疗服务的管理是医院管理的核心内容，它不仅和患者的生命息息相关，也直接影响到医院的存亡。在当前信息化和智能化背景下，对医疗服务实行科学的标准化管理和全面有效的质量控制，显得尤为重要。医疗服务管理是一项综合管理工程，是医院打造核心竞争力的重要方面。

二、进展与现状

信息化和智能化技术已基本覆盖了人们的生活、工作、学习等方面，且已渗入各行各业，医疗行业亦不例外。医疗服务管理为医院工作的核心内容，将信息技术运用其中能够将医疗行业的相关知识和关键服务理念通过网络平台进行共享，进而实现医疗的数字化、网络化和智能化，因此，医疗信息技术的普及势在必行。大多数发达国家已将医疗信息技术全面应用于医院工作中，建立了健全的医疗质量管理制度，而我国对信息技术的应用，也将促进医疗卫生事业的进步和改革。在医疗服务管理中，通过可智慧化管理，可以使医务人员的任务和角色公开化、透明化，让医务人员和患者一目了然，推动自主管理和自主控制，提高团队工作效率，确保医疗安全。同时医务人员还可以通过基于智慧化的方式，将自己的建议、作业成果展示出来，加强业务管理中的沟通，降低管理成本。

三、医疗服务管理的基本原理和主要工具

（一）基本原理

PDCA 循环理论这四个字母分别代表计划 P（Plan）、执行 D（Do）、检查 C（Check）、处理 A（Action），也被称为戴明循环理论，主要原因是这一理论首先是由美国质量管理学家戴明提出的。这一理论主要体现出质量管理活动的科学性和规律性，能够发挥科学的、独特的管理内涵，而且还掌握着科学化的管理步骤及严谨的应用程序。因而，这一理论逐渐成为各个医院强化医院服务质量、提升医疗服务质量管理以及规范医疗服务行为的常用方法。做好医疗质量管理工作的关键是将这一理论作为加强医疗质量管理的核心，因此把握各个环节的医疗质

量，抓好医疗质量管理过程中，PDCA 循环理论都具有重要的意义。

由于市场环境不断地更新，PDCA 循环理论越来越多地用于医疗质量的提升，对医疗质量进行管理已经成为一种需求。现今的医疗质量已经不单单是指临床质量，同时包含了临床服务、附加价值、疗效以及费用等多个方面。因此，在进行科学化管理时，医院更应该加强医疗质量管理，这个过程中就需要有效地实施科学管理方法。然而运用 PDCA 循环理论，是保证医院不断提升医疗质量内涵管理，逐渐完成转型的过程（规模效益型 - 质量效益型转变）。医院建立医疗质量管理体系的基础就是 PDCA 循环理论，在实施医疗质量管理体系中，医院通过实施健全的医疗质量管理体系，有效地运用 PDCA 循环，将每个体系的职能最大化地发挥出来，逐渐加大执行力度，对于发现的医疗质量方面的问题及时给予纠正。在实施医疗质量管理时，医护人员的综合素质成为医疗质量管理水平的基础，任何岗位的医护人员都关系到医院质量管理工作的质量，医护人员的一言一行也直接或者间接地对医疗质量造成影响。医院的医疗服务具有无形性、不可分离性、差异性、医患关系的特殊性等特点。因此，服务管理是一个系统而复杂的工程，也是一个不断汇聚积累的过程。

（二）主要工具

1. 六西格玛

六西格玛方法基于高斯发明的正态分布曲线，最初主要用来测量误差，后来被用作检验质量的标准。六西格玛方法最重要、最经典的模型是 DMAIC 模型，即定义（Define）、评估（Measure）、分析（Analysis）、提高（Improve）、控制（Control）。基于六西格玛设计的临床管理方法可以有效提高安全和效率。

2. 析因分析

不良事件的发生有时看似偶然，事实上存在必然。墨菲定律告诉我们，只要存在发生事故的原因，事故就一定会发生。析因分析就是在奶酪原理的基础上提出的一种回溯性失误分析方法，该方法将分析重点放在整个系统及过程。美国 JCAHO（Joint Commission on Accreditation of Healthcare Organizations）在 1997 年将其引用至医疗安全领域，目前是使用最为广泛的医疗质量管理工具。常用的一些手段有鱼骨图、原因树和推移图等。首先系统地分类总结和归纳，找到可能的原因，然后通过逐层剖析，最终找到事故的根本原因。分析的最终结果可能并不是一个，经过析因分析，我们可以了解造成医疗不良事件的过程和原因，从而改善流程并减少失误的再次发生。目前，我国对析因分析的应用仍处于起步阶段。

四、信息化在医疗服务管理中的应用

（一）医疗信息互联互通和资源共享问题

医疗服务信息化是制约"互联网＋医疗"发展的重要硬件软肋。目前相当多数地方的医疗机构之间仍难以实现信息互联互通，患者检验检查结果不能共享，医院孤岛现象十分严重。这严重阻碍了不同级别医疗机构之间相互转诊，居民电子病历数据库、区域信息平台等均无法有效建立。这些问题的存在一方面是由于患者病历实际上体现着接诊大夫的经验和能力，因而各医疗机构担心将患者相关信息共享、公开难以保护自身利益；另一方面则是由于技术标准不统一，没有建立一个统一的分布式的资源"交易"平台实现医疗信息互联互通。不仅各医疗机构使用的信息系统不同，标准化水平低，相互之间难以实现连接，而且各医疗机构的基础数据库标准也不统一，难以实现信息共享。

（二）医疗服务质量监管和控制问题

当前，我国医疗服务质量管理较差，医疗管理制度不健全，使得医院中的部分医务人员对于医院的医疗服务质量问题并不能准确把握。此外，有关医疗管理人员在质量监控方面也存在意识淡薄现象，对医院的医疗服务质量问题不够重视。正是由于这些问题的存在，近年来屡次出现的医疗纠纷严重损害了我国医疗事业机构的形象，阻碍了我国医疗卫生事业的健康发展。由于在医疗质量出现问题之后，很多医院没有深入分析问题产生的原因，甚至推卸责任，这就导致医院和患者之间的矛盾直接升级，造成医患纠纷。部分医院管理者在对医院医疗质量实施管理时，只是片面重视医院考核制度和标准的评估，而对于医院医疗质量缺乏监控管理等。因此，如何运用医疗管理信息化技术实现对医疗服务质量的有效管控，这将是我国提升医疗管理水平的重点问题。

（三）有助于改善医患关系

医疗行为的监督欠缺是一直存在的问题，要想及时发现医疗服务过程中的误治和误诊现象，可以对现有数据和相关诊断数据仔细深度分析。患者根据正规的渠道得知医疗服务执行情况，对医疗机构进行监督，避免被欺骗的行为，对于每一次的就医随时随地查询，医院 App 查询消费记录及检验检查报告，对于不合理的价格，可以通过电话向相关部门举报，消费者会起到很好的监督作用。

五、总结

医院管理的核心除取决于硬件优势，更取决于医院的品牌形象、医师的技术水平。为此，各级医院纷纷开办"互联网医院"，着力构建"线上"诊疗平台等服务内容，循序渐进推进医院优质服务。创新门急诊服务流程，探索开展先诊疗后结算的方式。创新住院服务流程，成立住院患者服务中心。构建延伸服务平台，探索建立病员服务中心，提供院前、院后患者咨询、预约服务等新模式。医疗服务管理是一个系统工程，具有"抓了就好，不抓就松"的特点。为此，抓好日常管理是医疗服务管理的重点。通过"明规范、攻难点、严管理、强保障"等，逐步建立健全一套覆盖各环节、多层次的服务管理机制，有序推进了医疗服务管理。

第五节　人力资源的信息化管理

一、医院人力资源管理信息化的概述及必要性

随着时代的发展、医疗体制的改革，以及突如其来的新冠疫情的影响，给医院人力资源管理带来的巨大的挑战，给医院管理者提出了亟待解决的新课题。为了更好地适应当下医疗卫生事业的发展，同时随着互联网信息化建设的快速发展，为这一问题的解决提供了一个很好的应用平台。

（一）管理概念

人力资源管理（human resource management，HRM），指在经济学与人本思想指导下，通过招聘、甄选、培训、报酬等管理形式对组织内外相关人力资源进行有效运用，满足组织当前及未来发展的需要，保证组织目标实现与成员发展的最大化的一系列活动的总称，也是人事管理的升级。人力资源管理信息化（electronic-human resource，E-HR）全称电子化人力资源管理，指将 IT 技术运用于人力资源管理，以先进的软件和高速、大容量的硬件为基础，通过集中束的信息库自动处理信息，员工参与服务，外联服务共享，是人力资源管理流程电子化，达到提高效率、降低成本、改进员工服务模式的目的的过程。医院的人力资源管理的信息化是以科学的理论和合理的方法导，以信息技术为载体，在最短的时间

内充分调动所有可利用的资源和信息，以提高医院的生产力。

（二）医院人力资源管理信息化建设的必要性

随着现代医院规模的不断扩大，人事业务越来越繁重，原有的人力资源管理模式已经不能适应医院的发展需求。新的医疗制度使医院管理迈上一个新的台阶，信息化技术的广泛应用在医院人力资源管理中具有举足轻重的作用。为了构建更加规范、专业、高效的人力资源管理工作平台，充分发挥人力资源价值，提高医院管理水平，促进医院健康持续发展。运用现代化管理理论、原理和方法对其所属工作人员的录用、聘任、任免、调配、培训、奖惩、工资、福利、退休等一系列工作进行计划、组织、指挥、协调控制等管理活动，利用信息技术对医院人力资源管理活动的整合，是现代医院管理的重要内容。也是现在迫切需要解决的问题。同时新冠疫情席卷全球，为本来就有限的医疗资源带来了巨大的挑战。医院的人力、物力、财力有限的情况下便可借助信息化管理为其解决一定的问题。如对于已经到期的合同续签情况进行线上预约续签，这样既减少人员不必要的流动，又可节约时间将其用于需要的地方。医院人力资源管理信息化建设意义在于降低人力资源管理的成本，促进管理规范化、系统化、科学化，以此提高医院管理的总体水平，应用先进理念的引导，利用信息化技术的手段，对医院的人力资源进行有效整合，促使有限的资源得到最合理的分配。

二、研究现状与管理系统

（一）医院人力资源管理信息化研究现状

随着信息技术的快速发展，我国医院人力资源管理工作复杂多样，为了更好地解决这一问题，许多医院引入了信息化管理这一应用概念。要开展医院人力资源管理工作，必须认识信息化建设工作的意义和价值。通过信息化的管理模式，对员工的个人资料、人才招聘、人才培训、绩效管理、薪酬福利等进行信息化管理。但是真正应用起来，目前还存在许多问题。要想将医院人力资源管理信息化建设发展应用得更好，并解决实际的问题，必须从意识上重视起来。但是，目前许多医院仍存在传统的管理方式，主要由医院高层行政领导决定人事调动、晋升职称等。未能通过加强人力资源信息化管理建设的方式，发挥人事部门管理的作用。归根结底，是在思想上还不重视人力资源管理信息化建设，没有认识到它的巨大价值和意义。目前而言，各个医院还没有一个明确统一的对于医院人力资源信息化管理的技术。而且医院人力资源信息化管理属于系统性工作，需要通过各个部门的协调与相通、共同优化每一个技术存在出现的问题，不断改进，从而让医、护、技、后勤等各个部门之间有机融合，实现资源的共享。医院缺乏信息管理方面的人才和技术支撑，导致信息化建设始终不能很好地应用于医院人力资源管理的建设。随着现代医疗事业的竞争越发激烈，为了提高医疗水平，各个医院将大部分资金投入到引进先进的技术设备、诊疗设备等。对于人力资源管理信息化建设的忽略，一定程度上造成了对于医务工作者的信息化服务和医疗技术发展不平衡的状态。使人力资源管理工作存在一些传统的管理模式，很大程度上阻碍了技术的发展。

（二）医院人力资源管理系统

HIS 系统一般指医院信息系统，是利用计算机软硬件技术和网络通信技术等现代化手段，对医院及其所属各部门的人流、物流、财流进行综合管理，对在医疗活动各阶段产生的数据进行采集、存储、处理、提取、传输、汇总，加工形成各种信息，从而为医院的整体运行提供全面的自动化管理及各种服务的信息系统。HIS 系统可以将医院各个部门的业务纳入 HIS 系统的子系统中，实现对医院医疗、经济等内容的全方位管理。HIS 系统应用于医院的优势：①改进医院的管理模式。HIS 系统的应用使得医院的医疗行为、行政组织、后勤保障等方面更科学，管理更高效，医院内机构得到精减，各环节更贴近以患者为中心。②提高工作效率，HIS 系统的应用使得传统的医院手工管理工作被计算机系统所替代，计算机技术的应用解决了大量的烦琐工作，解放了人力，降低了医院工作者的劳动强度，节约了时间成本，提升了医院的工作效率。③使工作更规范，HIS 系统的应用为医院各部间的信息交流提供了便捷的条件，降低了传统信息管理模式中各部门间信息传递丢失的概率。HIS 系统的应用使得医院的财务报表更具体化、明细化与规范化。④提高服务质量。综合运营管理信息系统，简称"HERP"，是通过对物流、资金流、业务流、信息流的统一协调管理来实现对医院、人、财、物各项综合资源的计划、使用、协调、控制、评价和激励，从而确保医院健康、平稳的经济运行的系统；它的本质以战略规划目标为导向，以会计为核心，预算为主线、物流和成本为基础、绩效薪酬为杠杆的医院运营管理目标决策体系。HERP 管理范畴按管理职能和归口部门划分为财务管理范畴、物流管理范畴、人力资源管理范畴经营分析及决策范畴。目前 HERP 管理中的财务管理范畴相较于其他范畴更为广泛。HERP 系统管理的主要优势是节约人力资源，提高工作效率。

三、医院人力资源管理智慧化创新

医院管理工作中，针对人力资源管理进行信息化建设以及开发处理，创建专业化的管理模式，促进管理工作方式的丰富性发展，转变以往的人力资源管理观念意识，形成服务类型以及事务类型的管理机制。通过搭建信息化工作系统平台，充分调动、搜集、整合医院人力资源方面信息，借助现代化信息技术推动人力资源管理工作更加科学、规范，人力资源部门工作人员通过人力资源管理系统对有关信息进行查看、筛选、分析，得到相应的结构化数据，进而做好深层次拓展工作，确保医院人力资源管理工作更高效，推动医院人力资源现代化建设。通过信息化管理模式，减少手工作业形式出现数据丢失和错误现象，提升信息的真实性、准确性、及时性，为医院管理提供真实有效的决策支持，同时能够缩减人力资源部门日常工作量，避免工作人员日常重复劳动的工作现象，有效减少人力成本与时间成本。建立智能化的人事信息管理平台，是医院健全人力资源管理制度、实现高质量人员管理的必然选择。人力资源信息与医院其他信息系统互通互联，打破信息孤岛，实现信息共享，通过设置数据录入、阅览、调用权限，全体员工以不同身份共同管理、维护人力资源信息系统，优化传统人力资源管理模式问题，有利于为各职能部门日常工作的开展提供信息支持，提高工作效率。

（一）搭建人力资源数据集中化平台

信息融通是医院各级部门协同运作的前提，只有可以及时获得全面、有效、准确的信息才能实现业务处理的协同。对于医院来讲信息融通的前提是数据的集中，因此要实现医院统一规范的人力资源管理，首先要实现人力资源数据的集中化管理，为其各下属科室的协调有序运行确立人力资源管理行为规范与准则，通过各部门、各级员工的共同参与、高效协同，才能延伸人力资源管理范围，使得整体管理步骤更加具体和高效，才能够有效提升医院各个科室和管理部门之间信息共享，更加有效地提高组织服务、员工服务的工作质量，同时也进一步确保人力资源数据的全面性和准确性。

（二）人才招聘信息化

医院招聘工作是人力资源部门最主要的工作内容之一，利用信息化技术构建人才招聘机制，借助网络平台获取应聘人员的基础信息，用人单位和应聘人员在网络上进行相互选择，通过便捷的方式对信息进行搜集和整合，可以更容易从众多的应聘者当中发现优秀人才，甚至可以探讨通过在线的形式完成面试和审核工作，从而可以节约更多人力、物力和精力。

（三）人员档案信息化

目前大多数医院仍是以通过"纸质文件"的形式进行档案管理，但该措施无法大量、高效、准确地收集并整理人力资源数据，更不可能对人力资源数据展开准确分析和管理。建立人员档案信息化管理机制，根据权限的设置，将人力资源数据个人信息录入模块向每一位员工开放，实现员工自助服务平台，要求员工在个人基本信息、学历学位、专业技术资格和进修培训等相关情况发生变化时，由员工自行录入与维护，相关管理部门负责审核确定，既保证了信息的及时性、完整性，也更便于管理部门日常对数据的调取、查询，提高档案信息的利用度。

（四）休假管理与考勤管理信息化

通过信息系统在线提交休假申请，系统根据请假员工的基础信息自动核算并提示当年可休假期及剩余天数，休假申请根据预设流程由各级管理者进行审批，形成请休假记录的同时在后台自动生成数据，与当月的考勤自动关联，所在科室简单核对后即可将考勤数据提交人力资源管理部门，数据经人力资源部门核对后即可直接提交财务部门核算员工的工资、绩效与各项福利，不仅减少了大量的人工操作，也有效地保证了数据的准确性。

（五）薪酬管理信息化

绩效考核和薪酬管理是医院人力资源管理的主要部分。薪酬管理信息化根据医院的薪酬体系，设定薪酬计算规则，核定和调整薪酬，并进行薪酬结果计算，按照医疗卫生行业岗位工资、薪级工资标准和套改政策在系统中内置岗位工资、薪级工资标准和套改政策。薪酬的计算与绩效考核、考勤互动，实现工资与绩效考核、考勤的联动和公式自动计算。防止人为因素导致薪资发放出现错漏现象，从而使得医院人员薪资管理更加具体和高效。

四、医院人力资源管理信息化建设的优势

（一）降低医院人力资源管理的成本，提高工作效率

医院人力资源管理信息化可以将原来的手工操作，如工资管理、职称管理、

年报、合同管理、考勤等繁杂的事务借助于计算机来完成，彻底改变了传统操作模式，既减少纸张的使用，又降低人力资源管理的成本。同时，通过计算机软件设置的提醒功能，对合同到期的职工及时续签，避免遗漏，提高工作效率。提高医院人力资源管理的效率，减少资源浪费可以将工作中产生大量的信息文档，进行电子记录，使文档保存规范、完整，延长了文档的保存时间又方便查看。人力资源信息化完全可以实现信息资源共享，人力资源部门人员可随时进入系统进行查询，对部门以外人员，通过开放权限进行必要信息的查询，实现了人力资源管理的无纸化办公，提高医院人力资源管理效率，减少了资源的浪费。

（二）规范医院人力资源管理的模式，重视人才开发

人力资源管理信息化使人从传统的繁杂事务性工作中解放出来，将更多的精力投入到人力资源管理战略和趋势上来。借助于信息化强大的数据分析和处理能力，分析医院人力资源管理的现状、人才队伍建设情况，为管理决策者提供强有力的数据支持。因此，在医院留住人才、选择人才、引进人才中发挥重要作用。同时给每一个工作者提供了公平晋升的机会，因为强大的信息化数据会记录工作者的整个工作生涯。不会出现虚假错误的记录。这在一定的情况下规范了医院人力资源管理的模式，为留住人才提供了强有力的保障。

（三）更新医院人力资源管理模式，优化工作流程

医院开展人力资源信息化管理工作，在对信息进行输入、输出、收集、整合的过程中，更具有规范性，在防止人为因素对人力资源管理效果造成影响的基础上，能够更加客观地处理各项信息数据。医院人力资源管理工作人员在实际工作期间会涉及到招聘、培训、考核、请假事项办理等内容，各个环节的工作任务量都比较大，如果医院始终运用传统的人力资源管理模式工作，不仅会降低信息梳理和审核效率，也会产生相应的误差。为了能够全面提升人力资源管理效率，在人力资源管理工作的各个环节中正确应用信息化技术，以此为依据，更新管理模式，优化工作流程，在保证人力资源管理效率的基础上，节省相应的人力和物力。

（四）评价机制，完善绩效考核体系

通常状况下，薪资主要包括工资和浮动工资两方面，医院中工作人员的浮动工资主要是绩效工资。医院内部不同科室、不同工作岗位的具体工作内容和工作性质有所不同，进而导致医院临床科室、行政后勤科室的具体评价体制之间也存

在诸多不同。如果只是以以往"优秀、良好、合格、不合格"的评价指标进行评价，其虽具有较强的客观性，但无法准确地反映出医院各个岗位工作人员的实际工作能力，导致医院缺乏科学明确的绩效考核指标。故医院人力资源管理人员在日常工作期间，就要对医院各个岗位工作人员的学历、职称、考勤、业务能力等各项因素进行全面分析，制定具有针对性的绩效考核机制，以保证"公平性、公正性"为前提，积极调动医院员工工作积极性。正确应用信息化技术，在考核指标数据中提取具有考核价值的指标数，在保证绩效考核方案科学性的基础上，对各项信息数据进行全面分析，更加客观科学地开展绩效考核工作。

五、医院人力资源管理信息化建设平台设计与措施

在大数据时代，医院通过全流程信息化管理，使人力信息、考勤信息、工资信息、奖金信息通过信息系统在各科室之间流转起来，进行了系统的设计与实施，在人力资源信息化的同时，解决了信息共享、高效协同的问题，使每个参与角色都有受益。

（一）信息化是现代社会的大势所趋

医院管理者不能再故步自封，要认清形势，及时改变传统的管理理念，紧跟时代的步伐，重视医院人力资源管理的信息化建设。根据医院存在的实际情况，对人力资源管理进行整体规划设计和管理，加大资金投入，购置人力资源管理信息化必需的硬件设备。加强员工的信息化专业知识培训，让广大员工在最短的时间里学习和了解信息化管理的基本常识并运用于正常的工作中。为信息化管理理念的实施做好普及推广。

（二）引进信息化方面的专业技术人员

融入医院人力资源管理的队伍中去，不断提高医院人力资源管理团队的信息化管理理念和能力，彻底改变医院传统的管理模式，形成完整信息化系统，使人力资源管理与信息化有效融合。医院对人力资源管理信息化建设要有长远的规划，针对医院现状，面向社会发展大趋势，从全局考虑医院信息化的发展动向。从切合实际的角度出发，统筹规划医院信息化建设的方向。这样才能做到目标明确，在信息化建设的过程中不走弯路，改变医院人力资源管理落后的现状，不断提高人力资源管理信息化水平。

（三）医院既定的发展目标

医院有了既定的发展目标，就可以在此基础上提供多样化的管理方案，依据医院人力资源管理的方方面面进行改革，实现人力资源管理真正的信息化。为广大员工提供高效而又舒适的工作环境，提高员工的工作责任心和积极性，增强集体凝聚力，提高医院人力资源管理部门的工作效率。

（四）信息化平台设计措施

一是设计思路：实现人力资源处人事管理工作的信息化，通过角色管理，将人力资源管理、考勤填报、工资管理、奖金管理融为一体，设计全流程信息化服务。二是人力资源管理：首先完成了人力资源管理的基本功能。人力资源管理主要包含三大部分的功能：人事管理、考勤管理和薪酬管理。其中人事管理包括员工基本信息的管理、新员工入职、离退、调动等；薪酬管理主要是工资方案管理、工资档案管理、工资数据管理等。三是全流程信息化管理：将考勤管理、奖金管理融入 HR 系统，按照角色管理的思想设计。角色分配按照实际工作中所承担角色进行管理。考勤管理为：考勤员填报考勤，由科主任、人事处逐级审核，工资数据根据不同的工资方案和计算规则，由人事审核生效的考勤自动生成工资数据。奖金管理为：财务处分科室下发奖金总额，奖金填报员填报每个人分配后的奖金金额，科主任、财务处逐级审核，最后由财务部进行发放。系统设计从各科室考勤员的填报起，到个人工资条的查看止，期间贯彻了考勤员、奖金填报员、科主任、人事处、财务处、会计室、普通职工的相关系统功能，并完成了工资的生成、发放、奖金的反馈、发放以及工资、奖金、党费的查看。切切实实地解决了考勤、奖金的发放、汇总、统计工作，使人力信息、考勤信息、工资信息、奖金信息通过信息系统在全院范围内流转起来。

总之，人力资源管理信息化建设是"新医改"背景下，我国医院改革发展的必然趋势，对于医院运营管理效率及医疗服务质量的提升具有重要的作用。社会经济在快速发展，各行各业都要紧跟时代发展的步伐，重视人力资源管理信息化建设是留住人才，提高效率，合理分配任务的重中之重。只有加大投资力度，整体规划医院信息化建设的方案，统筹规划，目标明确，有的放矢，才能在医院人力资源管理过程中做到事半功倍，不断提高工作效率，紧跟社会信息化发展的步伐，为医院健康快速发展助力。

第六节　科研项目管理

一、我国医院现代化科研管理的现状及问题

（一）科研经费管理制度不够健全

科研经费管理制度不够健全，医院与科研负责人对科研经费的认识在不同层面上存在误区，经常造成课题负责人在预算中拟定的预算项目可能与科研管理部门、财务部门相应的经费统计口径不一致等。未能结合实际，联合财务部门、科研业务管理部门等制定详细的科研管理办法或制度，明确分工，明确各部门的责任和义务。对科研经费的预算、核算、决算及验收考核，结余经费如何处理等方面的规定亦不明确、详尽。

（二）经费来源多样，预算与开支难以统一

科研经费按来源可分为医院内部科研经费与医院外部科研经费，医院外部科研经费又可分为纵向科研经费和横向科研经费，且不同性质、来源的科研经费管理办法不同，不能明确区分各种经费的管理办法和使用原则，导致了科研项目管理、要求难以统一。同时，各项管理办法定性内容多，量化指标相对较少，哪些费用能报，哪些费用不能报，哪些费用能报多少，在一定程度上很难把握。

（三）科研相关部门与课题负责人之间信息缺乏有效共享

科研经费使用和管理效率低下，科研经费管理涉及科教、财务、后勤等诸多部门，各部门间数据相对独立，部门与部门之间、部门与课题负责人之间均缺乏系统的配合、协调和沟通，信息缺乏有效共享。科研项目的预算、进展和开支信息等在医院内各部门间难以做到及时、全面共享，科研经费使用和管理脱节，难以通过经费使用情况来控制项目进程，科研经费已经用完而科研项目却未结题，或者科研项目已结题，而结余经费却长期挂账等情况时有发生。

（四）缺少有效的科研经费审计和绩效评价体系

当前评判科研项目成功的标准一般是其论文发表的档次和数量，专利申请数、

获奖数、被权威机构检索数等，很少对项目经费使用情况及项目决算报告中的内容进行审计，也很少对科研经费使用未按批准的预算开支采取相关惩罚措施。

（五）科研经费购置的固定资产管理落后

多数情况下，某一项科研项目购置的仪器设备仅用于其课题组的相关研究，科研项目一旦结束，购置的仪器设备往往未及时入库登记，大部分都闲置于科研负责人处。另外，"结题不结账"现象引起大量科研经费闲置问题的发生，使得许多的固定资产未能得到及时清理，产生大量的财务年终决算问题。

二、三级甲等医院内科研经费信息化管理的设想

（一）推进医院内科研经费管理信息化

建立科研、财务等部门和医院各科室、项目负责人互联互通的统一科研经费信息化管理系统，系统中应包含有项目管理模块及基本模块元素。项目管理模块必须包括：①项目基本情况查询系统。②项目预算及支出全程查询系统。③项目审计及奖惩系统等。基本模块元素主要包括：科研项目性质、项目来源、类型等。各类科研项目和科研活动经费，不论其来源渠道，在保证科研经费及科技活动经费坚持"统一领导，分级管理，责任到人"的科研经费管理体制的同时，应当遵循统一管理、单独核算，并确保经费专款专用的原则。

（二）宣传及完善科研经费管理制度、体系建设

科研管理部门需要通过医院内科研经费信息化管理系统，做好国家、省、市及各单位科研经费管理法律、法规、政策的宣传工作，做到"投而有效、放而有度、行而有序、管而有法"，使各科研管理部门明确科研经费管理的目的、经费分类、使用原则、经费开支范围，结余经费的处理方法及报销程序、激励措施等，实现科研经费使用及管理的有章可循和各司其职，避免科研支出中出现随意性。

（三）完善科研经费管理的绩效考核细则

科研管理部门应充分利用现代信息优势，通过网络形式，在所有相关人员中树立起绩效目标管理意识及理念，提高绩效管理水平，采用定量和定性指标，综合考虑项目整体效应，将完善的效益评价指标（财务指标和非财务指标，如特定专项支出绩效评价指标）预先录入医院内科研经费信息化管理系统，保证绩效评

价工作的制度化、日常化和规范化，让项目资金的分配、使用、实施以及效益得到全程跟踪。同时，系统需要将审计结果及科研成果产生的实际价值与投入价值或预期实现的价值的比较结果进行实时公示，确保科研项目预算立项充分、管理成效优、成果应用度高的科研项目或人员能够获取相应的奖励或优先安排下一年经费，保证科研项目的经费使用情况及产生社会经济效益的评估等工作顺利进行及动态监测。

（四）定期公示可调配使用的资产名录

医院内相应的科研管理部门需要将关于固定资产、低值资产等的相关管理制度及时录入医院内科研经费信息化管理系统，建立可查询固定资产状态的动态数据库，数据库依照种类对资产进行统计，如某一设备的名称、数量、是否完好、是否闲置中或正被哪一项目组使用、该项目预定结题时间等。同时，医院内科研经费信息化管理系统能够定期公布可调配使用的资产名录，确保下一个项目组在立项编制预算时，可通过系统查询到是否有与本项目组相关的闲置资产可供使用，避免重复购买设备等物资，以达到"统一管理，资源共享"的目的，从而实现科研资金使用效益的最大化。

三、科研经费信息化管理系统的建立

在科研经费信息化管理系统中，配备相应的科研经费管理模块、模块元素及简单明了的工作流程，各科研管理部门依据系统工作流程提示，分别填入各部门负责的项目相关内容。

（1）医院内科研经费信息化管理系统——管理模块。科研经费管理模块：①项目基本情况查询系统。②项目预算及支出全程查询系统。③项目审计及奖惩系统。

（2）医院内科研经费信息化管理系统——模块元素。科研经费管理模块元素：①项目基本情况查询系统元素包括：项目性质，项目的来源、渠道和项目类型；项目的项目负责人、所属单位及合同单位。②项目预算及支出全程查询系统元素：项目的合同总额及对方单位、预算、支出类型、控制权限、比例及金额。③项目审计及奖惩系统元素：固定资产状态数据库，包括该项目中购置设备的数量、设备名称、是否完好、闲置与否或正被其他项目组使用等。科研项目对应科研成果产生的实际价值与投入价值或预期实现的价值的比较结果，及最终审计结果（验收通过和未予通过）。依据审计结果系统给出明确的奖罚办法。对不按规定管理使用科研项目和科技活动经费的、滥用科研经费频繁出差的，系统中明确给出处理办法：近三年不得再申请科研项目，列入医院科研经费管理黑名单，同时须对所涉及金额的50%进行经济赔偿。对预算立项充分、管理成效优、成果应用度高的科研项目或人员能够获取相应的奖励或优先安排下一年经费。

（3）医院内科研经费信息化管理系统——工作流程。科研经费信息化管理系统的管理流程主要体现在：①计划财务处负责科研项目经费的财务收支管理和预算、会计核算、会计决算，并及时完成相关内容的在线填报工作。②科技处负责科研项目经费的确定项目性质、来源、所属单位、课题负责人、成本控制点及其他信息，形成课题卡及预算审核，并及时完成相关内容的在线填报工作。③审计处负责科研项目经费的审计和监督工作。④医学装备管理处负责科研项目经费所构建固定资产的管理工作以及协助进行大型仪器设备的采购工作，并及时完成相关内容的在线填报工作。⑤院长办公室负责科研用设备、试剂、原材料等购销合同的盖章工作，保障正常运行。

四、科研经费信息化管理系统的预期效益分析

（一）基于医院内科研经费信息化管理系统，实现项目实时查询

科研项目经费信息化管理系统的实施，有可能克服以往经费使用情况查询难、统一管理困难等弊端，形成科研经费信息集成化管理模式。系统查询功能强大，通过建立科研项目经费管理信息系统，科研项目负责人及各管理部门可以进行横向查询及纵向查询，随时了解和掌握科研经费的最新数据。

（二）基于医院内科研经费信息化管理系统，提高人员工作效率

只需登录科研经费信息化管理系统，科研项目负责人就能够及时查询到项目经费情况，各级管理人员可以随时了解项目经费使用情况，有助于财务人员加强经费预算控制及统筹配置，有效地提高科研人员及科研管理人员的工作效率。

（三）基于医院内科研经费信息化管理系统，精确控制项目成本

在科研经费信息化管理系统中预先录入了项目预算、支出类型、控制权限、比例及金额，并严格执行。综上所述，基于我国三级甲等医院科研经费管理现状及存在的问题，尝试提出医院科研经费信息化管理的基本设想。通过医院科研经费信息化管理系统，医院内科研管理部门不仅可以实现对科研项目成本的精确有

效控制，而且可以避免设备等物资的重复购买，达到"统一管理，资源共享"。另外，通过该系统的建立，科研项目负责人及各管理部门不仅可以随时了解和掌握科研项目的最新状态及科研经费的最新使用情况，有效地提高科研人员及科研管理人员的工作效率，而且还可以实现对科研经费的管理模式的转变与完善，使其对科研经费的管理由事后控制转变为事前和事中控制，由"被动式管理"转变为"主动式管理"，从而将医院科研经费的管理水平和使用效能提升到一个新的水平。

第七节　科研临床教学管理

一、概述

临床教学是培养医学生把书本上学到的相关专业知识应用于临床实际，提高其专业技能和解决临床病例的一个重要环节，这是培养临床医学生临床思维模式形成的一条必由之路。通过临床实习可完成由医学生向临床医师的过渡。因此，如何提高临床医学生的临床实践能力以及解决临床实际问题的能力，是现代高等医学教育应该关注的一个重要问题。医学生科研能力的训练和培养应适应目前医学科学发展的需要。当今大部分临床医学研究生存在科研意识薄弱、科研能力差等现象。在医学研究生临床教学中，了解研究生科研能力培养现状并探索提高临床医学研究生科研能力的对策对于提高医学生的科研能力至关重要。完善实验室建设，加强实验基本技能的训练与培养；鼓励研究生多参加学术交流，加强科研兴趣的建立与培养；引导研究生从临床实践中产生科学问题，加强临床与科研相互转化；提高研究生查阅及阅读文献的能力，加强获取信息能力的培养；指导研究生撰写论文，加强科研论文写作能力等都是有效可行的培养临床医学研究生科研能力的教育方法。在此过程中，科研临床教学管理具有举足轻重的地位。

现阶段研究生较为突出的问题是科研意识薄弱、缺乏创新能力和科研能力。由于研究生在本科学习阶段几乎没有受过有针对性的科研素质训练，也没有实验室实践经历。并且常常缺乏自己的见解，严重阻碍其自身科研能力的提高。因此需要进一步提高临床医学研究生的科研能力。加强实验基本技能及科研兴趣的训练与培养，建立实验室是研究生科研思维建立和创新能力培养的基地，科研方法是解决科学问题的有效手段，熟练掌握实验方法是培养研究生科研能力的基石。

科研兴趣的建立对于研究生科研能力培养至关重要。此外，还需要加强研究生信息获取的能力以及科研论文撰写的能力，这些都需要我们逐渐进行临床教学的一体化管理建设。医学专业人才在临床实践中需要具备理论知识、操作技能、人文素养和情感沟通等多种能力，才能满足精益求精的公众健康意愿和社会医疗卫生服务需求。临床医学专业教育者努力培养学生掌握多种技能，力求达到临床医学专业教育人才培养目标。信息技术深度融入医学教育教学领域是教育教学改革的必然需求，传统教学媒体和现代信息技术的深度融合，为提高临床医学生处理信息、交互质疑等创造能力提供可靠的技术保障。因此，临床医学专业教育者就要以培养具有满足患者和社会需求胜任力的医学生为导向，借助信息化技术和智能化手段推动医学教育体系改革。

二、医院临床教学现状及问题

临床实践是整个医学教学过程中的重要环节，临床医学教育担负着培养医学生熟悉和掌握临床理论，提高学生分析和解决临床问题的能力，为医学科研指出方向。它是医学理论知识联系实践的桥梁，是医学院校学生从学校步入工作岗位的重要阶段，临床教学质量的优劣直接影响到医学院校毕业生的质量。而在外科教学系统中各亚专科分类越来越细致，细分的亚专科在临床学习中占较大比重，且各个专科其本身专业性强，涉及面广，新理论、新技术、新业务发展快，有些亚专科之间联系不紧密，学生学习起来普遍感觉较为困难。而教学的主要任务是促进医学生将理论知识应用于临床实践，培养其实践能力及应用能力。现临床教学存在的问题如下：

（一）临床教学重视不足

目前我国多数临床教学医院的人事管理和激励机制致使对临床带教存在重临床、重科研、轻教学现象，再加上大多数教学医院为综合性三级医院，高年资医师本身的临床工作繁忙，不愿意承担教学任务。因此临床教学工作基本是由低年资医师甚至是在读博士研究生完成的，而这些教师本身临床教学经验不足，严重影响了教学效果。许多医院缺乏相应专科教学设备，没有多媒体教室及教学录像，加之本科教育的不断扩招，使师生比例严重失调，出现师资力量匮乏的现象。

（二）科研素养有待提高

临床医学专业学位研究生是新兴的一种医学人才培养模式，以着重培养他们的临床岗位胜任能力，最终培养成为高素质应用型人才为目标。现阶段对临床医学专业学位研究生采取"四证合一"的培养模式，需在临床轮转 33 个月之上，并取得住院医师规范化培训资格证、执业医师资格证、硕士学位证、毕业证后方可毕业。实践表明，这种重临床的培养方式一定程度上忽视了科研能力的培养。一方面学生将主要的精力投入临床实践，而忽略自己对科研思维能力的训练；另一方面许多学校的培养多偏向临床培训，注重临床技能和临床理论知识的考核，忽略对研究生科研能力的培养和考核，部分高校对临床医学专业学位研究生毕业公开发表的文章甚至不做要求，这些因素导致研究生科研水平不高。

（三）教学方式单一，学生的积极性不高

目前的教学方式还是以教师一支粉笔、一本教材的传统灌输式教学为主。其教学方法是以教师为中心，学生获取的知识主要依赖于书本上的记载和老师的讲解，另外骨科教学内容在整个外科学教学中占较大比重，且涉及解剖学、物理学等相关科目，单一的教学形式使学生学习起来十分困难。而且临床实习时间安排不合理，经常出现理论课未讲解就安排实习的情况，导致见习教师不得不在见习课讲解理论知识，严重压缩了理应的见习课时间，导致学生理论学习及实践无法有机地联系起来，教学效果不理想。这种以教师"教"为主导的，缺乏与学生互动教学方法，很难激发学生学习的积极性。另外迫于当前社会医学生毕业后就业压力，很多学生放弃了临床实习的机会，纷纷加入考研队伍，力图通过进一步深造，创造一个好的就业机会，因此临床实习无法调动学生学习的积极性。

（四）临床实践能力有待加强

临床能力是考核临床医学专业学位研究生培养效果的重要指标，但在日常教学过程中，临床专业学位研究生的动手实践机会较少。其原因主要有以下几个方面：①没有处方权，不能独立开展诊疗工作，在医院的工作形式较为单一。②研究生在就读本科期间大多忙于考研，因此临床操作技能不熟练，临床经验不足。③在医患关系日益紧张的背景下，患者对医师的信任度较低，不愿让年轻住培医师对自己进行基础检查等。④研究生参与临床操作的机会与规培所在医院的病例病种、患者数量、绩效分配等多方面因素息息相关，使得临床医学专业学位研究生动手机会少。

（五）基础理论与临床实践结合薄弱

随着临床医学的发展，现有的诊断技术与诊断标准更新迅速，一些学科疾病

的诊断涉及影像学、解剖学、生物力学甚至物理学的相关内容，而这些学科是医学生在大一、大二的学习课程，甚至有些学科以前根本没有学过，当学习相关理论时，由于相隔时间较长，对相关学科的知识已经出现遗忘，导致对理论知识掌握不扎实，理解不深刻。由于种种原因医学生普遍存在重理论、轻实习的现象，临床基本技能较差。另外很多患者不愿意让学生进行查体、换药等操作，加之目前医患关系比较紧张，带教老师为了避免医患冲突，也很少给学生真正动手的机会。最终，形成了动手机会少 - 不愿动手、不敢动手 - 不会动手的恶性循环，导致学生临床基本技能普遍较差。

（六）带教老师积极性有待提升

导师及带教老师是临床医学专业学位研究生职业道路上的领路人，两者的学术水平、教学水平、操作技能直接影响研究生的学习效果。但在目前的带教指导过程中，存在以下状况：①随着学生招生规模的不断扩大，导师及带教老师的教学压力逐年增加，且两者大都在医院科室任重要职位，需要承担教学、科研、医疗三方面的工作，所以对学生教学和培养投入的精力有限。②专业学位研究生在临床学习阶段需由指导教师团队进行带教，对研究生的专业知识、临床技能、英语、科研等各个方面进行综合培养。教学难度大，教学内容复杂，随着对疾病研究的深入及顺应时代发展的要求，每年教学内容都会有调整，这对教师在临床带教中提出了更高的要求，但目前符合带教条件的导师较少，师资力量不足，这增加了导师与带教老师的工作量，影响导师及带教老师的积极性，影响研究生的培养效果。③研究生及规培生在规范化培训的 33 个月之中，在本专业科室学习时间有限，在刚熟悉带教科室的临床工作之后，立即就要转科，不能系统规范学习，一方面影响学生的学习积极性，另一方面由于大部分时间不在导师所在的科室，与导师交流沟通的时间不足，影响导师对学生学习的指导。更有部分导师所在医院未获批住院医师规范化培训基地资格，导致研究生还需到其他医院参加住院医师规范化培训，为导师指导工作的开展带来了很大的困难。

三、医院临床教学一体化管理

医学教育是一个连续的培养过程，包括了学校医学教育、毕业后医学教育及继续医学教育，三个阶段形成医学教育连续统一体。作为医学院附属医院肩负着培养医学生和为社会培养医学实用性人才的责任，在培养优秀、合格的临床医师工作中发挥了重要的作用。随着临床教学的任务、对象、范围不断拓展、延伸，会遇到许多新的问题需要各级管理者积极探索和研究。多种临床培训的教学任务均落实到了科室，科室在临床教学中遇到许多实际困难和问题。如何发挥医院在临床教学中的主导作用，进一步规范管理保证带教质量是一个值得探讨的问题。

（一）指导思想

加强对临床教学工作的组织领导，把临床带教工作作为科室的一项重要工作来抓，充分调动带教老师的积极性，统筹管理、规范操作提高临床教学质量，保证各项临床教学计划落到实处，促进学科专业的和谐发展。

（二）保障条件

加强医院对临床教学工作的领导、组织建设、制度建设，建立积极有效的激励机制，制订和完善医院教学工作管理条例，不断改善教学基础条件，重视培养教医师队伍，提供临床带教的基本平台。职能部门的管理、服务作为保障对各类受训人员集中进行进院的岗前培训及时提供培训标准、要求定期检查指导等。

（三）建立健全科室临床教学组织管理机构

实行科主任－教学秘书－医疗小组－带教老师负责制，明确责任、层层负责、各司其职理顺科室的教学次序。由科主任协调、督促、质量保证；教学秘书负责全科教学工作的安排、合理调配各类培训人员监督检查、落实总结、反馈评价；医疗小组及带教老师负责具体带教、管理及考核。医疗小组要与各类受训人员建立教与学的关系挑选热心教学工作、责任心及教学意识强、基础理论较扎实、临床工作经验丰富的高素质主治医师及以上人员带教。同时要求科室的每位医师都要参与带教工作对于培养年轻师资有很大的益处。

（四）制定科室临床教学管理制度

有章可循临床带教是一个完整的教学过程，主要包括计划、落实、考核评估等环节。必须有系统、完整切实可行的管理制度做保证，严格管理、严格要求临床教学各环节并重克服随意性。向训练过程要效果、要质量。

（五）细化各类人员的培训计划

根据职能部门下达的不同教学任务参考相应的培训大纲、标准要求结合学科专业实际研究分析各类人员培训特点,制定出针对性强的培训计划提出具体要求。如对实习生的临床技能训练与进修医师的训练，要求无论从操作的熟练程度、完成的量等都应不同,既要体现培训教学的共通性,也要反映出各类人员教学的特点。

(六)加强临床教学管理制度的落实

坚持制订管理制度不难做到,但要长期坚持做是不容易的,并且要做到位。如坚持进科前的培训教育,每周举行一次学术讲座、疑难病例讨论,由科室统一组织与科室人员的学习教育融为一体,提高培训效率也节约了人力成本。医疗小组定期举行床旁教学小讲课、教学查房和操作示教等,逐步成为科室良好的传统与习惯。

(七)严格对各类受训人员的出科考核日常考核

由医疗小组具体负责完成出科考核、考试,由科室教学秘书统筹各医疗小组完成,由科室主任监督考核。使考核更具针对性改变科室考核流于形式、应付了事的状况。

(八)加强师资队伍建设

在医院保障条件的支持下对带教老师的教学效果做出总结考评,以鼓励为主不断激发教医师参加临床教学的积极性,在临床教学中既"带"好又"教"好,采用练、评、讲、考相结合的启发式教学等多种灵活有效的方法使受训人员的临床思维能力、动手能力、学习能力得到锻炼,提高综合素质。

(九)注重临床教学总结与评价注重收集教学效果

不断改进教学方法,增进交流反馈,提高临床教学水平。为激励提供客观的参考依据。往往做了许多工作但未及时记录或资料不全。科室应建立起自己的临床教学档案而不只在教研室,要参照档案管理的要求将反映整个临床教学的全过程的资料及时归档。

(十)加强科研工作对教学的促进

科研对教学工作也起着重要的推动作用,并为教学工作提供新的知识,通过教学不断将新知识传授给医学生,因此,提高医疗服务质量是做好教学和科研工作的基础,也是教学和科研工作的归宿。无论是教师还是未来的医师都要将新知识更好地用于医疗工作,服务于社会,从而推动医疗卫生事业的全面发展。实践教学是保障医学教育质量的重要环节和必要手段,也是当前医学教育人才培养质量的严重"短板"。高等医学教育要深化临床实践教学改革,推进实践教学内容和实践模式的改革，强化实践教学环节，早临床、多临床、反复临床，提高医学生临床综合思维能力和解决临床实际问题的能力。

　　临床教学基地是实践教学的主要阵地，其教学思想、教学条件、教学管理水平对实现人才培养目标有十分重要的意义，提高质量是医学教育改革发展最核心、最紧迫的任务。遵循高等教育规律和医学教育规律、探索符合国际医学教育发展趋势和我国国情以及自治区实际的医学教育管理体制。积极推动政府更加关注和支持医学教育，推行教学基地的定期评估认定机制。

四、医院临床教学智慧管理平台建设

　　对于医院临床教学工作，科教部发挥重要用。为了保证教学秩序的持续稳定，临床教学任务能够高质量地完成，为社会提供合格的医药卫生服务人才，适应现代医学发展的需要，进一步加强临床教学管理工作，就要注重高素质医学人才的培养，而医院临床教学智慧管理平台建设尤为重要。

　　传统的教学质量管理理念和制度过于注重程序化，导致整个管理过程趋向形式化。在医学教学的过程中，采用讲述型教学模式可以获得良好的效果。按照常规的教学计划，来自不同学校的实习生，掌握的理论知识水平不同，对实习的积极意识也会有所不同。在临床教学中如果不具有针对性，实习生所具备的优点和缺点就很难发现，很难将实习生的学习积极意识调动起来。当前的教学质量管理理念重视对学生的管理而轻视对教师的管理，未注重高校教师队伍建设。临床教学的教师多为一线工作人员，兼职教师的临床医师大多是临床一线的重点医师。他们虽然具备专业技能，但在教学中的精力往往是有限的。许多临床医师认为教学不是主业，没有对教学质量高度认识。此外，临床教学同一门课程由多个临床医师教授承担教学任务，教授的教学各有特点，都有自己的教学习惯，学生需要不断地适应教学方法，使得教学质量无法保证。

　　临床教学质量直接关系到医学院毕业生的质量。如何加强教学质量管理，健全质量监控体系，为社会提供合格的医药卫生服务人才，为人们的生命健康保驾护航。需要对教学管理制度不断地调整和完善，强化质量管理工作，采取有效的措施，让教学管理做到有理可据。建立完善质量标准化体系，实施标准化的全面质量控制。教师属于临床实习人员在实际实施临床教学中的引导者。在临床教学过程中，教师的道德、才能和教学风格直接影响到学生的心理和行为。教师要具有较强的专业能力和较强的教学能力。医院要注重教师素质的培养，要不断地提高教师的综合能力，让实习的医学生熟悉医院的日常工作流程以及工作的基本情况。医院要发挥桥梁作用，连接课堂与临床交流之间，实现交流式的课堂教学模式。

2019年2月23日，中共中央、国务院关于《中国教育现代化2035》中指出建设智能化校园，统筹建设一体化、智能化教学管理和服务平台，利用现代技术加快推动人才培养模式改革，实现规模化教学与个性化培养有机结合。智慧教育以学生的学习和发展为中心，利用"互联网+技术"打造智慧的学习环境，提供高效智慧的教学服务，从而促进传统教学结构性变革、促进学生个性化成长和多种功能发展。智慧教育的本质是利用智能化技术构建智能化环境，让教学方式和内容更灵活，发掘学习者的潜在能力，培养在思维和行为能力两方面都出色的人才。以培养临床医学生岗位胜任能力为核心，将岗位胜任能力转化为有效的临床服务为侧重点，充分利用大数据挖掘分析技术，重视培养学生思考和解决问题的实际能力，以培养具有一定的职业道德修养、扎实专业知识以及创新思维能力的创新型医学人才。①知识储备阶段，一方面教师根据临床医院调查反馈制定课程标准，从学情需求出发设计教学内容和教学目标，发布多样化的预习资源以激发学习兴趣，包括录制内在文化传递的教学微视频、选择挑战性和趣味性小组任务，以调动学生的好奇心并刺激学生内在自主学习的积极性。另一方面学生通过自主学习丰富的教学资源，并通过手机客户端答疑获取对学习材料的表面知识感知和简单记忆，对课程的核心知识粗略地理解、初级储备和输入。②分析思考阶段：一方面教师为学生疑惑内容创设相似的情景和问题，并发布相对应的变式训练内容，为在不断变化的真实问题解决过程之中，加深对知识的理解和技能的转化做准备。另一方面学生对新问题通过批判性思维加以质疑，并对获得的新知识进行分析、整合并深度分析和思考。例如，针对真实情境下病例分析等复杂问题，教师引导学生完成任务鼓励他们分享互作，培养学生在解决实际问题过程中养成转变思考方向和软性思考的习惯。此阶段在前有知识储备基础上内化知识，并形成相似情景中分析思考问题的平行思维。③迁移升华阶段：一方面教师布置符合课程培养目标的综合性练习，并发布相关新情景核心问题的任务，让学生能学以致用、活学活用，教师还鼓励学生对他人的作品进行分析归纳，教师对认知思考和表达给予客观的指正，及时指出问题原因以帮助学生。另一方面学生从学习效果数据中发现自身对知识技能认识的弱点及时反思并自我评价，深度完成学习过渡期在本领域内知识相关性和跨领域知识间的类比，能够在形成思考问题的心智模型上得以升华，以解决问题为导向对前有内化知识迁移输出。

今天的医学生是明天的临床医师。临床实践教学是整个医学教育中的重要内容，可以让医学生从学校过渡到工作中。智慧教育是实现信息化教育发展的高级阶段，智慧教育管理平台建设是实现智慧教育的关键途径。重视培养临床医学生在未来职业岗位上的多种能力。能够有效提高学生学习成绩，改善思维能力，具有较高应用价值高，值得在教学中使用推广。健全临床教学智慧管理平台使各项工作走向高效有序的运转轨道。正确认识临床医院所处的新格局，找到对应策略，加速转变医院为医疗、教学、科研的综合体，从整体上提升医院综合实力。

五、医院临床教学信息化管理系统的预期效益分析

教学管理部门、网络技术部门以及实际使用部门强调，临床教学信息化，在于实现临床教学活动的远程实时互动以及优秀教学音视频资料的储存与应用；通过信息化手段打破距离壁垒，减轻信息差负担，构建围绕系统联通框架搭建方案、手术、操作示教及查房、讲座互动等硬件参数，以及网络化软件平台管理设施。

随着生物医学模式向生物 - 心理 - 社会医学模式的深刻转变，医疗机构对医学人才胜任医疗岗位的综合能力要求越来越高。为此，医院临床教学信息化管理系统改革得到高度重视和倡议，医疗体系积极响应，并纷纷开始了本土化医学人才岗位胜任力培养研究与医院临床教学信息化管理改革。始终坚持改革创新，与时代发展同频共振，积极应对医学临床教学信息化管理改革浪潮。主动融入"健康中国，科技强国"等国家战略，精准对接区域经济社会发展需求，以创新临床教学过程与质量监控和医学人才胜任力培养质量评价的信息化管理为导向，以提升医学人才胜任力培养质量为目标，深化临床教学改革，培养大批适应"健康中国，科技强国"建设需要，集疾病预防控制、临床诊疗、康复、健康教育与培养相关杰出人才。

通过制定并实施科研临床教学管理，将临床教学精细化管理和临床教学信息化的预期效益分析与临床各系、教研室、各科室主任分级考核和任期目标考核挂钩，与临床教师职称晋升晋级考核挂钩，与科室教学绩效考核挂钩，有力提高了临床教学的责任意识、质量意识、使命意识。此外，通过临床信息化管理预期效益分析方法培养的示范与辐射作用，以点带面，不断提升临床教师教学能力与教学水平。制定激励政策，鼓励临床教师围绕医学人才岗位胜任力培养开展临床教学研究，以临床信息教学研究促进医疗改革。此外，建立集过程监控、工作量监测、质量评价、量化考核于一体的临床教学管理系统，构建了以培训质量为核心、信息化过程质量监控和量化考核为抓手、教学管理机制改革为保障的临床教学质量保障体系，实现临床科室、带教教师教学工作量、工作质量、带教满意度等过程监控与量化考核，达到科室之间教学质量横向可比性和个人教学质量与工作量之间的纵向可比性的目标，从而破解一个个临床教学管理难题。

通过医疗临床教学结合临床教学信息化精细化管理模式，切实提高了医学人才岗位胜任力培养质量，为医院临床教学信息化管理系统完善有机衔接地培养医学人才岗位奠定了坚实基础。教学管理部门通过信息化管理系统抓取数据，及时反馈临床科室教学中存在的问题。

临床教学信息化精细化管理将会取得良好的示范辐射作用与社会效益，同时获得同行的高度关注与认可。产生了良好的成果推广与辐射影响力以及较好的社会效益。临床教学信息化精细化管理的建设成果将会反映出创新与务实所迸发的无穷活力。未来，将以质量提升为目标，继续发扬开拓创新、与时俱进的时代精神，培养更多更好的医学人才来加强医院临床信息化管理系统。未来的医学教育评价应以多时段、多工具、多教师的多元化评价为导向，可靠的评价应该同教学紧密相连，既反映教学目标也指导教学策略，近来医学教育的目标已有微妙的转变，由过去"我们想要产生什么样的医师"转变为"我们给予患者什么样的服务"，这是一种以顾客为中心的客制化概念。所以在教学中，甚至是一些小组或病房学习过程中的同行，都应注意他们的评估意见。因此未来的教学评价不能只从师长或单方知识的观点来看学生表现，还需注意病患关切的照护质量，以及同行的评价，即全方位评价。

第七章 新兴技术在智慧医疗的应用

第一节 人工智能、云计算、雾计算和边缘 计算在医疗中的应用及案例

随着科技的进步和计算机技术的快速发展，人工智能（artificial intelligence，AI）已进入人们日常生活的各个方面，改变着人们传统的生活及工作模式。近年来，人工智能、云计算、雾计算、边缘计算等技术正以惊人的速度渗透至医学相关的各个领域，计算机新技术正在重新赋能医疗行业。云、雾、边缘计算为人工智能的应用提供了强有力的算力支撑，三者主要是在应用部署层面所处的位置不同。云计算主要面向工业大数据、业务逻辑、分析数据库和数据存储；雾计算面向本地网络资产、微型数据中心；边缘计算面向工业 PC、特定流程的应用以及自治设备上的实时数据处理。

目前，人工智能等新兴技术在医学领域的研究和应用可涉及医疗活动的全过程，包括院前管理、院中诊疗和院后康复，在医学临床的大部分科室都能见到相关运用。20 世纪 60 年代人工智能就在医疗领域做了探索，1966 年美国麻省理工学院（MIT）研制了聊天机器人 ELIZA，模仿心理医师与患者人机对话；1972 年英国利兹大学研发的 AAPHelp 系统根据症状推断可能造成患者腹部剧痛的原因；1974 年美国匹兹堡大学研发的 INTERNIST-I 系统用于辅助诊断内科复杂疾病；1976 年美国斯坦福大学研发的 MYCIN 系统，用于自动判断患者所感染的细菌类别并提供相应的抗生素处方建议。到 20 世纪 80 年代，相继出现了一些商业化人工智能应用系统，比如 QMR、哈佛医学院开发的 DXplain，主要是根据临床表现提供相应的诊断方案。目前，医疗人工智能领域最知名的就是 IBM/Watson，可在几秒内筛选数十年癌症治疗历史中的上百万份患者记录，为医师提供可供选择的

循证医学治疗方案。中国信息通信研究院数据研究中心发布的《全球人工智能产业数据报告（2019Q1）》显示，我国人工智能相关应用领域以医疗健康行业比例最高，达到了22%。鉴于医疗健康领域涵盖广，诊前、诊中、诊后环节长，未来人工智能将主要通过大数据、云计算、深度学习等新兴技术广泛应用于疾病的筛查、预防、诊断、治疗、预后、康复等全过程。现阶段，受限于云服务的实现效果和供应商的维护能力，部分需求方和学者对云服务在医疗领域的应用持观望保留态度。但不可否认的是信息技术主导的医疗行业的变革已经开始。

一、在药物研发中的应用

位于美国硅谷的人工智能公司Atomwise开发了基于卷积神经网络的Atom Net系统，该系统学习了大量的化学知识和研究数据。Atom Net系统通过分析化合物的构效关系，确定药物化学中的基本模块，并用于新药发现和新药风险评估。目前，Atom Net已经掌握了大量的化学知识和研究资料，2015年Atom Net只用1周时间就模拟出了2种有希望用于埃博拉病毒治疗的化合物。

英国Exscientia公司利用机器学习算法组合设计并评估编码的深层知识，应用于旧时的单目标药物发现项目。研究人员首先研究了靶点选择性结合均衡小分子的可能性来确定那些最易于化学处理的靶点。针对这些靶点药物通过AI药物研发平台为GSK公司的10个疾病靶点开发创新小分子药物，从而发现临床候选药物。

美国Recursion公司运用计算机视觉技术来处理细胞图像，并且通过分析1 000多种细胞特征来评估疾病细胞在给药后的效果。使用先进的成像技术和人工智能技术进行高通量的细胞模型实验，在上百种疾病的细胞模型中进行上千种候选药物的检测。Recursion公司已经发现了15种治疗罕见病的候选药物，其中治疗脑海绵状血管畸形的候选药物即将进入临床试验。

位于北京的望石智慧利用AI快速识别处理繁多结构化的研发数据，结合医药研发专家的领域知识，构建了亿级别的超高通量分子筛选系统、多维度分子生成系统和基于映射数据库的分子优化系统，体系化赋能更快、更好地发现新药。

二、在诊断治疗中的应用

国外的典型代表是美国IBM公司研制的Watson系统，2012年该系统通过了美国职业医师资格考试，并部署在美国多家医院提供辅助诊疗的服务。目前Watson提供诊治服务的病种包括乳腺癌、肺癌、结肠癌、前列腺癌、膀胱癌、卵巢癌、子宫癌等多种癌症。Watson 实质是融合了自然语言处理、认知技术、自动推理、机器学习、信息检索等技术，并给予假设认知和大规模的证据搜集、分析、评价的人工智能系统。

美国哈佛医学院贝斯以色列女执事医学中心研发的人工智能系统，对乳腺癌病理图片中癌细胞的识别准确率能达到 92%。

2016 年美国 Enlitic 公司将深度学习运用到了癌症等恶性肿瘤的检测中，该公司开发的系统癌症检出率超越了 4 位顶级的放射科医师，诊断出了人类医师无法诊断出的 7% 的癌症。

我国的依图科技研制了全球首个基于医疗人工智能技术的癌症筛查智能诊疗平台和 care.aiTM 胸部 CT 智能 4D 影像系统，已在全国 200 多家三甲医院落地。系统以人工智能技术赋能癌症早筛领域，联合国内数百家医疗机构，建设涵盖肺癌、乳腺癌、宫颈癌、结直肠癌等多个高发癌症的智能诊疗平台，为临床专家提供影像检出、病灶分析、临床决策辅助、患者管理等 AI 服务。

商汤科技研制基于 Sense Care 智慧诊疗平台，目前其智慧健康业务已推出 8 款解决方案，服务 9 种不同科室，覆盖超过 13 个人体部位和器官，疾病检出敏感性高达 97%，提高医师诊断效率 50% 以上。Sense Care 智慧诊疗产品目前主要聚焦于医学影像领域。除此之外，商汤智慧健康针对医疗大数据分析、精准医疗领域也有专门的研究和解决方案。

中国人民解放军总医院在 2006 年引进了全国首台达芬奇机器人，该机器人由美国 Intuitive 公司生产，目前主要被应用在泌尿外科、普外科、妇外科、胸外科、头颈外科以及心脏手术中。

广东省中医院和中南大学湘雅三医院利用国产手术机器人"天玑"（图 7-1），有效减少了骨科手术人工操作过程中可能造成的脊髓、血管损伤风险。"天玑"在骨科类手术中已经进入临床实践阶段。

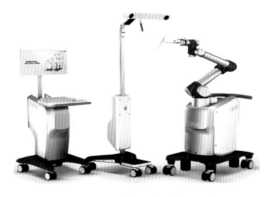

图 7-1　"天玑"骨科手术机器人

三、在智能健康管理中的应用

美国风险预测分析公司 Lumiata，通过其研制的风险矩阵系统（Risk Matrix），在获取大量的健康计划成员或患者电子病历和病理生理学等数据的基础上，为用户绘制患病风险随时间变化的轨迹。利用 Medical Graph 图谱分析对患者做出迅速、有针对性的诊断，从而使患者诊断时间缩短 30% ~ 40%。

美国 Next IT 公司开发的一款慢性病患者虚拟助理，专为特定疾病、药物和治疗而设计的。它可以与用户的闹钟同步，还可以提示用户按时服药，其思路是收集医师可用的可行动化数据，来更好地与患者对接。该款应用主要服务于慢性疾病的患者，将可穿戴设备、智能手机、电子病历等多渠道数据的整合，综合评估患者的病情，提供个性化健康管理方案。

四、在医院管理中的应用

美国 Inland Northwest Health Services 公司为全美 4 000 位医师和 450 家诊所提供云计算医疗服务，为医院引入了云计算电子病历系统，消除了现有 IT 基础设施的计算资源压力，不仅提高了效率，还提升了安全性。

第二节 IoT 在医疗中的应用及案例

物联网（Internet of Things，IoT）是互联网基础上的延伸和扩展的网络，通过感知设备按照约定的协议将人、物、系统及信息资源互联互通，实现对物理和虚拟世界的信息进行处理并做出反应的智能服务系统。物联网创造了从周围世界收集数据并管理各个位置大量设备的新机会。与此同时，也为人们带来了收集、存储和分析大量数据的挑战。

随着互联网医疗设备数量的增加，医疗级别数据的采集和传输、互联技术、服务系统及软件的进步，医疗物联网（Interent of Medical Things，IoMT）由此诞生。物联网技术在医疗健康领域的应用主要包括智慧临床、智慧患者服务、智慧管理、远程健康等方面。

一、在智慧临床中的应用

借助物联网可不受时间、空间等因素的限制，进行高效实时、动态连续地获取和分析多维度信息的优势，运用移动终端设备实现物联网在病区临床护理管理中的应用。物联网在智慧临床中覆盖护理管理、生命体征智能采集、信息互联互通等诸多方面，实现医护人员及时获取患者最新信息的功能，为推进智慧医疗建设，实现护理的"智慧化"提供技术支持。

江苏省无锡市联合中国心血管健康联盟及阿斯利康等企业，在物联网技术支持下，多方携手构建院前、院内、出院后无缝连接的一体化急性胸痛救治体系，实现胸痛患者救治全流程信息的实时记录及互通互传，做到覆盖全市、数据共享的效果，尽可能地缩短救治时间，为抢救患者生命赢得时间，为胸痛患者的救治提供更全面的保障。

南昌大学第一附属医院与中国电信合作，使用NB-IoT/eMTC获取监测仪数据，随后通过5G网络将数据传输至院内，实现车内院内同步患者数据，院内提前诊断与准备，解决车上–院内数据脱节问题，实现患者上车即入院（图7-2）。

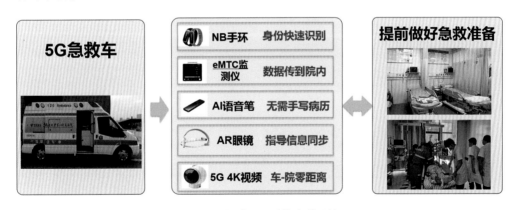

图 7-2　"上车即入院"急救系统

除了以上物联网应用，临床护理方面的应用更为广泛。多家医院积极建设智慧病房助力护理工作（图7-3，图7-4）。以江南大学附属医院为例，其采用识凌科技基于物联网RFID技术的移动护理系统；南昌大学第一附属医院基于多种物联网技术建设了专门的智慧病房，手持式移动PDA（personal digital assistant）的使用有效提高护理效率，便携式监护仪、体温贴、非接触式体征监护垫等智能设备通过体征数据自动采集、实时推送，有效辅助护理人员观察和监测患者的体征数据。

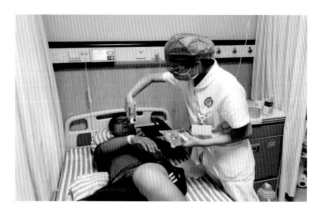

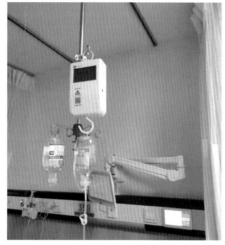

图 7-3　PDA 移动护理及输液监测仪

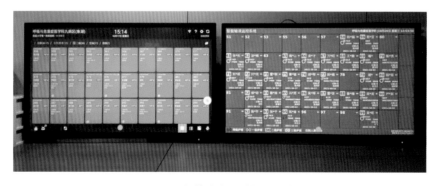

图 7-4　智慧病房实时监测系统

二、在智慧服务中的应用

物联网在面向患者的智慧服务种的应用，主要是运用 WiFi、蓝牙和 RFID 定位技术和异常预警功能实现患者在院内的导航、定位和报警求助等功能。通过准确定位患者实时位置、分布区域,正确识别并查询某段时间内运动轨迹及活动情况,实现对患者的管理,这一应用在新冠疫情期间院内人员管控中起着重要作用。

北京协和医院、浙江大学医学院附属邵逸夫医院、南方医科大学南方医院、南昌大学第一附属医院等众多医院上线了医院智能导航系统,通过利用蓝牙、WIFI、无线信号等物联网技术,为医院患者设计开发了适用于室内导航的小程序,致力于解决患者在医院问路、找人以及寻车难的问题(图7-5)。系统能覆盖医院线上线下所有患者入口,深入患者各个就诊环节和流程,为患者提供基于移动端精准的院内实时导航定位服务。

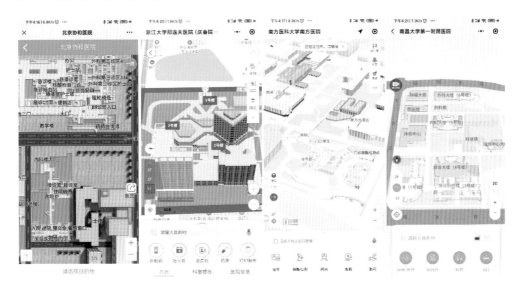

图 7-5　院内导航系统

首都医科大学附属北京天坛医院采用基于定位网络配合标签的物联网技术实现了人员及资产定位功能,并通过系统平台可实时监控。可实现医院患者的实时定位跟踪、运动状态监测、轨迹查询、人员清点以及出口报警和紧急报警求助等功能,及时落实安保救助措施,保障医护人员安全。

三、在智慧管理中的应用

由于现代化医院的规模逐渐扩大、种类繁多,运用传统的物资管理方法已不能适应现阶段的管理需求。随着物联网技术的发展,为提高资产管理效率和资产利用效率,保障医院资产安全提供了更多的技术支持。

福建省 69 所公立医院安装了健康力医疗设备智能化 Med Pro 系统,区域内医疗设备的管理实现了信息化、智能化，有效地帮助各级医疗机构在新冠疫情期间实现良好的运行管理效果。随着物联网技术的发展，健康力（北京）医疗科技有限公司的医疗设备物联网大数据应用服务平台逐步得到了优化，借助采集的数据推动医疗领域大数据深入挖掘应用，为可视化分析、决策系统提供数据支持，实现了医疗设备全生命周期智能化、信息化的动态管理，提升了大数据的决策能力和精细化管理能力，以及风险防范水平。

辽宁省卫生健康监督中心利用"互联网＋物联网技术"设计实现了医疗废物闭环管理，利用在线监测平台，实现实时性、动态化、可视化监测，提升了医疗废弃物处置工作的效率和安全性，提高了监管的有效性和规范性（图7-6）。

南昌大学第一附属医院通过物联网室内定位技术，实现了物资仓储管理、监控、报警等功能，并实现了药品供应链上的所有环节可追溯，最大程度保障患者的用药安全。物资及药品管理平台的使用，有效提升了医院运营管理能力，降低了医院运营成本（图7-7）。

四、在远程健康中的应用

随着政策推动、经济水平发展，健康服务的医疗内容从疾病治疗服务向康复医疗服务延伸，医疗场景从院内治疗延伸出了远程医疗、社区医疗、家庭健康等。通过配置生命体征监测仪器、设立社区健康管理站等方式，进行患者生命体征信息的实时跟踪和采集，并用于系统分析，使医务人员更清晰地了解患者身体状况和针对性地提出相应医疗健康方案。

目前主要包含社区慢病管理、社区公卫体检服务、社区生命体征监测、远程消费医疗、疾病早筛预防，以及5G结合健康服务等应用场景。基于物联网技术开发的身体体征监测设备已广泛使用，其中智能手环、血糖仪、智能秤可监测体重、腰臀比、BMI、内脏脂肪、体脂肪量、基础代谢血压、血氧、血糖、血尿酸、总胆固醇、体温、心电等人体数据；智能床垫通过监测呼吸频率、心率、体动等生理参数，智能地对呼吸暂停、心率异常进行提醒，实现智能监测（图7-8）。物联网技术和设备运用于远程健康方面，可实现慢病管理和疾病筛查，进一步提升全民健康管理。

基于物联网的信息化手段缓解了医疗资源短缺的压力，有助于医疗卫生领域各主体之间的信息共享和交流，有利于医疗信息的充分共享和资源配置。

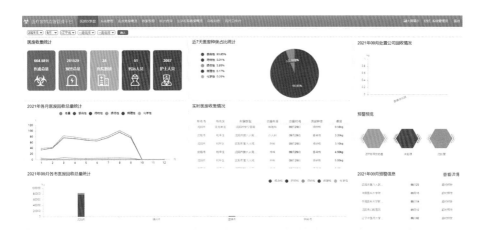

图 7-6　医疗废物监督管理平台医废仪表盘板块

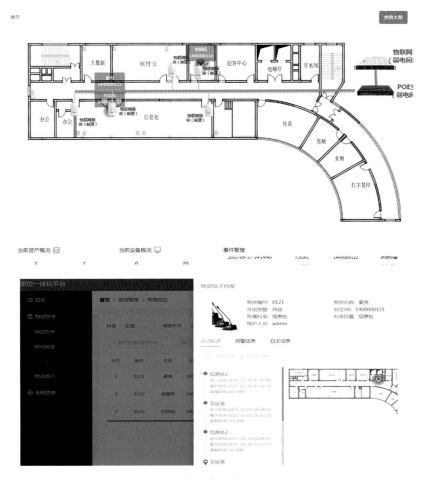

图 7-7　资产定位管理界面

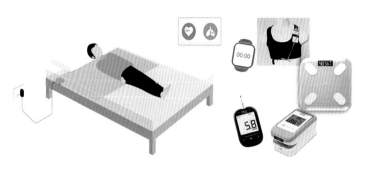

图 7-8　体征监测设备

第三节　区块链、5G、数字孪生在医疗信息化的应用

区块链是一个又一个区块组成的信息链条，这些区块中按照各自产生的时间顺序连接成链条。形成的链条被保存在所有的服务器中，只要整个系统中有一台服务器可以工作，整条区块链就是安全的。这些服务器在区块链系统中被称为节点，如果要修改区块链中的信息，必须征得半数以上节点的同意后再修改所有节点中的信息，因此篡改区块链中的信息是一件极其困难的事。相比于传统的网络，区块链具有两大核心特点：数据难以篡改和去中心化。基于这两个特点，区块链所记录的信息更加真实可靠，可以帮助解决人们互不信任的问题。5G 是具有高速率、低时延和大连接特点的新一代宽带移动通信技术，是 4G 的升级，是实现人机物互联的网络基础设施。数字孪生是利用物理模型、传感器更新、运行历史等数据，集成多学科、多物理量、多尺度、多概率的仿真过程，在虚拟空间中完成对现实世界或对象的数字映射，从而反映相对应的实体装备的全生命周期过程。区块链、数字孪生技术在医疗领域的应用正逐渐兴起，在药品溯源、公卫预警等领域有着较多应用。5G 技术由于其技术成熟度较高，已经广为应用，如护士手中的 PDA，整合了缴费、检验、诊断、挂号等各个医用环节的工作业务，通过连接 5G 网络可实时了解相关医疗信息，实现智能化工作与管理。同时，远程医疗的实现也离不开 5G 的助力。

一、在公共预警中的应用

基于数据实时上链，可及时快速掌控新冠疫情动态，打通医疗机构间的数据孤岛，实现医疗信息数据共享，提升新冠疫情信息传达效率。如山大地纬软件公司推出的"济南新冠疫情防控平台"已在济南实现应用落地，链飞科技推出的"区块链新冠疫情监测平台"已在全国开始推广应用。

二、在药品管理和溯源中的应用

由于区块链的数据共享和防篡改的技术特点，利用区块链技术完善药品的管理和溯源，已在国内外得到初步应用。

苏州昆山市药事管理服务平台利用区块链和 5G 技术，实现了医疗机构电子处方向社会零售药店开放，实现就诊配药信息全程互享互通、全网支付，搭建患者、医师、药师及监管人员间的多元化购药监管平台。

美国辉瑞和沃尔玛等公司联合参与的 MediLedger 项目，利用区块链的防伪溯源、数据共享的技术特点，创建管理药品供应链的区块链工具，使制药商、批发商、医院等相关机构通过区块链对所有的药品相关信息进行登记，最大程度地保证其可追溯性。

三、在医疗体系构建中的应用

2017 年 1 月，IBM Watson Health 与美国食品和药物管理局（FDA）签署了一项研究计划，旨在借助区块链技术实现医疗保健数据的安全、高效和可扩展性。IBM 和 FDA 将联合探索如何交换来自多种来源的所有者介入数据，例如电子医疗记录、临床试验、基因数据，以及来自移动设备、可穿戴设备和物联网的医疗保健数据等。该项目初期的关注重点是与肿瘤相关的数据。

阿里健康与常州市合作医联体 + 区块链的试点项目，将区块链科技应用于常州市医联体底层技术架构体系中。目前已实现当地部分医疗机构之间安全、可控的数据互联互通，用低成本、高安全的方式，解决长期困扰医疗机构的"信息孤岛"和数据安全问题。

四、在远程医疗中的应用

由于 5G 的大带宽、高速率、低时延的技术特点，能够满足移动诊疗的需求。南昌大学第一附属医院利用 5G 和物联网技术，打造了 5G 移动医院（图 7-9）。当偏远患者出现突发病情或无法到院检查、手术时，5G 移动医院可迅速响应，实现线上线下融合诊疗，拓展了互联网医院的服务边界，无须到院，打通偏远地区百姓看病难的"最后一公里"。

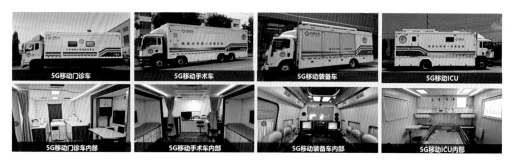

图 7-9　5G 移动医院

上海青浦区的长三角（上海）智慧互联网医院通过 5G 网络，实现新冠疫情管控期间的在线复诊业务，并且可以远程送药，减少居民不必要的外出（图 7-10）。

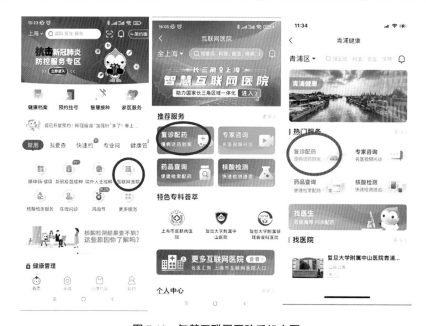

图 7-10　智慧互联网医院手机主页

五、在诊断诊疗中的应用

利用数字孪生的虚拟化建模优势，可以构造相应的仿真空间来映射和指导现实事件。法国公司达索系统（Dassault Systemes）使用 MRI 图像和 ECG 测量结果开发了一种数字孪生模型，可以模拟人心脏的结构和某些生理功能。该公司发起的 Living Hear 工程利用数字心脏模拟真实状况，将难以看到的解剖结构可视化，以开发更安全有效的心脏治疗设备及器械。

美国初创公司 Unlearn.ai 通过收集参与者的身体数据，创建数字孪生作为对照组使用，开发了疾病发展监测计算机模型，从而提供了一个有效解决患者之间的异质性问题的工具。这家初创公司的 DiGenesis 系统最开始被应用于神经系统疾病，特别是阿尔茨海默病和多发性硬化症。2020 年 4 月，Unlearn.ai 获得了 1 200 万美元的股权融资，用于加速数字孪生的临床试验。

美国 OnScale 公司也在利用数字孪生技术改善医疗设备的设计。OnScale 一家由英特尔和谷歌共同投资的云工程仿真公司，目前已与生物仿真软件公司 LEXMA Technology 合作，共同开发了"数字双肺"模型，帮助临床医师预测新冠肺炎患者的通气需求。

第四节　元宇宙在医疗信息化的讨论

元宇宙是一个平行于现实世界又独立于现实世界的虚拟空间，是映射现实世界的在线虚拟世界。人们利用脑机接口、VR、AI 等科学技术，进入沉浸式体验的数据世界。真实世界和数字世界相互指导，数字世界预测真实世界，真实世界完善数字世界。元宇宙技术在医疗健康领域的应用主要包括医疗教育、临床医疗、新冠疫情处理等方面。

一、在医疗教学中的应用

由于教学器具和资源的缺乏，真实教学场景受时间和空间的限制，学员无法多次体验，导致教学质量不高。元宇宙技术可以帮助准医师获得更直观、更真实的学习体会，降低学员对知识点的理解误差，增加教学和训练的质量。通过提供真实环境和实时触觉反馈，元宇宙技术还可以帮助医师提高手术的熟练度和成功率等。

美国西达赛奈医学中心推出 VR 技术对患者的教育服务，通过 VR 程序，查看每种食物的钠含量，并通过"吃下"该食物，跟随食物进入人体内部，了解高血压对心脏产生的影响。

美国铨盛公司（ESC），为美国军医开发了 VR 培训应用，并引入触觉手套，模拟作战场景的真实反馈，提高训练效率。

南昌大学第一附属医院研制和建设了 VR 全息健康管理平台（图 7-11），利用元宇宙技术及平台，演示健康管理、疾病预防、科教普及的系统内容，采用VR+全息的数字化 3D 展现形式，对广大患者进行科普宣教。身临其境的视觉感受让患教科普变得浅显易懂，更加生动新颖，在视觉效果上更具有吸引力和冲击力，提升了医院的健康管理和服务能力。

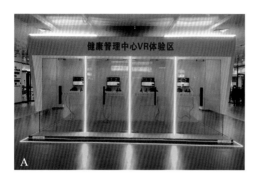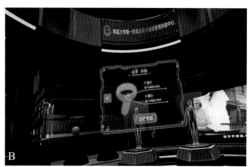

图 7-11　VR 健康管理平台

二、在临床医疗中的应用

元宇宙技术丰富和加强了远程医疗、手术方案讨论、术前讲解、精神治疗、康复训练等应用的生动性，使得抽象的医疗内容在数字化的空间得到还原，升级了医疗专业的沟通方式，优化了临床医疗的效果。

浙江大学医学院附属第二医院在新冠肺炎感染病区安装了 5G+VR 重症监护室远程观察及指导系统，减少医护人员与病患的直接接触，异地专家医师可进行远程诊疗指导，患者家属可进行实时探视。

深圳市人民医院通过与清华大学长庚医院在北京的团队合作，共同完成一例 5G+AR/VR 协同肝胆胰外科远程手术。

南昌大学第一附属医院研制和建设了影像 VR 建模系统（图 7-12），在本地或 5G 移动医院为患者拍完 CT 后，利用 5G+VR 技术，影像图片 3 分钟内转换为 3D 模型，10 分钟内转换为 VR 模型，辅助医师快速诊断病情。同时，南大一附院还建设了 VR 康复训练系统（图 7-13），区别于传统的健康管理和康复训练方式，将物联网和 VR 技术相结合，为患者带来个性化、游戏化的沉浸式体验，提高居民健康管理意识和患者康复训练的积极性。

美国微软公司以 AR 眼镜（HoloLens2）为平台，支持远程专家实时共享患者病情、体征等数据，并评估医疗方案。

南加州大学通过 VR 技术，将患者置于刺激环境中，系统地控制刺激表现，采用循证治疗来不断放大治疗效果，从而治愈创伤后应激障碍。

苏州奥镁智能科技有限公司利用 VR 分心治疗原理，为中国患者打造具有中国传统文化审美的荷塘月色场景，缓解患者的焦虑、紧张感。

墨西哥 Mind Cotine 推出的 VR 戒烟模式结合了意念疗法、心理疗法和社区参与等多种科学的医疗方法以及 VR 领域的专业知识。他们推出的 VR 体验通过引导用户的心理活动，帮助用户控制自己的情绪和思想。随着用户逐渐意识吸烟所带来的危害时，他们能够更好地控制自己的冲动行为。这款 VR 应用内包括一个生物反馈监控系统，用于训练用户控制自己的身体。

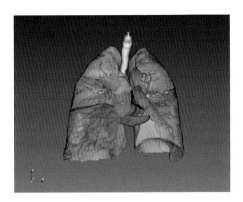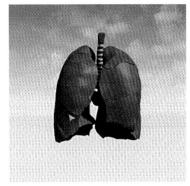

图 7-12　VR 影像系统建模展示图

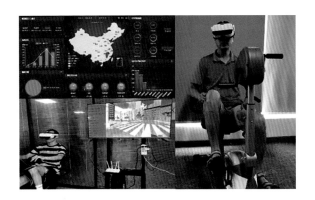

图 7-13　康复训练系统展示图

三、在新冠疫情处理中的应用

元宇宙技术在守好新冠疫情防线方面支撑作用明显，例如家属在隔离病房外佩戴 VR 眼镜就可以进行无接触式探视，减少医护人员与病患的直接接触。

我国的亮风台公司提出了非接触式 AR 眼镜测温方案，同时还能够通过人脸识别、车牌识别等方式筛查人员信息，快速追溯人员运动轨迹。

Flow Immersive 公司推出了基于 Web 端的 AR 可视化应用，能够实时跟踪全球的新冠病毒感染情况，该应用可兼容 VR、AR 设备。

四、元宇宙在医疗应用中的思考

VR 能提供完全沉浸式体验，AR 帮助在现实世界中叠加虚拟信息，MR 能实现虚实切换，机器人能通过仿真肉身成为连通元宇宙的另一种渠道，脑机接口在医学领域的研究和应用也日益增多，不论是学习、工作，还是医学研究、疾病治疗，都可以搬到数字世界中，这便是元宇宙，具备了沉浸式视觉效果、多元化交互、去中心化及分布式组织结构特征。所以，元宇宙的发展有技术基础，也有需求推动，因此元宇宙并不是一个伪命题，而将成为实实在在的真实世界的数字化拓展。

元宇宙在医疗行业的应用还处于萌芽阶段，在资本狂热的推动下，医疗行业需要更加稳健和冷静，不能脱离实体医院的基础，就像虚拟经济离不开实体经济一样。展望未来更要立足当下，先着眼完善医疗信息化、数字化、智能化的解决方案，更好、更快地推动传统医疗行业实现数字化、智能化的转型，才是医疗元宇宙的起步和基础。

参考文献

［1］http://www.87870.com/baike/4692.html

［2］http://www.atyun.com/29078.html

［3］http://www.tinavi.com/

［4］https://mp.weixin.qq.com/s?__biz=MjM5NjEzNjU4MA%3D%3D&idx=1&mid=2653779788&sn=b7582b687edb517da575341f5aad0ac6

［5］https://www.gmw3.com/2020/02/coronavirus-tracker-visualises-the-infection-scale-in-ar/

［6］https://www.sohu.com/a/128078828_603433

［7］https://www.sohu.com/a/128836247_557791

［8］https://www.sohu.com/a/336550200_99961356

［9］https://www.sohu.com/a/392567852_465219

［10］https://www.stonewise.cn/

［11］《2020人工智能医疗产业发展蓝皮书》

［12］《国际先进的智慧型医院建设及管理模式研究汇报》中国信通院

［13］《国内国外医疗信息化技术的发展现状》https://mp. ofweek. com/medical/a745673825326

［14］《国内外健康医疗大数据建设及应用发展现状分析》https://www. cn-healthcare. com/articlewm/20190806/content-1066830. html

［15］《中国人工智能医疗白皮书》

［16］蔡晗, 曲晶, 褚玉晶. 信息化情境下公立医院人力资源管理模式的实用性探讨［J］. 现代医院管理, 2020, 18(5): 62-64.

［17］草永红, 李爱平, 林碧. 医院评审对纸质病回收精细化管理的促进［A］中国医院协会病案管理专业委员会第二十二届学术会议论文集［C］. 2013.

［18］崔彩萍. 浅析医院人力资源信息化管理建设的应用及发展［J］. 经管视线, 2014(1): 45.

［19］戴明锋, 孟群. 医疗健康大数据挖掘和分析面临的机遇与挑战［J］. 中国卫生信息管理杂志, 2017, 14(2): 126-130.

［20］付文豪, 舒婷. 全国部分医院电子病历应用水平区域比较分析［J］. 中国数字医学, 2012, 7(05): 14-16, 21.

［21］韩斌斌. 公立医院固定资产实施精细化管理的思考［J］. 中国医院2015(9): 58-60.

［22］韩斌斌. 信息化助推医院精细化管理探析［J］. 中国总会计师2016(2): 85-87.

［23］韩英兰. 人事档案管理在医院人力资源开发中的应用研究［J］. 兰台内外, 2018(7): 65-66.

［24］郝秋星, 陈汝雪, 周山, 朱智明, 孙建军. 某军队医院重点科室精细化管理实践及效果评价［J］. 医学与社会, 2012(11).

［25］黄晓宁. 信息化在事业单位人力资源管理中的应用研究［J］. 环渤海经济瞭望, 2019(11): 79-80.

［26］李念华. 基于精细化管理下的医院资产管理实践与思考［J］. 行政事业资产与财务, 2018(19): 91-92.

［27］李瑞娜, 陈泽波, 冯军东, 郭莉莉, 钱瑞卿, 耿庆山. 项目管理在医院办公室工作中的应用［J］. 现代医院, 2009(01).

［28］刘英霞. 基于人力资源开发的医院人事档案管理创新初探［J］. 办公室业务, 2020(24): 169-170.

［29］鲁明. 如何施行医疗领域的"供给侧改革"?［J］. 经济界, 2016(1): 30-31.

［30］马高祥, 葛孟华, 牟宝华, 刘初民. 浙江县级新医改试点医院改革举措与管理成效［J］现代医院管理, 2013(04).

［31］潘磊. 浅谈医院人力资源管理信息化［J］. 医学信息, 2016 29(17): 1-1. DOI: 10. 3969/j. issn. 1006-1959. 2016. 17. 001.

［32］屈涛. 以预算为基础构建管理会计信息体系—访北京工商大学副校长、教授、博士生导师谢志华［J］. 管理会计研究, 2018, 1(2): 10-13.

［33］师小勤, 赵杰, 王琳琳, 等. 基于大数据分析技术的精准医疗应用综述［J］. 中国医院管理 2021,41(5): 26-31.

［34］舒婷, 李红霞, 徐帆. 2018年度电子病历系统应用水平分级评价研究［J］. 中国数字医学, 2019, 14(11): 6-9.

［35］舒婷, 刘海一, 赵韡. 电子病历系统功能应用水平分级评价标准修订思路探讨［J］. 中华医院管理杂志, 2018, 34(03): 198-200.

［36］舒婷, 杨威. 电子病历系统评价的未来展望［J］. 中国数字医学, 2012, 7(05): 25-27.

［37］舒婷, 赵韡, 刘海一. 2020年我国医院电子病历系统应用水平分析［J］. 中国卫生质量管理, 2022, 29(01): 8-10+20+124. DOI:10. 13912/j. cnki. chqm. 2022. 29. 01. 03.

［38］孙静. 以精细化管理推进可持续发展［A］中国医院协会病案管理专业委员会第二十一届全国病案管理学术会议论文集［C］2012.

［39］涂远超, 胡为民, 徐元元, 田立启. 医院经济运营内部控制实务—建立现代医院管理制度的实现路径［M］. 北京: 电子工业出版社, 2017.

［40］王富功. 卫生人力资源管理信息化建设途径与现实意义研究［J］. 中国卫生标准管理, 2017, 8(25): 3-5. DOI: 10. 3969/j. issn. 1674-9316. 2017. 25. 002.

［41］王欢. 谈医院人力资源管理信息化建设［J］. 中国卫生产业, 2018, 15(31): 76-77. DOI: 10. 16659/ j. cnki. 1672-5654. 2018. 31. 076.

［42］王悦鸣. 信息化在医院人力资源管理中应用的研究［J］. 中国卫生产业, 2020, 17(32): 116-118. DOI: 10. 16659/j. cnki. 1672-5654. 2020. 32. 116.

［43］武亚琴, 闫华, 兰丰铃, 等. 公立医院人力资源管理信息化建设研究与实践［J］. 医院管理论坛, 2018, 35(12): 5-8.

［44］徐利. 医院人力资源管理信息化建设探讨［J］. 人力资源, 2020 (4): 145.

［45］徐元元, 田立启, 侯常敏, 操礼庆. 医院全面预算管理［M］. 北京: 企业管理出版社, 2014.

［46］闫晓冬, 侯建存, 田青, 张雅敏. 混合现实技术在外科领域的应用研究进展［J］. 山东医药, 2020, 60(35): 112-114.

［47］由宝剑. 医院全面预算管理理论·实践·信息化［M］. 西安: 西安电子科技大学出版社, 2017.

［48］战东, 杨金苹, 窦志勇. 辽宁省"互联网+物联网"技术在医疗废物管理中的设计与应用 ［J］. 中国卫生监督杂志, 2021, 28(4): 6.

［49］张华, 王忠. 信息化技术在医院人力资源管理中的作用［J］. 医学教育管理, 2018, 4(5): 434-439.

［50］张世锦. 内部控制视角下事业单位的预算管理体系的研究［J］. 财会学习, 2019(23): 13-15.